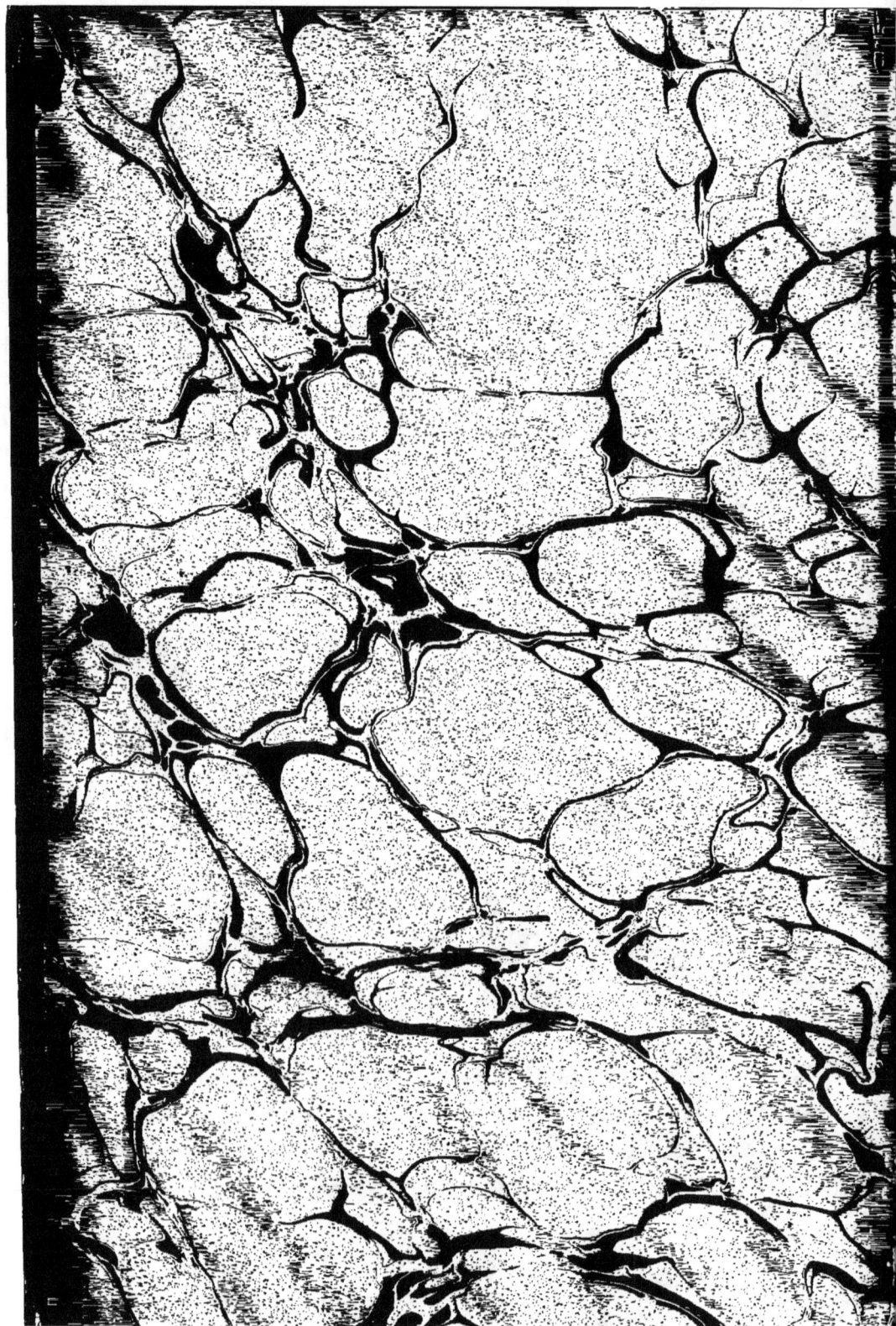

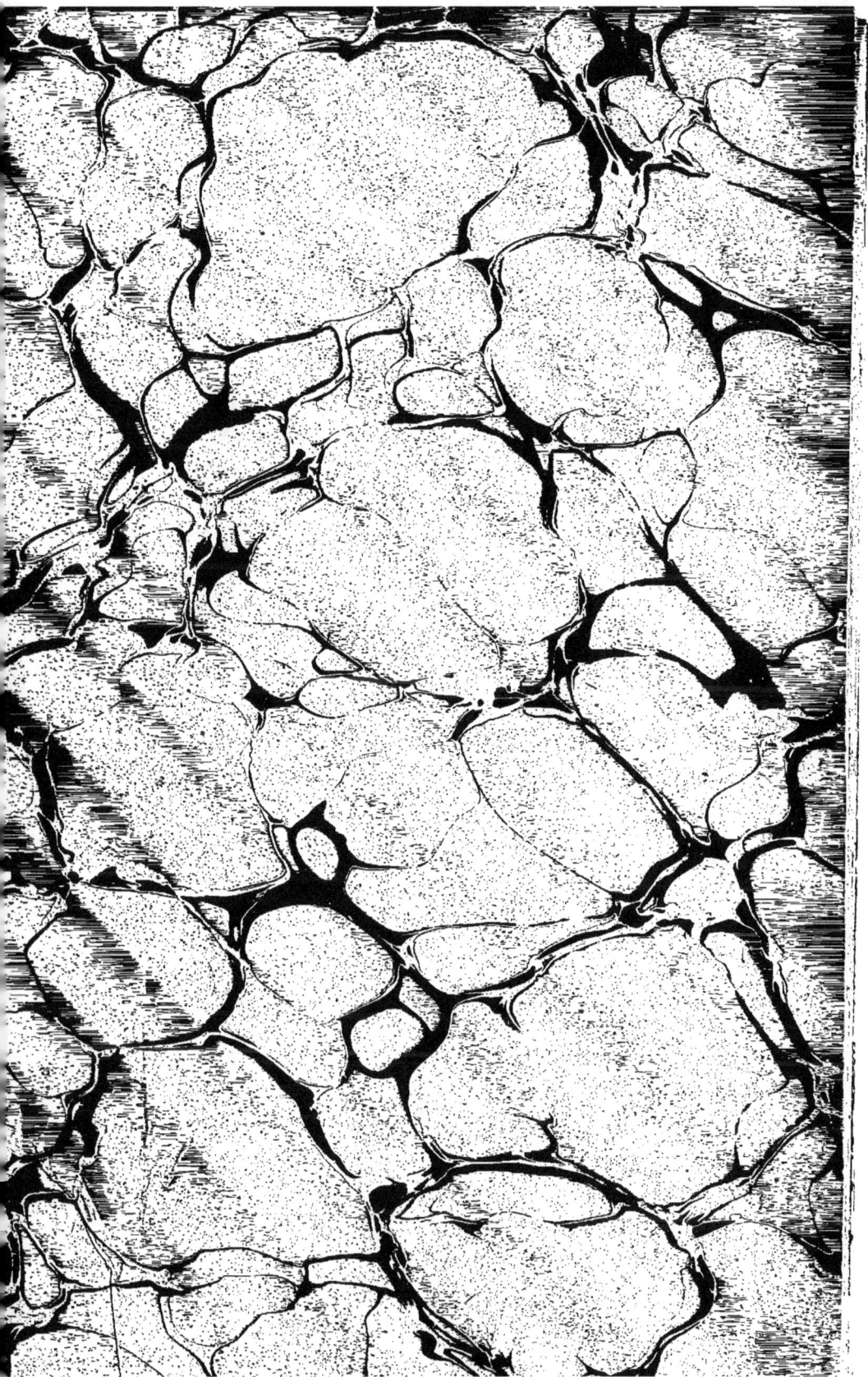

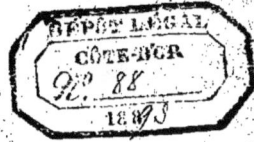

TRAITÉ
D'ANATOMIE HUMAINE

PUBLIÉ SOUS LA DIRECTION DE *8063*

PAUL POIRIER

PROFESSEUR AGRÉGÉ A LA FACULTÉ DE MÉDECINE DE PARIS
CHEF DES TRAVAUX ANATOMIQUES, CHIRURGIEN DES HOPITAUX,

PAR MM.

A. CHARPY
Professeur d'anatomie
à la Faculté de Toulouse

A. NICOLAS
Professeur agrégé
à la Faculté de Nancy
Chef des travaux anatomiques.

A. PRENANT
Professeur agrégé
Chef des travaux histologiques
à la Faculté de Nancy.

P. POIRIER
Professeur agrégé
Chef des travaux anatomiques
Chirurgien des Hôpitaux

T. JONNESCO
Prosecteur de la Faculté
de Paris.

TOME PREMIER

DEUXIÈME FASCICULE :

ARTHROLOGIE : PAUL POIRIER

Développement et Histologie : A. NICOLAS

140 Dessins originaux par MM. Ed. CUYER, A. LEUBA, etc.

ANCIENNE MAISON DELAHAYE
L. BATAILLE ET Cie, ÉDITEURS
PLACE DE L'ÉCOLE DE MÉDECINE
PARIS

TRAITÉ

D'ANATOMIE HUMAINE

9
a 413

DIJON, IMPRIMERIE DARANTIERE

65, RUE CHABOT-CHARNY, 65

TRAITÉ
D'ANATOMIE HUMAINE

PUBLIÉ SOUS LA DIRECTION DE

PAUL POIRIER

PROFESSEUR AGRÉGÉ A LA FACULTÉ DE MÉDECINE DE PARIS
CHEF DES TRAVAUX ANATOMIQUES, CHIRURGIEN DES HOPITAUX,

PAR MM.

A. CHARPY
Professeur d'anatomie
à la Faculté de Toulouse

A. NICOLAS
Professeur agrégé
à la Faculté de Nancy
Chef des travaux anatomiques.

A. PRENANT
Professeur agrégé
Chef des travaux histologiques
à la Faculté de Nancy.

P. POIRIER
Professeur agrégé
Chef des travaux anatomiques
Chirurgien des Hôpitaux

T. JONNESCO
Prosecteur de la Faculté
de Paris.

TOME PREMIER

DEUXIÈME FASCICULE :

ARTHROLOGIE : PAUL POIRIER

Développement et Histologie : A. NICOLAS

140 Dessins originaux par MM. **Ed. CUYER, A. LEUBA**, etc.

ANCIENNE MAISON DELAHAYE
L. BATTAILLE ET Cie, ÉDITEURS
PLACE DE L'ÉCOLE DE MÉDECINE
PARIS

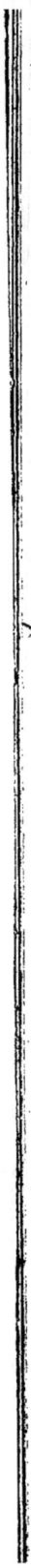

LIVRE TROISIÈME

ARTHROLOGIE

Par Paul POIRIER

On donne communément le nom d'*Arthrologie* à cette partie de l'anatomie qui traite des moyens d'union des os entre eux.

Le terme *arthrologie* ainsi employé est loin d'être parfait ; rigoureusement il devrait être réservé à l'étude des *articulations ;* c'est par extension qu'on l'a appliqué à l'étude de tous les modes d'union des os, même à ces articulations dites « à distance » dans lesquelles les os n'arrivent point au contact, mais sont seulement réunis par des ligaments ; pour ces dernières articulations, le terme de *syndesmologie* serait préférable.

CHAPITRE PREMIER

DÉVELOPPEMENT DES ARTICULATIONS

Par A. NICOLAS

On a vu, à propos du développement du squelette (V. t. I, p. 114), que les pièces cartilagineuses qui le constituent à l'origine apparaissent isolément au sein du mésenchyme par différenciation des éléments mésenchymateux et production d'une substance intercellulaire jouissant de caractères spéciaux. Les noyaux cartilagineux ainsi formés se trouvent séparés du ou des noyaux voisins par une zone plus ou moins épaisse du tissu mésenchymateux indifférent. Puis ils augmentent de volume, s'allongent suivant telle direction, s'épaississent suivant telle autre et ne tardent pas, finalement, à acquérir une configuration caractéristique pour chacun d'eux, rappelant bientôt de très près dans son ensemble celle qu'auront les pièces osseuses de l'adulte. Cet accroissement résulte, on le sait aussi, de l'activité formatrice d'une zone cellulaire, intermédiaire au mésenchyme indifférent dont elle dérive et au cartilage déjà produit, la *couche chondrogène,* qui entoure de toutes parts les cartilages et se reconstitue sans cesse, à mesure que de nouveaux dépôts cartilagineux s'ajoutent aux anciens.

Grâce à ce processus la distance qui séparait les cartilages diminue toujours

35

davantage, la zone mésenchymateuse qui les isolait devient par suite, en certains endroits, de plus en plus mince. En un mot les segments cartilagineux tendent à venir au contact les uns des autres, par leurs extrémités, par leurs faces latérales, ou par quelque point déterminé de leurs bords, suivant qu'il s'agit d'un cartilage précurseur d'os long, d'os court, ou d'os plat.

Si l'on examine en ce moment une coupe intéressant à la fois deux cartilages voisins, on constate les faits suivants. Supposons, pour fixer les idées, qu'il s'agisse d'une coupe longitudinale passant par l'un des métacarpiens et la première phalange qui lui correspond (V. fig. 473).

La couche chondrogène $(c.ch)$, règne sur toute la périphérie de chacun des

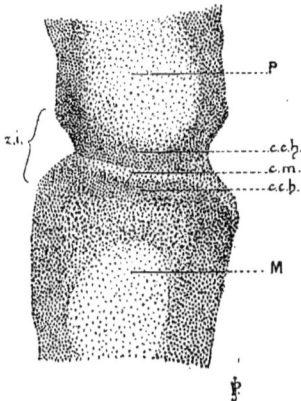

Fig. 473.

Coupe longitudinale d'un doigt (embryon humain de 27^{mm}) passant par le métacarpien M et la première phalange P (d'après Schulin).

z.i, zone intermédiaire avec sa couche moyenne mésenchymateuse, c.m, et ses deux couches chondrogènes c.ch.

cartilages, aussi bien sur ses faces latérales que sur ses extrémités, partout avec les mêmes caractères. Il existe entre l'extrémité distale du métacarpien (M) et l'extrémité proximale de la phalange (P), tapissées l'une et l'autre par la couche chondrogène, un certain intervalle que comble une zone cellulaire $(c.m)$, en continuité de part et d'autre avec le mésenchyme ambiant dont elle a les caractères. Toute cette région $(z.i)$, intermédiaire aux extrémités cartilagineuses et constituée par trois couches : deux extrêmes chondrogènes, et une moyenne mésenchymateuse, a reçu des noms divers : *couche mésochondrale, bande articulaire*. L'expression de *zone intermédiaire* nous paraît suffisamment caractéristique. Toutefois, répétons-le, il ne s'agit pas là d'une formation propre, indépendante, puisque les trois couches qui la composent ne diffèrent en rien de celles qui recouvrent les faces latérales des pièces cartilagineuses.

Toutes les articulations, à quelque catégorie qu'elles doivent appartenir plus tard, passent par ce stade. Les transformations ultérieures varieront nécessairement suivant les cas. Toujours les deux couches chondrogènes de la zone intermédiaire se transformeront cependant en cartilage, et contribueront par conséquent à allonger le segment, tout comme la couche chondrogène latérale contribue à l'épaissir. Quant à la couche mésenchymateuse moyenne, tantôt elle persistera et s'organisera en tissu fibreux, tantôt elle disparaîtra sans laisser de traces. Voyons dans une série de paragraphes les divers cas que l'on peut observer.

§ I. — SYNCHONDROSES

Les pièces cartilagineuses continuent à s'allonger, leurs extrémités se rapprochent de plus en plus (fig. 474, II), la couche mésenchymateuse s'amincit progressivement, employée qu'elle est à reconstituer les couches chondrogènes adjacentes. Il arrive un moment où celles-ci se touchent, puis se confondent (V. fig. 474, II) en une seule couche. Cette couche unique subit alors la transformation cartilagineuse, et en fin de compte les deux segments cartilagineux primitivement séparés sont intimement soudés (III). Il y a là ce qu'on appelle une *synchondrose* (articulation de la première côte avec le sternum, de l'apo-

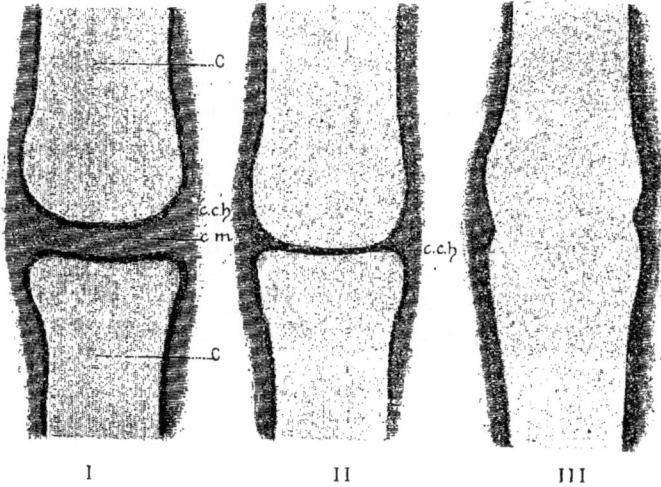

Fig. 474. — Schémas montrant le mode de formation d'une synchondrose.

C, pièces cartilagineuses : en *I*, elles sont séparées par la zone intermédiaire *cm; c.ch*, couche chondrogène ; — en *II*, elles se touchent ; — en *III*, leur fusion est complète.

physe styloïde avec la base du crâne... etc.), mais on voit que ce n'est pas à proprement parler une articulation : c'est, comme on l'a dit, une simple union sans articulation. Parfois cependant la fusion n'est pas complète et il se produit entre les deux cartilages, par un processus qui sera étudié dans un instant, une fente qui les isole plus ou moins complètement.

§ II. — AMPHIARTHROSES

Lorsque la formation de substance cartilagineuse aux extrémités des pièces squelettiques se fait avec lenteur, ou lorsque la distance qui sépare celles-ci est considérable, la couche moyenne mésenchymateuse de la zone intermédiaire s'organise en tissu fibreux ou en fibro-cartilage (V. fig. 475). Il en résulte que les cartilages ne peuvent arriver au contact l'un de l'autre et restent maintenus à distance par une couche résistante qui les unit solidement, et joue le rôle d'un *ligament interarticulaire* (par exemple l'articulation de la poignée avec le manche du sternum). Dans ces cas, la couche chondrogène se transforme, lorsque le développement est terminé, en une mince couche cartilagineuse

(V. fig. 475, *ca*) que l'on retrouve sur la surface dite articulaire de l'os adulte, entre la substance osseuse et la face correspondante du ligament interarticulaire.

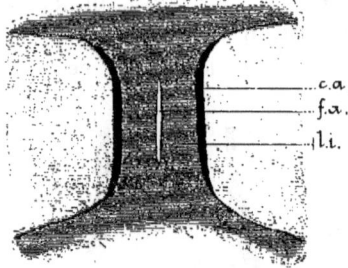

Fig. 475.
Formation d'une amphiarthrose.

Les pièces cartilagineuses restent écartées l'une de l'autre grâce à la persistance de la couche moyenne de la zone intermédiaire (ligament interarticulaire, *l. i.*); — lorsque l'ossification sera terminée, les os en présence se trouveront revêtus d'un cartilage d'encroûtement, *c.a*; — *f.a*, fente articulaire apparaissant dans certaines catégories d'amphiarthroses (diarthro-amphiarthroses) au milieu du ligament interarticulaire.

On donne aux articulations qui prennent naissance par ce processus le nom d'*amphiarthroses* ou articulations semi-mobiles. Il faut toutefois faire observer qu'ici, comme dans la première catégorie, il peut se produire primitivement, ou même secondairement, une fente creusée dans l'épaisseur même du ligament interarticulaire (V. fig. 475, *f.a*). C'est même ainsi que les choses se passent le plus souvent (symphyse pubienne, articulation sacro-iliaque, etc.), de telle sorte qu'entre l'amphiarthrose typique et la diarthrose on trouve des formes intermédiaires réunies sous le nom de *diarthro-amphiartroses*.

§ III. — DIARTHROSES

Dans la majorité des cas, les extrémités ou certains points de la surface des pièces cartilagineuses, jusqu'alors unies (et séparées en même temps) par la zone intermédiaire parviennent à se rencontrer avec les extrémités ou les surfaces correspondantes des pièces voisines, mais sans se fusionner en aucune façon avec elles. Il se forme en effet dans leur intervalle une sorte de fissure, la *fente articulaire,* qui assure l'indépendance complète des surfaces mises alors simplement en contact l'une avec l'autre (V. fig. 476, *f.a*). On conçoit que ces rapports des extrémités cartilagineuses leur permettent de glisser l'une sur l'autre. Nous avons affaire ici à des articulations parfaitement mobiles, à des *diarthroses.*

FENTE ARTICULAIRE. — Le mode de formation de la fente articulaire est encore un sujet de controverses. L'opinion qui paraît la plus acceptable (Kœlliker, Retterer), bien qu'elle soit passible d'objections et qu'elle ne rende pas nettement compte de tous les faits, est la suivante.

Nous avons vu précédemment que la couche chondrogène qui limite l'extrémité du cartilage subit la même évolution qu'en une autre région,

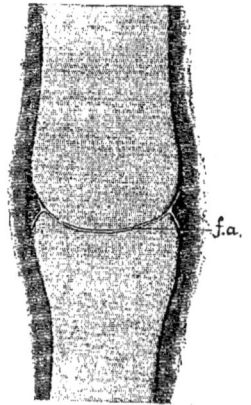

Fig. 476.

Schéma montrant comment la fente articulaire, *f.a*, se prolonge sur les côtés de l'interligne articulaire (*culs-de-sac synoviaux*) en s'insinuant dans l'épaisseur même du périchondre.

c'est-à-dire forme, à ses propres dépens, du cartilage. Nous avons appris en outre que, par suite de ce processus, la couche mésenchymateuse moyenne s'amincit de plus en plus, différenciée qu'elle est, petit à petit, en couche chondrogène, puis disparaît. Les deux couches chondrogènes se juxtaposent, ou à peu près, séparées seulement par un mince liseré amorphe ; enfin elles se transforment en substance cartilagineuse. C'est à ce moment que la fente articulaire commence à apparaître *sur les côtés,* dans l'interstice des deux couches chondrogènes (Schulin, Retterer) ; elle gagne ensuite le centre, et règne dès lors dans toute la largeur de l'intervalle intercartilagineux. En somme, la transformation de chacune des deux couches chondrogènes en substance cartilagineuse a eu pour résultat « une véritable rencontre de deux couches dures croissant à l'encontre l'une de l'autre et devenant contiguës (Retterer) » ; d'où, production d'une fente quand le contact est établi.

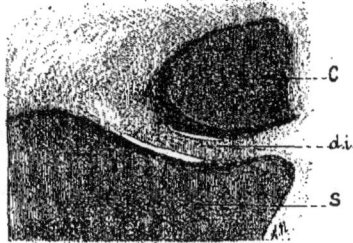

Fig. 477.

Coupe frontale passant par l'articulation sterno-claviculaire gauche d'un embryon humain de 45mm.

C, extrémité sternale de la clavicule. — *S,* poignée du sternum — *d.i,* ébauche du ligament interarticulaire séparé de chacune des pièces cartilagineuses par une fente. — On voit que la périphérie de ces pièces est revêtue d'une zone plus foncée (couche chondrogène) particulièrement épaisse au niveau de l'extrémité de la clavicule.

Il est vraisemblable que des influences extérieures interviennent, sinon pour déterminer, du moins pour favoriser l'apparition de la fente articulaire. Les muscles, par exemple, pour ne pas être sans doute très puissants à l'époque où elle commence à apparaître, n'en existent pas moins à l'état d'ébauches histologiquement différenciées. Selon toutes probabilités ils sont susceptibles de se contracter, par suite d'exercer des tractions, aussi faibles qu'on voudra, mais cependant efficaces, sur les extrémités articulaires des pièces squelettiques.

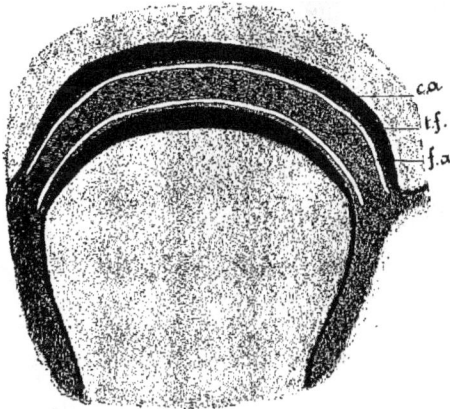

Fig. 478.

Figure schématique montrant comment dans certains cas les fentes articulaires, *f.a,* se produisent de telle sorte qu'il subsiste à la surface des cartilages d'encroûtement, *ca,* une mince lamelle, *t.f,* de la couche moyenne de la zone intermédiaire.

Tel est, esquissé dans ses traits essentiels, le mode de formation de la fente articulaire. Dans les cas les plus typiques, il n'y en a qu'une seule (articulation scapulo-humérale de la hanche...etc.), tandis qu'ailleurs il s'en développe deux. Ainsi quand la couche mésenchymateuse moyenne organisée en tissu fibro-cartilagineux est très épaisse, il se fait deux fentes (V. fig. 477), l'une entre l'extrémité de l'un des segments (*C*) squelettiques et la couche précédente, *d.i,* la seconde entre l'extrémité de l'autre segment (*S*) et la face correspondante de cette même couche.

Il y a, en un mot, deux cavités articulaires indépendantes l'une de l'autre, séparées par un *disque interarticulaire*. Celui-ci d'ailleurs peut être plus ou moins complet; souvent il est perforé (secondairement) et les deux cavités articulaires communiquent ensemble.

Dans l'exemple que nous venons de considérer, la surface articulaire de chacun des os respectivement en rapport avec le disque interarticulaire est recouverte uniquement par du cartilage, mais il n'en est pas toujours ainsi. Dans certaines articulations (articulation du maxillaire inférieur avec le temporal, symphyse pubienne quand il se développe une fente articulaire), une partie de la couche mésenchymateuse moyenne est déjà organisée quand la fente, ou les fentes, font leur apparition. Elles se produisent alors (V. fig. 478) de telle sorte que le revêtement cartilagineux (*ca*) de la surface articulaire se trouve tapissé par une couche plus ou mons épaisse de tissu fibreux (*t.f*) qui le sépare de la cavité articulaire.

La série des phénomènes qui viennent d'être exposés n'aboutit pas à la constitution d'une articulation complète. La fente articulaire, isolant les pièces squelettiques aux endroits où elles viennent se juxtaposer, leur permet de se mouvoir les unes sur les autres, mais il est nécessaire que certains dispositifs assurent la solidité et la permanence de leurs connexions. Ce but est atteint par le développement des *capsules et ligaments périarticulaires*, des *bourrelets marginaux* et des *ménisques fibro-cartilagineux*.

CAPSULE ET LIGAMENTS PÉRIARTICULAIRES. — Sur une coupe passant par une articulation en voie de développement, on constate (V. fig. 479) sur les

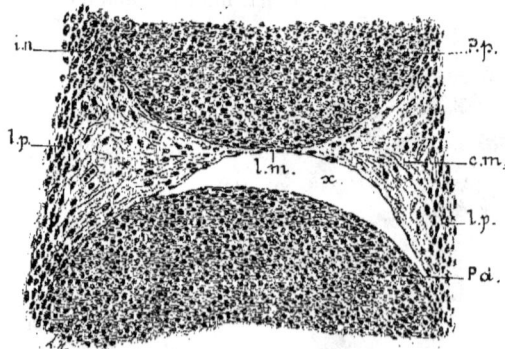

Fig. 479. — Coupe du gros orteil passant par l'articulation de la première phalange avec la seconde, chez un embryon humain de 45ᵐᵐ.

P.d, extrémité distale de la première phalange; — *P.p*, extrémité proximale de la deuxième phalange, — *l.p*, ébauche de la capsule, — *in*, son insertion sur le cartilage. Les surfaces articulaires sont discordantes (toutes deux convexes); la couche chondrogène a disparu à leur niveau et il n'existe plus entre elles qu'une lamelle, *lm*, extrémement mince de la couche moyenne de la zone intermédiaire, *c.m*, laquelle, sur les côtés, forme un amas triangulaire. La fente, *x*, résultant probablement des manipulations auxquelles a été soumis l'embryon rend particulièrement nette cette lamelle qui est restée appliquée sur la 2ᵉ phalange. Dans l'articulation métacarpo-phalangienne du même orteil il n'en existe aucune trace.

parties latérales de la zone intermédiaire l'existence d'une couche dense formée d'éléments cellulaires orientés d'un cartilage à l'autre (*l.p*), et assez distincte, en dehors, du mésenchyme ambiant en dedans, de la couche moyenne de la zone intermédiaire (*c.m*). Cette couche se continue de part et d'autre de l'articulation en partie avec la zone fibrillaire du périchondre, et, de plus, se fixe (*in*) sur la face externe des deux cartilages. C'est là l'ébauche de la *capsule articulaire*, c'est-à-dire d'un manchon fibreux, plus ou moins épais, fixé à chacun des deux cartilages (plus tard des deux os) qu'il maintient en contact. En certains endroits cette capsule s'organisera en bandelettes, en cordons fibreux, les *ligaments périarticulaires*, qui tantôt continueront à faire corps avec elle, tantôt s'en sépareront complètement. Il convient de ranger dans cette catégorie de ligaments ceux que l'on appelle interosseux (ligaments croisés du genou, par exemple) et qui en réalité sont également périarticulaires (V. 480, *l.c*).

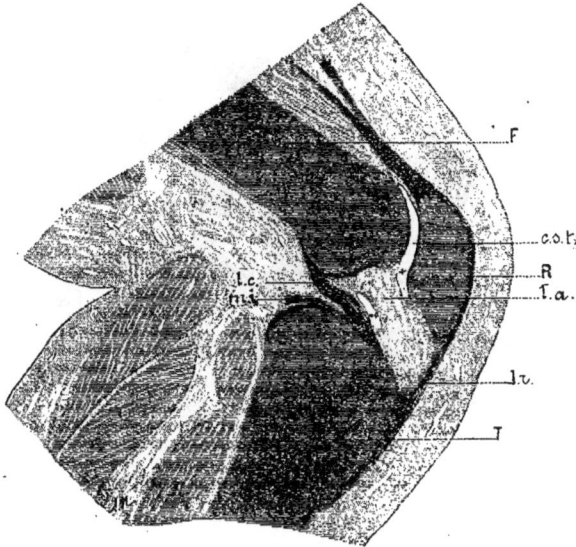

Fig. 480.
Coupe verticale d'une articulation du genou chez un embryon humain de 45mm; la coupe passe par l'espace intercondylien.

F, fémur — *R*, rotule dont l'extrémité supérieure se continue avec le tendon du triceps fémoral, et l'extrémité inférieure avec le ligament rotulien, *l.r*. — *T*. tibia. — Dans l'intervalle des trois os on voit : 1° la fente articulaire située en avant + et en arrière ++ d'une masse de tissu clair et peu riche en cellules, *l.a*, ébauche du ligament adipeux ; — 2° le cul-de-sac par lequel la fente se prolonge au-dessus de l'extrémité supérieure de la rotule pour former le cul-de-sac sous tricipital, *c.s.t*. ; — 3° l'ébauche du ligament croisé antérieur, *l.c*., — 4° une partie du ménisque interarticulaire externe, *m.i*.

En même temps que la capsule, et aux dépens de sa couche la plus interne, se différencie une membrane dont l'importance est considérable et que l'on appelle la *synoviale*. Ses dispositions et ses limites sont du reste en relation étroite avec l'extension qu'acquiert la fente articulaire. Celle-ci en effet ne s'étend pas seulement (V. fig. 476, 480, 481) dans l'intervalle des extrémités articulaires, du moins dans la plupart des diarthroses ; mais, s'insinuant sur leurs faces latérales (V. fig. 480, 481), elle envoie suivant certaines directions déterminées des prolongements en forme de culs-de-sac plus ou moins étendus (*c.s.t*). D'ordinaire, la fissure ne passe pas entre la couche chondrogène et la zone fibrillaire du périchondre, mais dans l'épaisseur même de cette dernière de sorte qu'elle se trouve séparée de la couche chondrogène par une mince zone périchondrale. Les résultats de ce phénomène sont : l'agrandissement de la cavité articulaire ; en outre l'allongement du manchon capsulaire, dont les insertions en certains points se font maintenant à une distance beaucoup plus considérable du niveau de l'interligne articulaire ; enfin, pour les os en contact, la possibilité de se déplacer les uns sur les autres dans des limites beaucoup plus étendues, puisque l'espace (virtuel bien entendu) dans lequel ils jouent est plus développé.

La couche périchondrale qui limite du côté du cartilage (de l'os plus tard) les prolongements latéraux de la fente articulaire, d'une part, et celle qui répond

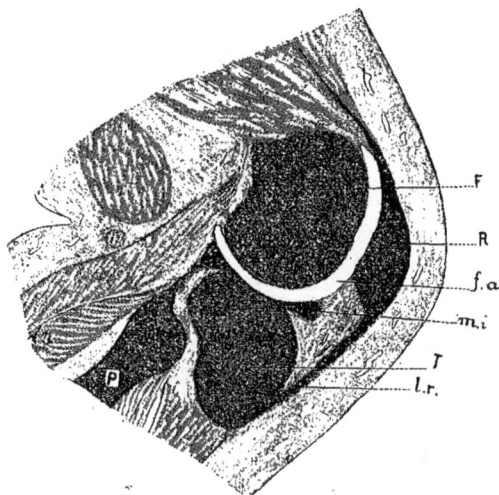

Fig. 481.

Coupe verticale d'une articulation du genou chez l'embryon de la fig. précédente ; la coupe passe par le condyle externe du fémur, et atteint en outre la rotule R.

T, tubérosité externe du tibia. — *P*, péroné, — *f.a*, fente articulaire — *l.r*, ligament rotulien dont la face profonde est doublée par le tissu lâche du ligament adipeux, visible complètement sur la coupe précédente. On remarquera que la convexité du condyle fémoral n'est en rapport avec la surface plane du plateau tibial que sur une faible étendue, et que, de chaque côté, il existe un amas triangulaire adhérant par sa pointe au tibia. Ces deux amas représentent la coupe du ménisque externe, *m.i*, atteint en avant et en arrière de sa circonférence.

à la capsule articulaire, d'autre part, continues d'ailleurs l'une avec l'autre, se différencieront pour donner naissance à la synoviale, laquelle dans tout son trajet juxtacapsulaire adhère étroitement à la capsule elle-même et ne peut en être séparée par la dissection. La synoviale est une membrane, dont nous verrons plus tard la constitution histologique, qui sécrète ou laisse transsuder un liquide visqueux, la synovie, qui lubréfie les surfaces cartilagineuses et en facilite le glissement.

BOURRELETS MARGINAUX ET MÉNISQUES INTERARTICULAIRES. — Lorsque les surfaces articulaires ne se correspondent pas, c'est-à-dire lorsque l'une d'elles est convexe et l'autre plane (V. fig. 481), elles s'écartent naturellement l'une de l'autre sur les côtés, limitant ainsi un espace de forme triangulaire à base périphérique, sur une coupe, en réalité une sorte de gouttière prismatique qui règne sur tout le pourtour de l'articulation. Cette gouttière se trouve comblée par la zone intermédiaire dont la couche moyenne est considérablement épaissie (V. fig. 481, *m.i*). La fente articulaire simple vers le centre de l'articulation, là où les deux surfaces articulaires sont tangentes, se prolongera en dehors de côté et d'autre de l'épaississement qui occupe la gouttière, entre chacune des couches chondrogènes et la couche moyenne, se bifurquera en quelque sorte pour isoler cette dernière entre deux diverticules (V. fig. 482). L'amas prismatique ainsi délimité s'organise en tissu fibreux ou fibro-cartilagineux et devient un *ménisque interarticulaire* (articulation du genou). On comprend aisément comment, grâce à cette disposition, la concordance entre les surfaces articulaires est rétablie, chacune d'elles coïncidant exactement avec la face correspondante du ménisque.

Dans d'autres cas et par un processus analogue, prennent naissance des *bourrelets marginaux*, isolés seulement d'un côté (bourrelets glénoïdien et cotyloïdien); ils rétablissent l'harmonie entre les surfaces articulaires, ou en augmentent l'étendue. D'autres fois enfin se développent de simples replis, des reliefs irrégulièrement configurés dont la signification est la même que celle des formations précédentes.

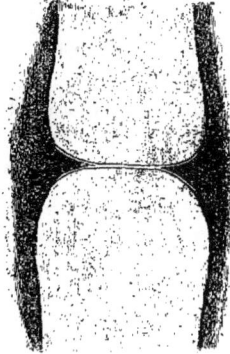

Fig. 482.

Figure schématique destinée à expliquer le mode de production des ménisques interarticulaires.

§ IV. — SYNARTHROSES

Il est une dernière catégorie d'articulations dont il convient d'indiquer le mode de développement: ce sont les *synarthroses*. Ces articulations s'observent exclusivement au crâne et à la face, c'est-à-dire entre les os qui ne sont pas précédés d'une ébauche cartilagineuse. Ces os, ainsi qu'on l'a vu, se forment et s'accroissent au sein d'une ébauche continue de nature conjonctive, indépendamment les uns des autres. Ils tendent donc à se rapprocher par leurs bords; à une certaine époque, ils arrivent tous à se juxtaposer. Alors certains d'entre eux se soudent, le tissu qui leur donne naissance et qui les séparait s'ossifiant complètement (os frontaux); d'autres restent accolés sans se fusionner et s'engrènent de diverses manières (sutures dentées, écailleuses, etc.). Ils sont maintenus dans leur situation réciproque non seulement grâce à la conformation spéciale qu'acquiert l'os sur ses bords, mais encore grâce à un vestige du tissu dans lequel ils se sont développés, qui persiste entre eux. Plus tard seulement, à une époque variable pour chacun d'eux, les os du crâne se fusionnent avec leurs voisins par suite de l'ossification du tissu qui les séparait.

Les divers phénomènes qui viennent d'être décrits se manifestent pendant le cours de la vie fœtale. L'apparition de la fente articulaire, qui marque le stade essentiel de la formation des diarthroses, a lieu à des époques différentes pour chaque articulation. Sur des embryons humains de trois mois et demi à quatre mois (parfois même à une époque moins avancée), toutes les articulations sont parfaitement constituées. Les surfaces articulaires possèdent les traits les plus caractéristiques de la configuration qu'on leur reconnaît chez l'adulte ; la cavité articulaire présente à peu de chose près la même extension, les mêmes limites, par rapport aux organes qu'elle isole, que celles qu'elle aura après son complet développement. Enfin les capsules, ligaments, ménisques…. etc., existent tous sous la forme et avec les rapports qu'ils gardent ensuite, seulement ils sont encore en voie de différenciation au point de vue histologique et n'acquèreront que beaucoup plus tard leur constitution définitive.

CHAPITRE DEUXIÈME

STRUCTURE

Un coup d'œil d'ensemble sur un squelette encore pourvu des parties molles, qui relient entre eux ses divers os, permet de voir que le mode d'union des os est des plus variables. Envisagé d'une façon générale, il apparaît sous deux formes principales : tantôt l'union est *continue,* c'est-à-dire que la *continuité* entre deux pièces osseuses est établie par un tissu intermédiaire plus ou moins apparent, de nature cartilagineuse ou conjonctive ; — tantôt, au contraire, l'union est *discontinue :* il y a seulement *contact* entre deux pièces osseuses, comme on le voit dans la plupart des articulations des membres, et le tissu qui réunit ces extrémités est disposé à leur périphérie, allant d'un os à l'autre, sous forme de manchon.

L'union des os *par continuité* s'établit de deux manières différentes : 1° par *synchondrose* quand le tissu intermédiaire aux deux os est *cartilagineux ;* 2° par *synarthrose* quand la continuité est établie par du tissu *conjonctif.* Nous avons vu par l'étude du développement que la synchondrose est le type primitif de la plupart des articulations ; je ne m'explique point qu'elle ait été considérée jusqu'à ce jour comme une variété de la synarthrose, alors qu'elle diffère de celle-ci par son développement, sa constitution et sa structure.

L'union discontinue, par *simple contiguïté,* est appelée *diarthrose.*

Des moyens d'union si différents comportent, on le comprend, une mobilité fort différente. Nulle dans la synarthrose, peu apparente dans la synchondrose, la mobilité devient très grande dans les diverses variétés de la diarthrose ; de là le qualificatif étrange d'*articulations immobiles,* donné aux synchondroses et aux synarthroses, tandis que les diarthroses sont dites *articulations mobiles.* Entre ces types extrêmes, il existe un type intermédiaire comprenant des articulations en partie *contiguës,* en partie *continues,* les *amphiarthroses.*

L'étude du développement nous a montré comment apparaissaient les parties constituantes des articulations.

Nous allons étudier successivement, au point de vue de leurs caractères généraux, de la structure de leurs éléments, et de leurs subdivisions en genres : 1° les *synchondroses ;* 2° les *amphiarthroses ;* 3° les *diarthroses ;* 4° les *synarthroses.*

§ I. — SYNCHONDROSES

La synchondrose est essentiellement constituée par des surfaces osseuses mises en continuité par un cartilage interposé ; elle n'a point de ligaments. Le cartilage interposé est du cartilage hyalin ; c'est généralement un reste de l'ébauche cartilagineuse primitive. Le périchondre épaissi est en continuité avec le périoste de chacun des deux os et contribue à assurer la solidité du contact.

Les principaux types de synchondrose sont : l'union de la première côte avec le sternum, celle de l'apophyse styloïde avec le rocher, celle de la lame perpendiculaire de l'ethmoïde avec le vomer.

La plupart des synchondroses sont *temporaires*, c'est-à-dire qu'avec l'âge elles disparaissent par ossification du cartilage intermédiaire. Sur le plus grand nombre, cette ossification ne se fait qu'à un âge avancé ; sur la synchondrose sphéno-occipitale la soudure des deux pièces osseuses se fait *normalement* et d'assez bonne heure.

§ II. — AMPHIARTHROSES

Les amphiarthroses, qui constituent le type intermédiaire aux synchondroses et aux diarthroses, sont parfois désignées sous les noms de *symphyses, articulations semi-mobiles, articulations mixtes.* Luschka les a décrites sous le nom de *halbgelenke* (demi-articulations) dans une monographie très remarquable (Luschka, *die Halbgelenke des menschlichen Kœrpers,* Berlin, 1858).

Les amphiarthroses présentent des surfaces osseuses planes ou légèrement déprimées vers le centre ; ces surfaces sont revêtues d'une couche de cartilage hyalin qui occupe leur partie centrale et les aplanit. Les moyens d'union sont représentés par des *ligaments interosseux* extrêmement résistants, et par des *ligaments périphériques* en général peu développés. Le centre de l'article est occupé par un tissu mou, de structure spéciale, circonscrivant une cavité toujours mal limitée et qui peut manquer.

Les *mouvements* des amphiarthroses sont peu étendus mais très variés : on y constate tous les mouvements, depuis le simple glissement jusqu'à la rotation.

Les amphiarthroses doivent être divisées en deux ordres : 1° les amphiarthroses *typiques,* représentées par les articulations des corps vertébraux entre eux ; 2° les amphiarthroses à un degré d'évolution plus avancé, qui les rapproche des articulations parfaites ou diarthroses : on les appelle pour cette raison *diarthro-amphiarthroses :* la symphyse sacro-iliaque est le type de celles-ci.

Je ne puis consentir à conserver le qualificatif d'*amphiarthrose imparfaite,* communément appliqué aux diarthro-amphiarthroses. Jamais qualificatif ne fut plus injustement appliqué, puisque les diarthro-amphiarthroses représentent un type plus avancé, *plus parfait* d'amphiarthrose.

STRUCTURE. — Les amphiarthroses offrent à étudier : 1° la couche cartilagineuse qui encroûte leurs surfaces articulaires ; — 2° la couche de tissu qui les unit, c'est-à-dire le ligament interosseux.

Cartilage d'encroûtement. — Ce cartilage appartient à la variété dite hyaline. Il n'est cependant pas rare que sa substance fondamentale, surtout la zone qui confine au ligament interarticulaire, soit fibrillaire (par exemple à la symphyse pubienne).

Ligaments interosseux. — Ces formations, que l'on observe au niveau de la symphyse pubienne, de l'articulation sacro-iliaque, entre les corps des vertèbres (disques intervertébraux), pour ne citer que quelques exemples, n'ont pas partout une constitution identique. Elles sont composées essentiellement par du fibro-cartilage ; parfois cependant en certains points leur structure est exclusivement fibreuse. Nous les étudierons ici dans leur forme typique, à la colonne vertébrale. Les autres seront étudiées avec les articulations auxquelles elles appartiennent.

DISQUES INTERVERTÉBRAUX. — Les disques qui unissent les faces inférieure et supérieure de deux vertèbres superposées sont formés : 1° de couches périphériques, lamellaires, fibro-cartilagineuses et conjonctives disposées en anneaux, complets ou non, emboîtés les uns dans les autres ; 2° d'une zone centrale, molle (noyau gélatineux des auteurs) formée de fibro-cartilage (V. fig. 483).

Les couches annulaires péri-phériques sont déjà bien visibles sur des coupes fraîches, qui montrent des bandes alternativement blanches (tissu fibreux) et jaunâtres (fibro-cartilage).

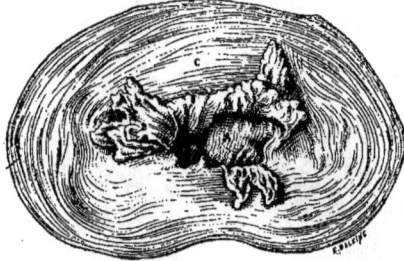

Fig. 483.

Coupe passant au travers du disque qui unit la 2e vertèbre lombaire à la 3e (homme de 30 ans) (d'après LUSCHKA).

C, couches périphériques annulaires ; — A, noyau central ; — B, prolongements mous qui formaient en partie le noyau central et qui sont attirés au dehors de la surface de section.

Les fibres dans chacune de ces bandes sont orientées dans des sens différents ; d'une façon générale elles sont dirigées de haut en bas, mais toujours plus ou moins obliques par rapport aux surfaces articulaires.

La figure 484 rend compte de l'aspect d'une coupe transversale d'un disque intervertébral, passant par la zone périphérique ; elle ne montre que la moitié de l'épaisseur d'un disque. A la substance (ov) du corps de la vertèbre fait suite le cartilage d'encroûtement ($c.hy$) auquel succède le fibro-cartilage ($F.c$). Les fibrilles dont est composée presque exclusivement la substance fondamentale sont d'abord à peu près rectilignes et les cellules forment des séries plus ou moins nettes. Plus en dedans les faisceaux fibrillaires sont ondulés et comme enchevêtrés, puis ils s'écartent en ménageant dans leurs intervalles des interstices remplis par une substance fondamentale homogène et par des cellules.

Celles-ci sont beaucoup plus volumineuses que dans les zones plus rapprochées de la surface articulaire ; elles sont isolées ou groupées et émettent des prolongements de longueur variable mais très fins.

La *zone centrale*, molle, du disque intervertébral est constituée, d'une part par du fibro-cartilage et du tissu conjonctif, d'autre part, par les vestiges de la corde dorsale (Voir Ostéologie, p. 275). Dans le jeune âge on rencontre au centre du disque une cavité piriforme remplie par des cellules de grande taille, vésiculeuses, groupées en amas ou agencées en cordons, et enfouies dans une substance intermédiaire amorphe et semi-fluide. Ces cellules dérivent des éléments de la corde dorsale, proliférant activement. Chez l'adulte, le noyau muqueux du disque intervertébral provient en partie de l'*amas cellulaire cordal primitif ;* il est contenu dans une cavité de forme irrégulière dont la paroi, de consistance très molle, est formée par une substance fondamentale fibrillaire renfermant des cellules cartilagineuses.

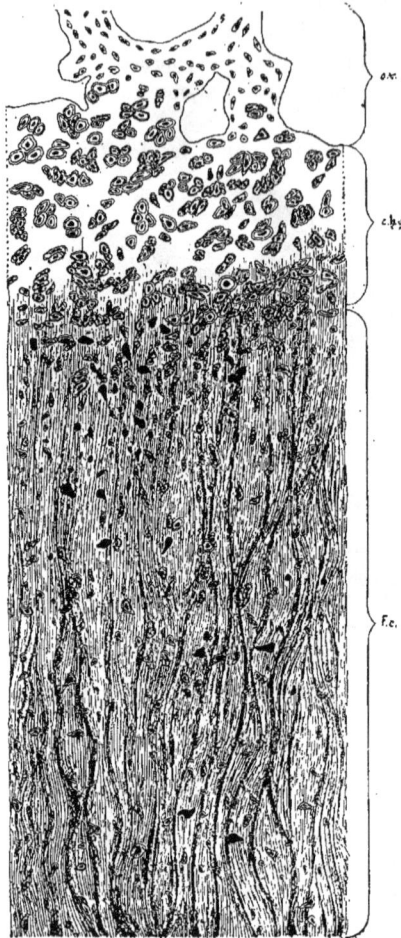

Fig. 484.

Coupe perpendiculaire à sa surface d'un disque intervertébral du veau.

ov, os (corps de la vertèbre) — *c.hy,* cartilage hyalin d'encroûtement — *F.c,* fibro-cartilage (d'après P. SCHIEFFERDECKER et KOSSEL).

Il est à remarquer que cette substance molle se mélange le plus souvent d'une façon assez intime avec les vestiges cordaux, de telle sorte que la cavité qui loge ceux-ci n'est pas, chez l'adulte, aussi bien limitée que chez l'enfant.

§ III. — DIARTHROSES

Les diarthroses constituent le type actuellement le plus parfait d'articulation : elles ont pour attributs principaux : des surfaces indépendantes, des moyens d'union rejetés à la périphérie et une cavité articulaire bien circonscrite par une membrane dite membrane synoviale.

Leurs parties constituantes indiquées schématiquement dans la figure 485 sont les suivantes : 1° les *cartilages articulaires* (*c.a*) qui recouvrent les surfaces en contact ;— 2° la membrane *synoviale* (*sy*) qui limite en partie la cavité articulaire ; — 3° la *capsule* (*c.p.a*) et les ligaments périarticulaires ; — 4° les *ménisques interarticulaires* et les *bourrelets marginaux*.

CARTILAGES ARTICULAIRES. — Les cartilages articulaires, appelés aussi *cartilages d'encroûtement,* forment à la surface de la substance osseuse une couche qui adhère solidement à cette surface dont elle reproduit la forme générale.

Conformation extérieure. — *L'épaisseur* du cartilage d'encroûtement n'est point uniforme ; elle varie en raison directe de la pression que supporte la surface articulaire dans ses différentes parties. Plus grande en général sur les articulations des membres inférieurs, elle varie de 4 mm. (centre des cavités glénoïdes du tibia) à 1/2 mm. (cavité glénoïde de la phalangette). La *loi de pression* qui règle l'épaisseur de ce revêtement cartilagineux ne paraît pas subir d'exception.

Il ne faut plus dire que l'épaisseur des cartilages varie suivant la forme de la surface articulaire, qu'elle est plus grande au centre sur les surfaces convexes, à la périphérie sur les surfaces concaves. Sappey a réfuté cette erreur par des mensurations très précises, montrant que le revêtement cartilagineux de la tête fémorale et de la cavité cotyloïde est plus épais dans la moitié supérieure que dans l'inférieure. Morel et Duval remarquent également que dans les articulations métacarpo-phalangiennes, le cartilage d'encroûtement est plus épais vers la partie palmaire des condyles métacarpiens, *parce que* c'est dans la flexion que se font sentir les plus grands efforts dans ces articulations ; tandis que dans les articulations métatarso-phalangiennes l'épaisseur maxima se trouve vers la partie dorsale des condyles métatarsiens, *parce que* c'est dans l'extension, par exemple quand

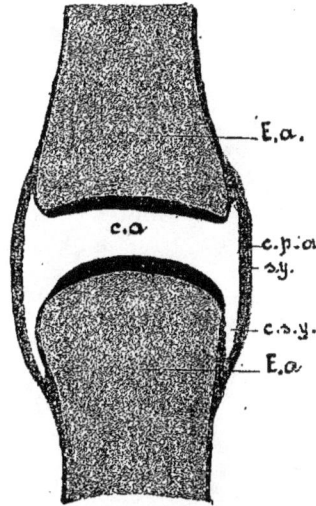

Fig. 485.

Coupe schématique d'une diarthrose.

E.a, extrémités articulaires des os, — *c a*, cartilages d'encroûtement ; — *c.p.a.* capsule articulaire ; — *sy*, synoviale (son trajet est indiqué par une ligne pointillée ; — *c.sy*, culs-de-sac synoviaux. On remarquera que la partie de la synoviale correspondante à l'os est doublée par un prolongement du périoste.

La cavité articulaire, normalement virtuelle est ici considérablement élargie pour les besoins du schéma.

on repose sur la pointe des pieds, que ces articulations subissent le maximum de pression.

L'*étendue* du revêtement cartilagineux est en rapport avec l'étendue des mouvements de la jointure et nullement en rapport avec l'étendue de la surface articulaire opposée. Comparez à cet égard le revêtement cartilagineux de la cavité glénoïde de l'omoplate à celui de la tête humérale.

La face adhérente des cartilages est unie de la manière la plus intime à l'os sous-jacent, avec lequel *le cartilage se continue*. La face libre est remarquable par l'extrême poli qu'elle présente : elle est humectée par un liquide filant de consistance onctueuse, la *synovie*. — A la périphérie les cartilages s'amincissent : à la couleur blanc laiteux de leur partie épaisse succède un liseré bleuâtre ou rosé dû à la transparence du cartilage qui, en couche mince, permet d'apercevoir l'os sous-jacent.

Structure. — Les cartilages d'encroûtement appartiennent à la variété dite cartilage hyalin ; ils sont formés par une *substance fondamentale*, creusée de cavités ou *chondroplastes*, ou capsules cartilagineuses, que remplissent des éléments cellulaires, les *cellules cartilagineuses*.

Comme on peut le voir sur une coupe perpendiculaire d'un cartilage diarthrodial et de la couche osseuse sous-jacente (V. fig. 486), les capsules cartilagineuses, plongées dans une substance fondamentale apparemment amorphe,
diffèrent entre elles par leur
forme, leurs dimensions et leur
direction dans les divers points
de l'épaisseur du cartilage. Dans
la couche la plus superficielle,
elles sont petites, aplaties; leur
grand axe est parallèle à la
surface du cartilage; — au-dessous de ces cellules aplaties on
en trouve d'autres plus arrondies et plus volumineuses; —
plus profondément et jusqu'à
l'os les capsules sont très longues, et leur grand axe est perpendiculaire à la surface osseuse. Il résulte de cette disposition de la couche profonde,
que si l'on vient à briser un
cartilage, sa tranche prend un
aspect fibroïde, comme s'il était
composé de fibres perpendiculairement implantées sur la
surface osseuse.

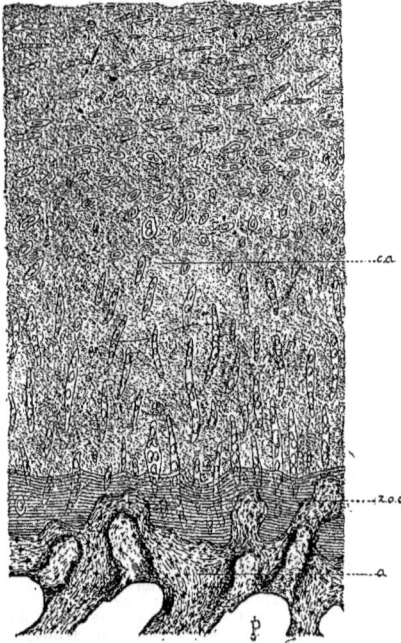

Il ne convient point dans un
traité d'anatomie descriptive
d'insister sur les particularités
de structure du cartilage, non
plus que sur leurs propriétés de
tissu. Toutefois il est une pro-

Fig. 486.

[Coupe d'un cartilage diarthrodial (d'après Sappey).

c.a, cartilage articulaire; orientation différente des
capsules cartilagineuses suivant le niveau; — *z.os*, zone
ostéoïde; — *a*, os spongieux.

priété qu'il importe de mettre en relief : je veux parler de l'*extrême élasticité*
du cartilage d'encroûtement, élasticité telle que l'épaisseur d'un cartilage peut
diminuer de moitié sous l'influence d'une pression pour reprendre ensuite ce
que Poirier appelle l'*épaisseur de repos*.

Dans presque toutes les articulations, on trouve entre le cartilage articulaire
et l'os une zone irrégulièrement épaisse (V. fig. 486, *z.os*.), constituée par de la
substance osseuse incomplètement développée; on l'a appelée pour cette raison
couche ostéoïde. On y voit au sein d'une substance fondamentale grenue,
incomplètement calcifiée, des corpuscules arrondis ou allongés, isolés ou
groupés, qui ne sont autre chose que des cellules cartilagineuses, plus ou
moins atrophiées, à capsule épaissie et infiltrée de sels calcaires.

Chez les sujets âgés, les cartilages sont souvent très diminués d'épaisseur, parfois même
disparus; il ne s'agit point là d'usure, mais bien d'ossification.

A la surface des cartilages articulaires (dans quelques articulations, dans la
temporo-maxillaire, par exemple, peut-être aussi dans la sterno-claviculaire),

on trouve une mince couche de tissu conjonctif qui s'épaissit avec les progrès de l'âge. Nous avons vu, par l'étude du développement, comment pouvait s'expliquer l'existence de ce revêtement.

On voit parfois en certains points d'une surface articulaire ou sur le bord réunissant deux facettes cartilagineuses, le cartilage d'encroûtement faire place à du fibro-cartilage. Sappey nous a montré que le long du bord par lequel les deux cavités sigmoïdes du cubitus s'unissent, le cartilage d'encroûtement était remplacé par du fibro-cartilage. J'ai vu qu'il en était de même sur le bord tranchant qui sépare la trochlée humérale du plan incliné qui descend vers le condyle. On trouvera plus loin (V. articulation scapulo-humérale) le résultat de mes recherches sur le revêtement cartilagineux de la glène scapulaire : au niveau de la tache que l'on rencontre parfois vers le centre de cette cavité, le cartilage d'encroûtement s'amincit et fait place à du fibro-cartilage. La découverte de ce détail m'a permis de montrer combien étaient erronées certaines assertions produites dans ces temps derniers sur la physiologie de cette articulation. En effet, le fibro-cartilage apparaît là où la pression ne s'exerce que temporairement ou faiblement, car, *toujours*, la loi de pression règle la production et l'épaisseur du cartilage d'encroûtement. Je ne doute pas que l'attention étant appelée sur ce point on n'arrive à trouver du fibro-cartilage en certains points de revêtements cartilagineux considérés jusqu'ici comme formés uniquement par du cartilage d'encroûtement (POIRIER).

Les cartilages articulaires sont constamment, à l'état physiologique, privés de vaisseaux et de nerfs. — On a cependant observé chez le fœtus et même chez le nouveau-né, dans certaines articulations, des vaisseaux qui s'étendaient sur la surface des cartilages. Le fait est sans doute réel ; mais ces vaisseaux doivent être considérés comme appartenant à la couche moyenne de la zone intermédiaire et non au cartilage. En tous cas, chez l'adulte, il n'en reste plus la moindre trace.

SYNOVIALES. — La disposition des membranes synoviales peut être comparée à celle d'un manchon cylindrique, dont les extrémités s'inséreraient au pourtour des surfaces articulaires, exactement à la limite de l'os et du cartilage d'encroûtement, sur lequel elles empiètent quelquefois légèrement.

Bichat, assimilant les synoviales aux grandes séreuses viscérales (plèvre, péritoine) les décrivit comme membranes closes de toutes parts, *sacs sans ouverture,* revêtant sans interruption toute la surface interne des cavités articulaires, capsule fibreuse et surfaces cartilagineuses. Cette façon de concevoir les synoviales fut longtemps adoptée ; cependant les travaux des histologistes modernes ont été impuissants à démontrer l'existence d'un revêtement quelconque, fût-ce une simple couche endothéliale à la surface des cartilages articulaires.

Lorsqu'une articulation présente un fibro-cartilage péri ou intra-articulaire, la membrane synoviale s'arrête toujours sur le bord adhérent du fibro-cartilage ; c'est ainsi que dans les articulations pourvues de ménisque, la synoviale ne revêt point les faces de celui-ci, pas plus qu'elle ne revêt les cartilages articulaires : elle subit une interruption au niveau du bord adhérent du fibro-cartilage et reprend son trajet sur le bord opposé.

Les membranes synoviales, après avoir tapissé la face interne de la capsule fibreuse, se réfléchissent pour s'appliquer aux os sur lesquels elles remontent jusqu'au pourtour du cartilage d'encroûtement. Dans cette réflexion, les synoviales forment des culs-de-sac dont la profondeur est réglée par l'étendue des mouvements de l'articulation. Souvent ces culs-de-sac se prolongent fort loin, à plusieurs centimètres de l'articulation : cette dernière disposition n'est point primitive : elle résulte en général de la fusion d'une bourse séreuse musculaire ou tendineuse, primitivement isolée, avec la synoviale articulaire.

Les membranes synoviales, minces et transparentes, sont en rapport par leur face externe avec la capsule fibreuse, et, au niveau de leur partie réfléchie, avec le périoste. A l'inverse des capsules fibreuses, qui sont quelquefois perforées ou réduites à quelques fibres clairsemées, comme aux points où les muscles viennent les doubler et pour ainsi dire les remplacer, les synoviales ne présentent *jamais d'ouvertures;* là où le manchon capsulaire manque, la membrane synoviale existe, mince, transparente, bouchant la perte de substance par laquelle on la voit faire hernie lorsque l'on vient à insuffler la cavité articulaire. Ces membranes sont tantôt soudées intimement à la surface interne de la capsule articulaire qui les renforce; tantôt elles quittent cette capsule pour s'appliquer, après s'être réfléchies, sur une surface osseuse à laquelle elles n'adhèrent que faiblement; tantôt enfin elles sont presque nues, à peine doublées par une mince couche conjonctive.

Structure. — Les membranes synoviales sont constituées (V. fig. 487) : 1° par une couche de tissu conjonctif (*c.j.*) renfermant de fines fibres élastiques, des vaisseaux et des nerfs; — 2° par une couche interne (*c.e.*) qui confine immédiatement à la cavité de l'articulation et dont la nature est encore un objet de controverses, sans compter que son existence même a été mise en doute. Les uns prétendent qu'elle est formée par une seule couche de cellules aplaties, juxtaposées par leurs bords, comme les éléments d'un endothélium; les autres décrivent un épithélium stratifié comprenant deux, trois ou quatre assises de grosses cellules aplaties pourvues d'un noyau arrondi (Kœlliker). Certains auteurs (Hermann et Tourneux) la considèrent comme étant de nature cartilagineuse :

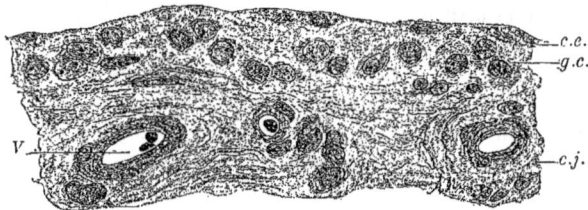

Fig. 487.

Coupe perpendiculaire à la surface de la synoviale du genou (homme adulte).

c.j, couche interne conjonctive; — *c e*, couche interne épithéliale; — *g.c*, grosses cellules groupées et simulant par places un épithélium; — *V*, vaisseaux.

elle serait alors constituée par une substance fondamentale homogène, légèrement granuleuse, englobant dans son épaisseur des cellules cartilagineuses modifiées. La coupe que représente la figure 487 montre nettement, tout à fait à la surface, une rangée, peut-être d'ailleurs discontinue, de cellules très aplaties; au-dessous, plongées dans une substance amorphe, des cellules à noyau ovoïde, orientées d'une façon variable, ici rassemblées par groupes et simulant un épithélium irrégulièrement stratifié, là isolées complètement. Ces cellules peuvent tout aussi bien être considérées comme des éléments conjonctifs que comme des éléments cartilagineux. Leurs caractères se rapprochent même davantage de ceux qu'offrent plus profondément des cellules indiscutablement conjonctives.

Prolongements. — Les synoviales ne possèdent ni glandes ni papilles, mais elles sont souvent pourvues de prolongements. Les uns soulèvent la face interne des membranes synoviales : ils ont reçu, suivant leurs dimensions, les noms de *bourrelet adipeux, franges, villosités*, etc. ; — les autres s'insinuent entre les faisceaux fibreux des ligaments et affectent souvent la forme de petits follicules.

1° — *Saillies soulevant la face interne des membranes synoviales*. — Les saillies, qui soulèvent la face interne des membranes synoviales sont elles-mêmes de deux ordres : les *masses adipeuses* et les *villosités*.

a). — Les *masses adipeuses*, plus ou moins grosses, apparaissent aux points où dans les mouvements de l'article un écartement se produit entre les surfaces articulaires ; elles font l'office de masses de remplissage et servent, comme on dit, à combler le vide qui se produirait entre les surfaces articulaires dans certains mouvements. La plus grosse de ces masses se rencontre au genou où on la désigne sous le nom impropre de *ligament adipeux*. Mais il est peu d'articulations qui en soient dépourvues ; je citerai : les masses adipeuses que l'on trouve à chaque extrémité du sillon transversal de la grande cavité sigmoïde du cubitus ; le bourrelet adipeux qui capitonne, dit-on, l'arrière-fond de la cavité-cotyloïde ; cette autre masse, peu connue, qui s'interpose entre la cupule radiale et l'humérus quand, dans l'extension complète de l'avant-bras, la cupule n'est plus en contact avec le condyle ; enfin une autre masse constante au niveau du point où la synoviale de l'articulation scapulo-humérale communique par un large orifice avec la bourse séreuse du sous-scapulaire, formant ainsi ce qu'on appelle communément le prolongement sous-coracoïdien.

b). — Les *franges* ou *villosités* sont, à mon avis, des prolongements de même ordre que les précédents ; ils en diffèrent seulement par leur volume beaucoup moindre ; ils apparaissent à la surface interne de toutes les membranes synoviales, nombreux surtout au niveau des culs-de-sac et des interlignes articulaires. Comme les précédents, ils paraissent en rapport avec la nécessité d'occuper la place que crée l'écartement des os dans certains mouvements et de l'abandonner quand l'os y revient.

Les plus fins de ces prolongements, auxquels on réserve le nom de *villosités*, sont lamelliformes ou filiformes, groupés parfois en bouquets ; ils hérissent le bord libre des franges ou replis de la synoviale. On s'assure de leur multiplicité et de leurs infinies variétés en agitant une synoviale sous une mince couche d'eau.

Les prolongements synoviaux sont tantôt mous et jaunâtres, tantôt rouges, fermes et élastiques, différences qui s'expliquent par leur constitution essentiellement graisseuse dans un cas, leur richesse en vaisseaux et en tissu conjonctif dense dans l'autre. (Muller a décrit sous le nom de *lipôme arborescent des articulations* le développement anormal de la graisse dans les franges synoviales).

Les prolongements vasculaires renferment, en effet, outre les vaisseaux, artérioles, veinules et capillaires, outre la couche interne qui se prolonge sur leur surface, une masse fondamentale de tissu conjonctif dans laquelle se trouvent parfois des cellules cartilagineuses. Les villosités ne sont que rarement vascularisées et sont composées par un axe conjonctif, renfermant quelquefois des cellules cartilagineuses, et revêtu par la couche interne commune à toutes les régions de la synoviale.

Quelle est la signification de ces prolongements qui flottent sur la surface interne des membranes synoviales? Clopton Havers les considéra autrefois comme autant de glandes préposées à la sécrétion de la synovie. Lacauchie, en 1844, reprit cette opinion et les appela glandes en saillies.

Ce sont là opinions d'antan. L'avis général est « qu'ils servent à remplir les vides qui tendent à se produire par l'écartement des surfaces articulaires dans les mouvements. » C'est aussi mon opinion, bien que je la formule autrement.

Relativement à la forme villeuse des prolongements synoviaux internes, j'oserai aventurer l'hypothèse suivante : cette ténuité extrême, sorte d'effilochage des prolonge- ments, n'est-elle point en rapport avec les répétitions incessantes des mouvements. Re- marquons à l'appui que ces villosités se rencontrent dans les articulations qui sont le siège des grands mouvements, fréquemment répétés ; le genou est leur lieu d'élection. Je demanderai encore, bien que cela sorte un peu du sujet, si la même cause, répétition inces- sante de mouvements dans un milieu liquide ou gazeux, ne peut être invoquée pour ex- pliquer la forme villeuse que prennent certaines tumeurs, vésicales, laryngées ou intesti- nales, lorsque leur structure le permet ; n'est-il pas vraisemblable que les papillomes des doigts se hérisseraient de prolongements s'ils flottaient dans un milieu liquide, au lieu d'être soumis aux frottements répétés comme à la main (POIRIER).

2° — *Prolongements folliculaires.* — Les prolongements folliculaires, signa- lés par les Weber, ont été étudiés par Gosselin (*Recherch. sur les Kystes syno- viaux de la main et du poignet, Mém. de l'Académ. de méd.*, t. XVI, p. 391). Dans la plupart des articulations, on trouve de petits culs-de-sac synoviaux qui s'engagent entre les faisceaux fibreux des ligaments, et même entre les fais- ceaux de certains fibro-cartilages. Ces prolongements bursiformes sont de volume variable : Gosselin les a désignés sous le nom de *cryptes* ou *follicules synovipares*, indiquant ainsi qu'ils jouent un certain rôle dans la production de la synovie. Je ne suis point de cet avis : ce sont des productions accidentelles, de simples prolongements de la synoviale entre les fibres éparses de la capsule fibreuse ou des fibro-cartilages ; ils sont rares chez les très jeunes sujets. Quant à leur rôle dans la pathogénie des ganglions, il est incontestable pour un certain nombre de ceux-ci ; mais il a été exagéré par Gosselin, car bon nombre de ganglions sont de véritables hernies synoviales (V. articulations du poignet).

Artères, veines et nerfs. — Les synoviales sont très riches en vaisseaux et en nerfs. Dans toute l'étendue de leur couche conjonctive existe un réseau à mailles serrées, dont les plus superficielles arrivent jusqu'au-dessous de l'épi- thélium (ou des cellules que l'on considère comme tel). Les capillaires de ce réseau ont parfois un calibre extrêmement réduit ; il en est (V. fig. 487) dont le diamètre excède à peine celui d'un globule sanguin.

Les franges synoviales sont très riches en vaisseaux, artérioles et veinules. Celles-ci, plus volumineuses que celles-là, sont flexueuses, s'enroulent et s'anas- tomosent entre elles. Les capillaires forment des anses à la périphérie du repli.

Dans l'épaisseur des synoviales, Krause a décrit des corpuscules nerveux ovoïdes situés sous l'épithélium ; il les considère comme différents des corpus- cules de Paccini que l'on rencontre dans la capsule fibreuse.

Synovie. — Le liquide, la synovie, qui humecte constamment les surfaces articulaires pour en permettre le jeu, est clair, transparent, filant comme une huile épaisse. On constate, quand on l'examine au microcospe, qu'il renferme des éléments cellulaires aplatis et des noyaux libres plus ou moins déformés tenus en suspension dans un liquide incolore. Ces éléments ne peuvent provenir que de la couche interne (épithéliale) de la membrane synoviale, peut-être aussi de la surface cartilagineuse elle-même. On y voit également des gouttelettes graisseuses.

Au point de vue chimique la synovie est composée essentiellement par de l'eau (environ 940 pour 1000), de la mucine (2 à 5 pour 1000), une assez forte proportion de substances albuminoïdes (15 à 35 pour 1000), enfin des sels et très peu de corps gras. La teneur en mucine et en substances albuminoïdes augmente notablement quand l'articulation fonctionne activement.

L'origine de ces produits, élaborés partout ailleurs par des éléments glandulaires, est ici mal déterminée. On a prétendu qu'il y avait de véritables cellules mucipares dans l'épithélium de la synoviale, semblables à celles que l'on observe dans l'épithélium des muqueuses, mais le fait a été nié formellement de divers côtés. Ce que l'on sait du mécanisme de la sécrétion permet cependant d'affirmer que des éléments cellulaires prennent part à l'élaboration des substances organiques, mucine et albumine, dissoutes dans l'eau de la synovie.

CAPSULE FIBREUSE ET LIGAMENTS. — Dans toutes les articulations, un manchon fibreux va du pourtour d'une surface articulaire au pourtour de la surface opposée, formant ce qu'on appelle la *capsule fibreuse* de l'articulation.

La capsule fibreuse est constante ; mais son épaisseur est loin d'être uniforme ; en certains points elle est fort épaisse ; en d'autres, on la trouve amincie et composée seulement de quelques faisceaux clairsemés. Les points renforcés ont reçu le nom de *ligaments*. Il importe de bien spécifier que les ligaments ne sont, en général, que des points renforcés d'une capsule fibreuse, allant, à la façon d'un manchon, d'une extrémité articulaire à une autre ; ils constituent des parties différenciées de la capsule articulaire par leur fonction. Ils sont parfois disposés régulièrement, par paires, soit sur les côtés de l'articulation (ligaments latéraux), soit en avant et en arrière (ligaments antérieur et postérieur). Leur position est commandée par les mouvements de l'article.

Si, en général, les capsules fibreuses s'insèrent au pourtour des surfaces cartilagineuses, il peut arriver que l'insertion soit reportée un peu au delà, à une distance variable en rapport avec l'étendue des mouvements de la jointure. Parfois même, il semble que le manchon fibreux ne s'insère pas sur l'os mobile et forme autour de lui une collerette circulaire ou demi-circulaire (partie postérieure de l'articulation coxo-fémorale, articulation radio-cubitale supérieure) ; mais à y regarder de près, cette collerette circulaire n'est qu'une bande de renforcement ; au-dessous d'elle, on peut toujours retrouver des fibres très éparses représentant la capsule fibreuse.

Dans certaines articulations (scapulo-humérale, coxo-fémorale), la capsule garde l'aspect typique d'un manchon fibreux réunissant les deux segments articulaires ; dans d'autres (genou et cou-de-pied), les parties renforcées ou ligaments apparaissent seuls à première vue, car, en certains points, la capsule n'est plus représentée que par des fibres éparses entre lesquelles la membrane synoviale est visible et fait hernie.

Quelques auteurs modernes s'étant laissé abuser par cet aspect se contentent de décrire à ces articulations des ligaments et négligent de rappeler le manchon fibreux dont les ligaments ne sont que des points renforcés. Il faut se garder de tomber dans cette erreur, déjà relevée par Morel et Mathias Duval. La forme et la force de ces ligaments sont assez variables ; leur dissection n'est guère qu'une séparation artificielle du reste de la capsule ; aussi est-il souvent difficile de distinguer leur limite précise.

La longueur des capsules fibreuses est en rapport avec les mouvements de l'article ; il y a des articulations *lâches,* comme la scapulo-humérale, et des articulations *serrées,* comme le cou-de-pied et le coude ; on comprend que les luxations ou déplacements articulaires soient plus fréquentes dans les articulations lâches.

A côté de ces ligaments qui apparaissent nettement comme des renforcements de la capsule fibreuse, il en est d'autres qui se détachent plus ou moins de celle-ci et paraissent avoir une existence propre. A l'articulation du genou, le ligament latéral interne est, à n'en pas douter, un point renforcé de la capsule, tandis que l'externe paraît à première vue indépendant d'elle ; il lui appartient cependant, à mon avis ; mais l'interposition du tendon poplité et d'une partie du tendon bicipital lui ont donné une sorte d'autonomie ; on peut par une dissection attentive mettre en évidence, en certains points, sa continuité avec la capsule fibreuse articulaire. A l'épaule, le ligament coraco-huméral n'appartient pas à la capsule : il a une existence propre et paraît être le vestige d'un tendon qui, dans certaines espèces animales, va s'insérer jusqu'à la tête humérale, tandis que, chez l'homme, il est interrompu par l'apophyse coracoïde.

Ces faisceaux indépendants de la capsule, comme le ligament coraco-huméral, sont dits *ligaments accessoires* ou *auxiliaires ;* ils sont parfois situés assez loin de l'articulation, tels les ligaments sphéno et stylo-maxillaires. On doit cependant les décrire avec l'articulation, dans le mécanisme de laquelle ils jouent un rôle manifeste.

Pseudo-ligaments. — On trouve dans certaines articulations des tendons qui traversent la cavité de l'article, soit qu'ils fassent hernie sur l'une des parois, soit que, complètement dégagés, ils traversent librement l'intérieur de l'articulation ; tel le tendon du sous-scapulaire, à demi dégagé ; tel le tendon du biceps, complètement dégagé dans l'articulation scapulo-humérale : mais on ne saurait accorder à ces tendons le nom de ligaments.

Dans l'articulation coxo-fémorale, un ligament, le ligament rond, paraît inclus dans la cavité articulaire. Il a été longtemps décrit, en raison de l'apparence, comme ligament intra-articulaire : nous savons aujourd'hui qu'il n'est autre chose qu'un débris de tendon séparé chez l'homme de son corps musculaire, avec lequel il est en continuité chez beaucoup d'espèces animales.

Au genou, les ligaments croisés sont encore décrits par quelques anatomistes comme ligaments intra-articulaires. Or ils sont, malgré l'apparence, parfaitement en dehors de l'articulation ; ce ne sont, je le démontrai plus loin, que des faisceaux renforcés de la capsule avec laquelle ils sont en continuité ; ils représentent le renforcement du ligament postérieur de l'articulation.

Tous ces tendons ou ligaments, même ceux qui, librement dégagés, traversent l'article, comme le tendon du biceps, sont revêtus d'une enveloppe synoviale ; ils sont donc nettement *en dehors* de la cavité de celle-ci. Je ne connais de véritables ligaments intra-articulaires que dans les amphiarthroses.

Remarquons avec Gegenbaur que l'on donne souvent le nom de ligaments à des organes qui font office de ligaments, bien qu'ils n'en aient pas la valeur anatomique. Certains replis séreux, enveloppant des vaisseaux, comme on en rencontre dans le péritoine et les plèvres, sont désignés sous le nom de ligaments ; dans d'autres cas, ce sont de simples bandelettes de tissu conjonctif tassées par les mouvements des organes voisins.

Parmi ces pseudo-ligaments, il faut comprendre des appareils ligamenteux provenant des aponévroses des muscles ; à mon avis, certaines *membranes interosseuses,* que tous les anatomistes considèrent comme des ligaments vrais, doivent être rangées également dans les *pseudo-ligaments ;* ce sont surtout des membranes d'insertion : telles les *membranes obturatrices* qui ferment le trou sous-pubien.

Les *ligaments jaunes,* qui réunissent les arcs postérieurs des vertèbres, forment une catégorie à part dont il sera traité avec les articulations de la colonne vertébrale.

Rapports. — Par leur face interne, les capsules et leurs renforcements répondent à la synoviale et aux fibro-cartilages péri ou interarticulaires, dans les articulations où ceux-ci existent. — Par leur face externe, ils sont en rapport avec les muscles et les tendons. En général, les muscles adhèrent aux ligaments capsulaires par un tissu conjonctif assez lâche ; quelques-uns de leurs faisceaux viennent parfois se terminer sur la capsule, formant ce qu'on appelle les muscles tenseurs ou rétracteurs de la synoviale. — Les tendons, lorsqu'ils viennent au contact d'un ligament capsulaire, se confondent en partie avec celui-ci et le renforcent, tels les tendons des sus et sous-épineux à l'articulation scapulo-humérale. Là où il est suppléé par un tendon, le ligament capsulaire s'amincit ; parfois même il disparaît complètement et le tendon pénètre dans l'articulation, comme il arrive pour le tendon du sous-scapulaire dans la même articulation.

Structure. — Les capsules et les ligaments, périarticulaires ou interosseux, sont presque exclusivement formés par du tissu fibreux disposé en lames plus ou moins épaisses, ou en faisceaux parallèles. Leur structure rappelle de très près celle des tendons. Au milieu des faisceaux conjonctifs on trouve des fibres élastiques fines dont l'abondance varie selon les endroits et des cellules disposées en files isolées. Ce n'est que rarement, et au voisinage de l'insertion des capsules ou des ligaments sur les bourrelets marginaux (fibro-cartilagineux), que l'on observe, à côté des cellules de nature nettement conjonctive, des éléments cartilagineux.

Dans les capsules et les ligaments périarticulaires les vaisseaux sont très abondants. Sappey a beaucoup insisté sur leur richesse en éléments vasculaires et nerveux ; grâce à sa méthode thermo-chimique, il a pu isoler ces divers éléments de la trame fibreuse, dans laquelle ils sont pour ainsi dire noyés; nous repro-duisons ici la figure qui représente ces éléments dans le *Traité d'Anatomie* de Sappey.

Vaisseaux. — Les *artères* émanent des branches artérielles voisines; elles s'insinuent dans l'interstice des faisceaux fibreux, s'anastomosent et donnent nais-

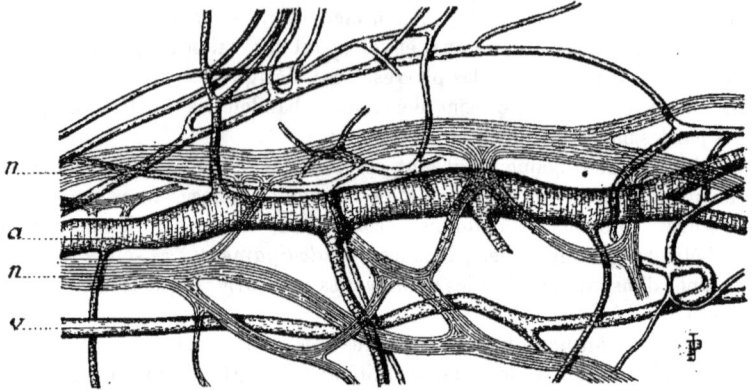

Fig. 488.

Vaisseaux et nerfs du ligament capsulaire de l'articulation coxo-fémorale, d'après SAPPEY (Grossiss. de 100 diamètres).

a, artère; — *v*, veine, satellite de l'artère; — *n,n*, filets nerveux suivant le trajet des vaisseaux.

sance à des réseaux plus ou moins riches qui s'étendent dans la couche externe, conjonctive, de la synoviale, là où cette membrane adhère à la capsule.

Aux artérioles font suite des capillaires généralement disposés en arcades anas-tomosées, auxquels succèdent les veines. Celles-ci accompagnent les artères, au nombre de deux ou seulement de une seule par branche artérielle.

Nerfs. — Des nerfs se distribuent à toutes les parties fibreuses des articula-tions, accompagnant ou non les artères et les veines. Les uns sont vraisembla-blement des nerfs vaso-moteurs, les autres des nerfs sensitifs; leur mode de terminaison n'est pas encore entièrement connu. On sait cependant qu'il existe sur leur trajet des corpuscules de Paccini (appelés aussi corpuscules de Vater). Les corpuscules sont particulièrement abondants sur la face de flexion des arti-culations. C'est l'articulation du coude qui en possède le plus (96); les articu-lations phalangiennes en ont chacune de 15 à 22; les articulations métacarpo-phalangiennes de 16 à 31; celles du carpe 10; l'épaule 8; le genou 19; la hanche 5.

FIBRO-CARTILAGES : BOURRELETS MARGINAUX ET MÉNISQUES. — On rencontre dans les diarthroses des fibro-cartilages : les uns sont disposés sur le pourtour des surfaces articulaires : ce sont les *fibro-cartilages périarticulaires* ou *bourrelets marginaux;* les autres sont situés entre les surfaces articulaires et constituent *les fibro-cartilages interarticulaires* ou *ménisques.*

Bourrelets marginaux. — Ces appareils fibro-cartilagineux se rencontrent sur un grand nombre d'articulations diarthrodiales : ils sont disposés sur le pourtour des cavités articulaires, sous la forme de bourrelets ou de croissants. A la hanche, à l'épaule, ils affectent la forme de bourrelets annulaires et prismatiques : on les trouve encore à l'extrémité supérieure de toutes les phalanges de la main et à l'extrémité postérieure de toutes les phalanges du pied. Quelle que soit leur forme, ils augmentent la cavité de réception dont ils prolongent les bords, devenus ainsi plus saillants ; aussi aux phalanges des doigts et des orteils les rencontre-t-on du côté où le mouvement est le plus étendu.

Ménisques. — On rencontre les fibro-cartilages interarticulaires dans certaines articulations, dont les surfaces articulaires ne se correspondent pas, comme au genou et à la temporo-maxillaire ; ils sont là, dit-on, pour rétablir la concordance entre les surfaces.

Cette explication de l'existence des fibro-cartilages interarticulaires est loin de me satisfaire. Il a été démontré, au moins pour l'un d'entre eux (V. Poirier, *la Clavicule et ses articulations*, *Journ. de l'Anat. et de la Phys.*, 1890) que telle n'était pas la signification de tous les ménisques et que certains étaient les vestiges d'éléments squelettiques disparus au cours de l'évolution dans le squelette humain. Je crois que la même signification sera accordée à plusieurs d'entre eux quand nous aurons mieux *comparé* notre anatomie à celle des autres espèces animales.

Pour d'autres, je vois leur raison d'être bien plus dans le mécanisme des mouvements de l'article que dans la nécessité de rétablir une concordance qui existerait si la nature des mouvements (glissement au genou, par exemple) ne s'était opposée à ce que l'os se modelât sur l'os opposé (V. articulation du genou).

Parmi les ménisques, il en est qui séparent complètement les surfaces articulaires à la façon de disques entiers ; d'autres sont perforés, ou au contraire épaissis en leur centre ; d'autres encore, plus incomplets et réduits à une partie de leur périphérie, affectent la forme de croissants ou de demi-lunes.

Les fibro-cartilages interarticulaires adhèrent par leur périphérie à la capsule fibreuse de l'articulation ; leurs faces répondent à la cavité de l'article et sont en contact avec les os. Ils ne sont point revêtus par la synoviale qui s'avance à peine de 1 ou 2 millimètres sur leur bord adhérent. Cependant on a trouvé à leur surface un revêtement analogue à un endothélium.

Structure. — Les fibro-cartilages péri et interarticulaires sont constitués par des faisceaux de tissu fibreux entrecroisés et très compacts, entre lesquels sont logées des cellules conjonctives souvent munies de prolongements, et des cellules cartilagineuses disséminées irrégulièrement ou agencées en séries linéaires, notamment dans les couches profondes. Ils renferment une notable proportion de cellules adipeuses qui se montrent surtout en grand nombre sur le trajet des artères et des veines ; vers le centre du cartilage, ces cellules deviennent plus rares ; sur les parties privées de vaisseaux, elles disparaissent (Sappey).

A la surface articulaire des bourrelets et sur les deux faces des ménisques on trouve une couche assez épaisse d'éléments cartilagineux, plongés dans une substance fondamentale vaguement fibrillaire. Cette couche, toutefois, se continue insensiblement avec la zone sous-jacente manifestement fibreuse. En somme, bourrelets et ménisques sont, d'après la plupart des auteurs, des organes fibro-cartilagineux.

Des observations récentes (Apolant) tendent cependant à prouver qu'il ne s'agit pas là de tissu fibro-cartilagineux vrai, mais d'un tissu que l'on peut désigner sous le nom de *tissu chondroïde*, intermédiaire au tissu tendineux et au tissu fibro-cartilagineux. Ce tissu chondroïde serait caractérisé ainsi : sa substance fondamentale est faite de fibrilles et les cellules comprises dans les interstices de celles-ci sont ovales ou sphériques, d'aspect vésiculeux, parfois munies de courts prolongements ; elles ressemblent beaucoup aux cellules cartilagineuses. La différence capitale qui sépare cette variété de tissu du fibro-cartilage, c'est que sa substance fondamentale est de nature collagène alors que celle du fibro-cartilage est chondrigène.

Vaisseaux et nerfs. — Les belles recherches de Sappey ont rectifié et complété nos connaissances sur la vascularisation et l'innervation des fibro-cartilages ; tous sont vasculaires, mais tous ne le sont pas au même degré.

Les divisions et les subdivisions des artères s'avancent jusqu'à la partie moyenne des fibro-cartilages, exceptionnellement jusqu'à leur bord tranchant ; ils se terminent là par des anses capillaires qui affectent des dispositions variées, et se continuent par les veines.

Les fibro-cartilages reçoivent des nerfs, qui accompagnent les vaisseaux en se divisant et se subdivisant, pénétrant ainsi jusqu'à la même profondeur. Leur volume égale et même surpasse celui des artères (Sappey).

CLASSIFICATION. — De nombreuses classifications des diarthroses ont été proposées ; la meilleure est sans contredit celle qui prend pour base la configuration des surfaces articulaires, encore est-elle imparfaite.

Prenant donc pour base la configuration des surfaces articulaires, nous rencontrons dans les diarthroses des genres divers :

1° L'*énarthrose*, constituée par deux surfaces ou segments de sphères, l'une convexe, l'autre concave (épaule, hanche, articulation métacarpo-phalangienne).

2° La *condylienne* : les surfaces articulaires sont deux segments d'ellipsoïde, l'un plein (condyle), l'autre excavé.

3° L'*emboîtement réciproque* : une surface articulaire est concave dans un sens et convexe dans le sens opposé ; l'autre inversement conformée s'emboîte dans la première : le cavalier est articulé avec sa selle par emboîtement réciproque ; c'est pourquoi l'on donne parfois à ce genre de diarthrose, le nom d'articulation en selle.

4° La *trochléenne*, dans laquelle deux condyles réunis par une gorge et formant ainsi une sorte de poulie, entrent en contact avec une surface présentant deux cavités pour les condyles et une crête mousse répondant à la gorge.

5° L'*articulation en pas de vis* : variété de l'articulation trochléenne dans laquelle la gorge articulaire affecte un trajet spiroïde. L'articulation du coude est la seule articulation de ce genre.

6° La *trochoïde*, dans laquelle deux surfaces en segments de cylindres se meuvent l'une sur l'autre.

7° L'*arthrodie* dans laquelle des surfaces planes glissent l'une sur l'autre.

Les articulations dont les surfaces ne se correspondent pas et dans lesquelles des fibro-cartilages interarticulaires établissent la contiguité sur une plus large surface doivent former un ordre à part ; — parmi elles nous citerons l'articulation temporo-maxillaire qui présente deux condyles coaptés par un ménisque, l'articulation du genou, la sterno-claviculaire.

§ IV. — SYNARTHROSES

Les synarthroses se rencontrent au crâne et à la face ; la plupart revêtent la forme de *sutures ;* aussi *suture* est-il devenu à peu près synonyme de synarthrose.

Les os qui s'articulent par synarthrose sont maintenus en contact par une bande étroite de tissu conjonctif, dont les faisceaux parallèles entre eux sont tendus d'un os à l'autre. Les éléments cellulaires conjonctifs logés dans leur intervalle sont assez abondants.

On distingue plusieurs variétés de sutures, suivant la configuration des surfaces en contact :

1° Lorsque les surfaces s'engrènent par de nombreuses aspérités ou dentelures, la suture est dite *dentée ;* telles les sutures interpariétales et pariéto-occipitales.

2° Si les os viennent en contact par des surfaces à peu près lisses, comme on le voit dans l'union des os du nez entre eux et avec la branche montante du maxillaire supérieur, la *suture* est dite *harmonique.*

3° Quand les surfaces se mettent en contact par un large biseau, la suture est dite *squameuse* ou *écailleuse ;* telles les sutures que l'on rencontre dans la fosse temporale : la suture temporo-pariétale en est le type parfait.

4° Une variété de synarthrose constituée par deux surfaces articulaires dont l'une entaillée en rainure reçoit l'autre conformée en crête mousse ou tranchante, a reçu le nom de *schindylèse ;* c'est une suture par enclavement. L'articulation de la base du vomer avec la crête médiane du sphénoïde est le type de la schindylèse.

§ V. — LYMPHATIQUES DES ARTICULATIONS

On n'a décrit jusqu'ici de vaisseaux lymphatiques macroscopiquement reconnaissables que dans les membranes synoviales. Tilmanns aurait réussi à les injecter avec du mercure ; il a constaté qu'ils prennent naissance au-dessous de l'épithélium, forment ensuite dans la couche conjonctive externe un réseau, et finalement aboutissent aux ganglions les plus proches. Nous avons vu dans le laboratoire de Poirier une injection au mercure des lymphatiques de la synoviale du genou ; pour notre collègue l'existence des lymphatiques de la synoviale n'est point douteuse.

Quant à la question des lymphatiques et des voies nutritives dans les annexes fibreuses, fibro-cartilagineuses et cartilagineuses des articulations, elle ne saurait être traitée ici, liée qu'elle est avec la question plus générale des origines du système lymphatique et de ses rapports avec les tissus conjonctifs.

§ VI. — MÉCANIQUE ARTICULAIRE

La forme spéciale qu'affectent les surfaces articulaires est en relation causale avec leur fonction ; c'est pourquoi considérées dans une même articulation, elles nous apparaissent avec des variétés qui s'écartent plus ou moins d'un type général, suivant que l'articulation a été plus ou moins conformée, déformée si l'on veut, par la répétition de mouvements spéciaux. L'étude attentive des articulations confirme pleinement la loi : la *fonction fait l'organe*.

En effet à côté des caractères généraux de forme qui se retrouvent identiques sur une même articulation chez tous les individus, on constate facilement des caractères spéciaux en rapport avec l'exercice auquel a été soumise la jointure. L'étendue des surfaces articulaires peut doubler chez certains individus par la répétition habituelle d'un même mouvement, comme le montre la dissection des articulations chez des bateleurs *(hommes caoutchouc* ou *désossés)*.

Donc, à côté des traits généraux, *hérités,* résultant eux-mêmes d'actions physiologiques exercées pendant le cours des générations, nous trouverons chez les divers individus des caractères particuliers *créés par la fonction ;* chez d'autres sujets, nous verrons même apparaître des articulations nouvelles.

Nous ne pouvons entrer davantage dans ces considérations générales sur la mécanique articulaire : elles sont plutôt du ressort de la physiologie. Les travaux de Duchenne de Boulogne ont élucidé en partie le fonctionnement de la mécanique humaine dont Marey a formulé les lois (E. D. Marey, *la Machine animale,* Paris, 1873).

A propos de chaque articulation, nous essaierons l'étude physiologique de ses mouvements. Les résultats que nous consignerons ne seront pas toujours en parfait accord avec les notions classiques de mécanique articulaire. La cause de ces divergences devra être cherchée dans ce fait que nous ne nous sommes point bornés à des expériences sur le cadavre, mais que nous y avons ajouté, à l'exemple de Gerdy et de Duchenne de Boulogne, l'observation du vivant. Nous sommes convaincus qu'il y a entre le ligament mort et le ligament vivant autant de différences que celles qui séparent le muscle dans ces deux états.

CHAPITRE TROISIÈME

ARTICULATIONS DES MEMBRES

Les articulations échelonnées sur le trajet des membres supérieur et inférieur unissent les leviers osseux qui entrent dans leur constitution ; toutes sont des articulations mobiles, des *diarthroses*.

ARTICLE PREMIER

ARTICULATIONS DU MEMBRE SUPÉRIEUR

§ I. — ARTICULATIONS DES OS DE LA CEINTURE SCAPULAIRE

Deux os se réunissent pour former la ceinture scapulaire, la clavicule et l'omoplate ; j'étudierai : 1° le mode d'union de ces deux os ; — 2° l'articulation de la ceinture elle-même avec le tronc.

UNION DE LA CLAVICULE AVEC L'OMOPLATE

Les deux os de la ceinture thoracique sont unis : 1° par une véritable articulation, l'*articulation acromio-claviculaire ;* — 2° par un appareil ligamenteux qui unit *à distance* l'apophyse coracoïde à l'extrémité externe de la clavicule, les *ligaments coraco-claviculaires.*

ARTICULATION ACROMIO-CLAVICULAIRE

C'est une arthrodie. La forme, l'étendue de ses surfaces et le développement de son appareil ligamenteux présentent quelques variétés.

Surfaces articulaires. — La clavicule et l'acromion entrent en contact par une facette ovalaire, à grand axe antéro-postérieur. La *facette claviculaire* regarde en dehors et en bas ; elle est taillée en biseau aux dépens de la face inférieure de l'os ; la *facette acromiale* regarde en dedans et en haut ; la *clavicule repose donc sur l'acromion ;* aussi les luxations en haut de la clavicule sont-elles plus fréquentes.

Ces deux facettes sont revêtues d'une couche de fibro-cartilage ; la surface de ce revêtement d'ordinaire rugueuse, inégale, villeuse, prend dans quelques cas très rares l'aspect lisse et luisant d'un véritable cartilage articulaire.

Appareil ligamenteux. — Les surfaces articulaires sont unies par une capsule fibreuse, qui ne s'insère point immédiatement sur le pourtour du revêtement fibro-cartilagineux, mais à quelques millimètres au delà. Plus lâche que dans la plupart des arthrodies, cette capsule est renforcée en haut et en arrière.

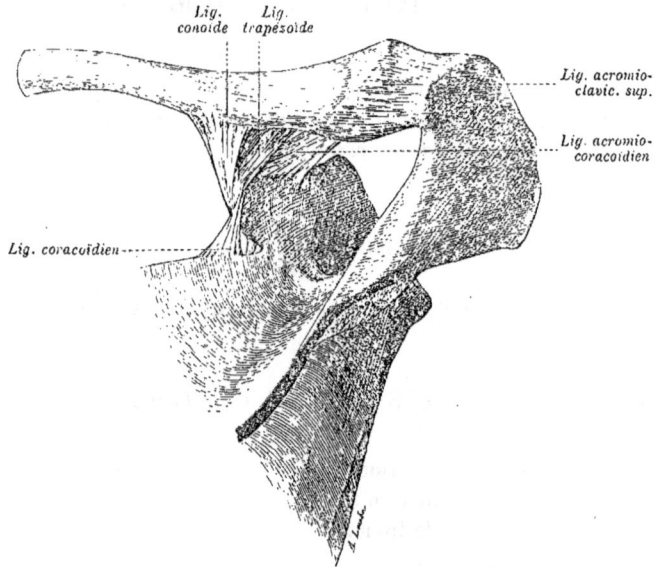

Fig. 489. — Union de la clavicule avec l'omoplate, vue postérieure.

Le *ligament acromio-claviculaire supérieur* est formé de fibres s'étendant transversalement de la face supérieure de la clavicule à la face supérieure de l'acromion ; des rugosités indiquent sur les deux os ses points d'insertion. Il forme une couche résistante, épaisse de 2 à 4 mm., dont les fibres postérieures sont plus fortes que les antérieures. Pour le bien voir, il faut disséquer avec soin les fibres tendineuses qui vont du trapèze au deltoïde et adhèrent fortement au ligament.

On décrit un autre faisceau de renforcement sous le nom de *ligament acromio-claviculaire inférieur ;* à vrai dire, cette partie de la capsule, loin d'être renforcée, ne forme même pas une couche continue ; par les interstices de ses faisceaux épars s'engagent de petits lobules graisseux et des culs-de-sac synoviaux. J'ai observé en ce point un ganglion d'origine synoviale.

Fibro-cartilage interarticulaire. — Les facettes claviculaire et acromiale en contact par leur moitié inférieure sont souvent séparées dans leur moitié supérieure par une lamelle fibro-cartilagineuse. Ce fibro-cartilage, signalé par

Winslow (1732), puis par Weitbrecht (1742), peut se présenter sous des aspects très divers : tantôt c'est une simple lamelle prismatique qui se détache du revêtement fibro-cartilagineux de la facette claviculaire, et descend en s'amincissant dans l'intérieur de l'articulation ; tantôt c'est une sorte de bourrelet saillant sur la face articulaire de la capsule et pénétrant de 1 ou 2 mm., dans l'interligne articulaire ; enfin, dans des cas très rares, c'est un véritable ménisque fibro-cartilagineux, occupant toute la hauteur de l'articulation, et divisant la cavité articulaire en deux chambres, qui peuvent rester séparées, ou communiquer par un trou creusé dans le centre du ménisque. Ce dernier cas est le plus rare : Gruber l'a rencontré seulement trois fois sur 400 cas ; je l'ai pour ma part vu deux fois sur environ 200 cas.

Synoviale. — Une synoviale revêt la face articulaire du manchon fibreux, et s'avance jusqu'au pourtour des surfaces cartilagineuses ; elle offre de nombreuses villosités au niveau de l'interligne. Lorsque le fibro-cartilage est complet, la synoviale est double.

Rapports. — L'articulation acromio-claviculaire est en rapport, en avant, avec le deltoïde, en arrière, avec le trapèze ; sa face supérieure est sous-cutanée ; sa face inférieure répond au ligament acromio-coracoïdien et, plus en arrière, à une couche cellulo-graisseuse qui la sépare du muscle sus-scapulaire.

Vaisseaux et nerfs. — Cette articulation reçoit de fines artérioles de la cervicale transverse et de l'acromio-thoracique. Elle est innervée par la branche sus-acromiale du plexus cervical superficiel.

Essai de mécanique articulaire. — Des mouvements de glissement dans tous les sens se passent dans l'articulation acromio-claviculaire. Assez limités en haut et en bas, ces mouvements ont une étendue notable en avant et en arrière ; ils sont combinés avec un léger mouvement de rotation et liés à l'ouverture et à la fermeture de l'angle omo-claviculaire. Ils sont limités par la tension des ligaments coraco-claviculaires, à propos desquels je reviendrai sur les mouvements de l'articulation acromio-claviculaire.

Varia. — J'ai vu, quatre ou cinq fois, la clavicule s'unir à l'acromion par deux articulations distinctes, l'une répondant à l'articulation normale, l'autre placée en arrière de celle-ci et généralement moins grande.

On peut encore observer dans cette région une articulation de l'acromion avec l'épine de l'omoplate par persistance de l'os acromial de Grüber ; cette articulation anormale se présente à des degrés divers d'organisation, depuis la synchondrose jusqu'à l'arthrodie. J'ai déjà parlé de cette anomalie (V. Ostéologie, page 137) dont j'ai présenté un bel exemple à la Société anatomique.

LIGAMENTS CORACO-CLAVICULAIRES

D'ordinaire, la clavicule n'entre point en contact avec l'apophyse coracoïde ; l'union des deux os se fait au moyen d'un appareil ligamenteux subdivisé en deux parties : le *ligament trapézoïde* et le *ligament conoïde* (A).

Ligament trapézoïde. — Il unit la face claviculaire de l'apophyse coracoïde à la face inférieure de la clavicule.

Le ligament forme une double haie fibreuse, épaisse de 4 à 6 millimètres, qui s'insère à toute la largeur de la moitié postérieure de l'apophyse coracoïde ; de là, il se porte obliquement en haut et en dehors et va se fixer à la série de rugosités que j'ai décrite sur la face inférieure de la clavicule (V. Ostéologie, page 125). Entre les deux feuillets du ligament, vers son insertion coracoïdienne, on trouve constamment une bourse séreuse qui témoigne de l'étendue des mouvements qui se passent entre les deux couches ligamenteuses (B).

Par sa face supérieure, le ligament trapézoïde répond à la clavicule dont il est séparé par un tissu séreux ; par sa face externe, il répond au muscle sus-épineux dont il est séparé par un feuillet aponévrotique et une masse graisseuse. Son bord antérieur est libre ; le postérieur est séparé du ligament conoïde par un interstice celluleux plus ou moins net.

Ligament conoïde. — Il prend son insertion inférieure sur le tubercule que l'on voit à la base de l'apophyse coracoïde ; de là, il monte presque verticale-

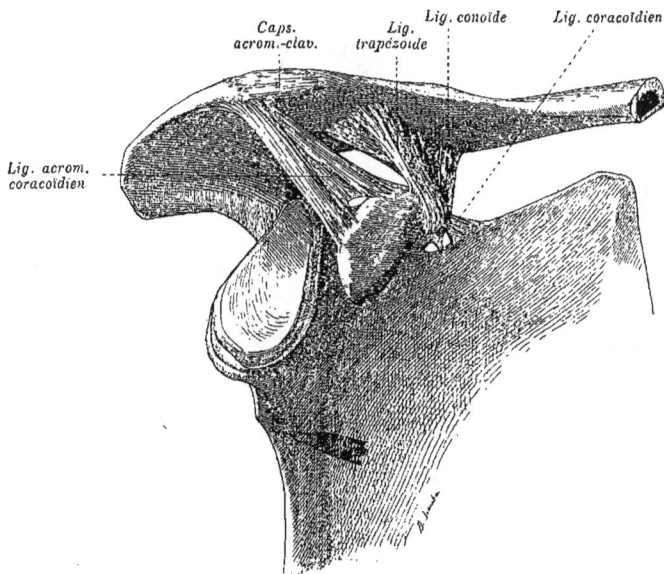

Fig. 490. — Union de la clavicule avec l'omoplate, vue antérieure.

ment et s'épanouit en une sorte d'éventail sur un croissant rugueux dont le tubercule, plus saillant, est visible sur le bord postérieur de la clavicule (C).

Le ligament trapézoïde est sur un plan presque sagittal ; le conoïde est dans un plan frontal ; en s'unissant par leurs bords correspondants, les deux ligaments ménagent avec la face inférieure de la clavicule une sorte de niche que remplit une masse cellulo-graisseuse dont les mouvements sont facilités par une large bourse séreuse. Souvent l'extrémité externe du muscle sous-clavier s'avance dans cette niche (D).

Quelques anatomistes (Bourgery, Henle) décrivent un troisième ligament coraco-claviculaire, le *ligament coraco-claviculaire interne*. C'est un trousseau fibreux, mince, qui se détache de la face supérieure de l'apophyse coracoïde ; de là, ses faisceaux se dirigent obliquement en haut et en dedans et vont s'insérer à la clavicule, sur la lèvre antérieure de la gouttière du muscle sous-clavier, où elles se confondent avec l'aponévrose de ce muscle (E).

Essai de mécanique articulaire. — Les ligaments trapézoïde et conoïde me paraissent en rapport avec la fonction de régler les mouvements d'ouverture et de fermeture de l'angle omo-claviculaire.

Lorsque l'épaule est portée en avant, les deux os tendent à se rapprocher : le ligament trapézoïde se tend et bientôt sa tension limite la fermeture de l'angle omo-claviculaire. Quand l'épaule est portée en arrière, les deux os s'écartent pour mieux embrasser le thorax, le ligament conoïde se tend et sa tension limite l'ouverture de l'angle. Ce rôle des ligaments trapézoïde et conoïde est des plus aisés à vérifier : une expérience de contrôle consiste à couper l'un après l'autre chacun des ligaments, l'angle se fermera ou s'ouvrira au delà de ses limites ordinaires, suivant que l'on aura coupé le trapézoïde ou le conoïde.

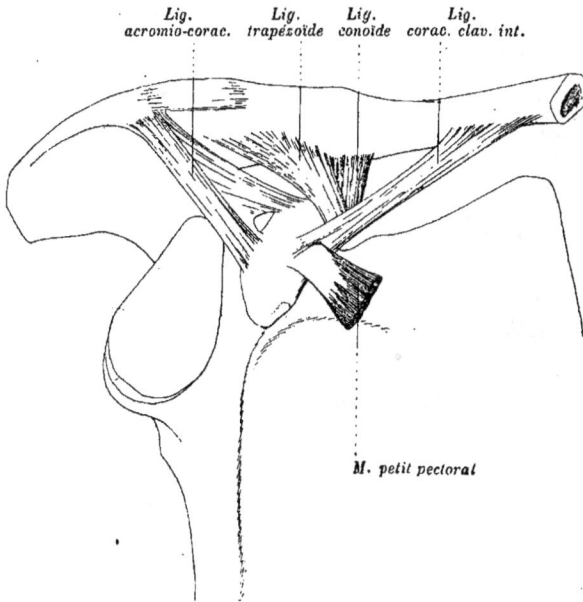

Fig. 491. — Ligaments coraco-claviculaires, vue antérieure.

Les mouvements de l'angle omo-claviculaire se passent dans l'articulation acromio-claviculaire, mais il serait inexact de croire que cette articulation en est le centre. Leur centre vrai est à l'insertion des ligaments conoïde et trapézoïde, sur l'apophyse coracoïde.

Si l'on observe ce qui se passe dans l'articulation omo-claviculaire quand l'épaule est portée en avant, on voit la clavicule glisser, d'avant en arrière, sur la facette acromiale ; l'inverse se passe lorsque l'épaule est portée en arrière.

Quand la clavicule s'abaisse, ces deux ligaments sont relâchés. Ils se tendent quand la coracoïde s'abaisse, comme dans les fortes tractions sur le membre supérieur ; alors le ligament conoïde, plus tendu que le trapézoïde, apparaît comme un *ligament suspenseur* de l'omoplate.

Quand une forte pression, exercée par l'intermédiaire du membre supérieur, tend à repousser l'omoplate vers l'axe du corps, si cette pression se fait de dehors en dedans, le ligament trapézoïde est tendu ; si la force agit d'avant en arrière, c'est le conoïde qui résiste.

Inversement, quand l'épaule tend à être attirée en dehors par une forte traction exercée sur le membre supérieur, le ligament coraco-claviculaire interne est tendu, mais l'action de ce ligament est bien faible ; dans ce cas, ce sont les ligaments de l'articulation sterno-claviculaire qui résistent.

37

Varia. — A. — Il n'est pas toujours facile de séparer et de limiter exactement les ligaments conoïde et trapézoïde ; on pourrait, à la rigueur, les considérer comme un ligament unique, s'ils n'avaient des fonctions nettement distinctes.

B. — La *bourse séreuse du ligament trapézoïde* existe deux fois sur trois ; elle mesure 12 à 15 millimètres dans son grand axe, parallèle à celui de la face claviculaire de la coracoïde. Pour la voir, il faut ouvrir l'articulation omo-claviculaire, faire basculer la clavicule en abaissant son extrémité sternale ; le ligament trapézoïde est ainsi fortement tendu ; en le coupant tranche par tranche, près de son insertion coracoïdienne, on ouvrira la bourse séreuse (P. Poirier, *la Clavicule et ses articulations, Journ. de l'Anat.*, mars-avril, 1890).

C. — Une *bourse séreuse*, plus petite que celle du ligament trapézoïde, est placée dans l'épaisseur du *ligament conoïde*, près de son insertion inférieure. Plus inconstante que la précédente, elle lui est parfois unie.

D. — 3 fois sur 10 environ, le *contact* s'établit entre la clavicule et l'apophyse coracoïde : une articulation véritable apparaît avec deux facettes articulaires, l'une sur la face inférieure de la clavicule, l'autre au point correspondant de l'apophyse coracoïde ; cette dernière est souvent remplacée par une sorte d'infiltration cartilagineuse du ligament trapézoïde. Il est plus rare de voir la facette claviculaire manquer et être remplacée par une infiltration cartilagineuse de l'insertion claviculaire du sous-clavier ; le professeur Panas a noté cette disposition que j'ai aussi rencontrée.

E. — Le développement du *ligament coraco-claviculaire interne* est des plus variables ; parfois il n'est qu'un faisceau renforcé de l'aponévrose clavi-coraco-axillaire. Le plus souvent son insertion coracoïdienne est distincte : elle se fait par deux feuillets entre lesquels pénètre le tendon du petit pectoral. La figure 491 qui montre ce ligament a été faite d'après une pièce appartenant à un cadavre de nègre chez lequel le ligament présentait une très grande résistance.

L'*ossification* des ligaments conoïde et trapézoïde est loin d'être rare : de nombreux exemples en ont été présentés à la Société anatomique par Poirier, Nicolas, etc., etc. — Dans un cas, que j'ai présenté à cette société le 8 juillet 1892, les deux ligaments, complètement ossifiés, avaient gardé leur forme et leurs rapports normaux ; l'ossification très régulière avait ménagé les bourses séreuses qui les séparent ; la clavicule était luxée dans son articulation acromio-claviculaire, qui présentait quelques lésions d'arthrite sèche ; l'omoplate et la clavicule étaient immuablement réunies par ces jetées osseuses.

LIGAMENTS PROPRES A L'OMOPLATE

On décrit sous le nom de ligaments propres à l'omoplate : 1° un large plan fibreux qui va de l'acromion à l'apophyse coracoïde, le *ligament acromio-coracoïdien ;* — 2° une bandelette fibreuse qui transforme en trou l'échancrure coracoïdienne de l'omoplate, *le ligament coracoïdien.*

Ligament acromio-coracoïdien. — C'est un éventail fibreux, de forme triangulaire ; par son sommet tronqué, il s'attache à la partie inférieure du sommet de l'acromion, quelquefois même sous la face inférieure de cette apophyse ; par sa base il s'insère à tout le bord acromial de la coracoïde. L'épaisseur de ce plan fibreux n'est pas uniforme ; elle est beaucoup plus grande vers son bord antérieur ; sa partie moyenne, amincie, est souvent perforée de trous par lesquels s'engagent de petits pelotons adipeux que les mouvements de l'articulation scapulo-humérale sous-jacente fait entrer et sortir.

La face supérieure du ligament acromio-coracoïdien répond au muscle deltoïde, auquel elle est unie par un tissu cellulaire dense ; la face inférieure répond à la capsule articulaire, dont elle est séparée par le tendon du muscle sus-épineux ; une large bourse séreuse dite *acromio-coracoïdienne*, s'interpose entre elle et la capsule humérale. Le bord antérieur du ligament, sensible au travers des parties molles, est continué par une lamelle fibreuse sous-deltoïdienne ; son bord postérieur, caché sous la clavicule, se continue avec l'aponévrose du muscle sus-épineux.

Le ligament acromio-coracoïdien comble l'échancrure comprise entre l'acromion et la coracoïde ; ainsi est formée une voûte ostéo-fibreuse qui surmonte et complète la cavité glénoïde si petite pour recevoir la grosse tête de l'humérus (V. articulation scapulo-humérale).

Ligament coracoïdien. — C'est une bandelette fibreuse qui convertit en trou l'échancrure coracoïdienne. Le trou ainsi limité est subdivisé en deux par un trousseau fibreux, plus petit, sus-jacent et antérieur au précédent. L'artère sus-scapulaire passe au-dessus du ligament supérieur ; le nerf passe entre les deux faisceaux ; sous le faisceau inférieur passe une grosse veine.

Le ligament coracoïdien se continue avec le ligament conoïde par ses fibres supérieures.

Weitbrecht (Syndesmologie, Tab. II, fig. 7, 1742) représente deux faisceaux au ligament coracoïdien ; cette description a été reprise par Henle, et dans une récente communication (Société anatomique, avril 1892), M. Paul Delbet a vérifié cette disposition.

Quelques anatomistes décrivent avec Henle un troisième ligament propre à l'omoplate, le *ligamentum transversum inferius* (Henle) : on rencontre, en effet, prolongeant en dehors le bord externe de l'épine une couche celluleuse qui va se perdre en dehors sur la capsule humérale : elle ménage avec le rebord de la cavité glénoïde un orifice par lequel passent des rameaux vasculaires. Cette couche celluleuse, qui ne me paraît pas mériter le nom de ligament, est fort bien représentée dans l'atlas de Fr. Arnold (Abbildungen der Gelenke und Bænder, Stuttgart, 1842).

Gruber a rencontré un autre faisceau ligamenteux, superposé au ligament coracoïdien, et allant du bord supérieur de l'omoplate au bord postérieur de l'extrémité externe de la clavicule.

Il n'est point rare d'observer l'ossification du ligament coracoïdien ; elle devient d'autant plus fréquente qu'on observe des omoplates ayant appartenu à des sujets plus avancés en âge ; sur trente omoplates de ma collection qui présentent des lésions d'arthrite sèche ou d'ostéite, je l'observe vingt-deux fois. Elle devient excessivement rare si on la recherche sur des sujets jeunes. Ce ne sont guère les caractères d'une anomalie réversive ; aussi je ne puis partager l'avis des anatomistes qui voient, avec Sutton, dans l'ossification du ligament coracoïdien, « le retour à une disposition ancestrale ».

UNION DE LA CEINTURE THORACIQUE AVEC LE THORAX.

La ceinture thoracique de chaque membre supérieur entoure la moitié correspondante du thorax ; des deux os qui la composent, l'omoplate reste mobile en totalité, n'étant fixé que par des muscles ; la clavicule seule s'articule avec le tronc, par l'*articulation sterno-claviculaire* qui devient ainsi le centre des mouvements du membre supérieur.

ARTICULATION STERNO-CLAVICULAIRE

L'articulation sterno-claviculaire, qui réunit l'extrémité interne de la clavicule à la première pièce du sternum, est une articulation par *emboîtement réciproque*.

Elle présente des surfaces articulaires qui ne correspondent pas et un fibro-cartilage interarticulaire qui rétablit la correspondance (Sappey, Henle, Cruveilhier). Je ne partage pas sur ce point l'opinion classique ; après de nombreuses dissections et expériences, dont les résultats ont été exposés dans un travail spécial (P. Poirier, *la Clavicule et ses articulations, Journ. de l'Anatomie,* mars-avril 1890), je suis arrivé à la conclusion suivante :

L'articulation sterno-claviculaire est une articulation par emboîtement réciproque, dont les surfaces se correspondent parfaitement, et dans laquelle la présence d'un ménisque interarticulaire n'est point explicable par la nécessité de rétablir une non-concordance qui n'existe pas. Nous verrons, en effet, au cours de la description, que la surface claviculaire est surtout convexe, la surface sternale, surtout concave, et que, dans l'ensemble, l'articulation sterno-claviculaire appartient plutôt au genre des énarthroses.

Surfaces articulaires. — L'*extrémité interne de la clavicule* déborde de tous côtés l'encoche sternale dans laquelle elle est reçue. La surface articulaire, allongée de haut en bas, n'occupe que les deux tiers inférieurs de cette extrémité, et s'étend même de 4 ou 5 mm. sur la face inférieure de l'os : elle présente toujours une *convexité frontale* très marquée, et parfois une concavité sagittale très légère. La facette articulaire est entourée de rugosités qui répondent à l'insertion des ligaments.

Du côté de l'*encoche sternale,* nous trouvons une facette articulaire, allongée aussi de haut en bas, avec une concavité frontale très nette, et une convexité sagittale très peu marquée (A). La facette claviculaire est plus large que la facette sternale (B).

Une couche de fibro-cartilage, notablement plus épaisse vers le centre, revêt les surfaces articulaires. Ainsi configurées, les surfaces représentent assez bien une articulation par emboîtement réciproque, la convexité de l'une étant reçue dans la concavité de l'autre, et inversement pour les courbures si légères que l'on constate dans le sens sagittal. Abstraction faite de ces dernières on peut comparer l'articulation sterno-claviculaire à une énarthrose.

Appareil ligamenteux. — Le manchon fibreux qui unit les deux os présente des renforcements en haut, en arrière et en avant ; on peut donc décrire à cette articulation *trois ligaments* dits : *antérieur, supérieur* et *postérieur ;* en bas, la capsule est mince : toutefois on peut considérer le *ligament costo-claviculaire* comme un faisceau de renforcement ou ligament inférieur (C). Enfin, un *ligament interclaviculaire* unit les deux clavicules.

Ligament antérieur. — Il s'insère à la partie antérieure du pourtour de la facette claviculaire ; de là il descend sur la face antérieure de l'articulation, pour aller s'insérer au pourtour antérieur de l'encoche sternale ; ses faisceaux moyens, presque verticalement descendants, sont les plus forts ; souvent leur insertion sternale est indiquée par un tubercule. Le bord supérieur de ce ligament, presque horizontal, se confond avec le ligament supérieur ; le bord inférieur, vertical, mince, est séparé du ligament costo-claviculaire, par un interstice celluleux par lequel se font des hernies graisseuses ou synoviales pendant les mouvements de l'articulation.

Ligament supérieur. — C'est un trousseau transversal, dont les fibres courtes unissent les rugosités qui surmontent les facettes articulaires du sternum et de la clavicule ; ce ligament est confondu en partie avec le ligament interclaviculaire.

Ligament postérieur. — Il est formé de fibres courtes et fortes unissant transversalement la partie postérieure du pourtour des surfaces articulaires. Ses principaux faisceaux s'insèrent à l'angle postérieur, si saillant, de l'extrémité claviculaire et se tendent fortement quand l'épaule est portée en avant. Il affecte des

rapports importants avec les muscles sterno-hyoïdien, et sterno-cos to-thyroï-
dien : c'est l'obstacle aux luxations en arrière de la clavicule.

Ligament interclaviculaire. — Il unit la partie supérieure et postérieure des
extrémités internes des clavicules, passant transversalement au-dessus de la
fourchette sternale, dont il comble en partie la concavité ; son plan continue
celui de la face postérieure du sternum. Son bord supérieur, libre, tranchant et
concave en haut, est tangible au travers des parties molles lorsqu'on déprime

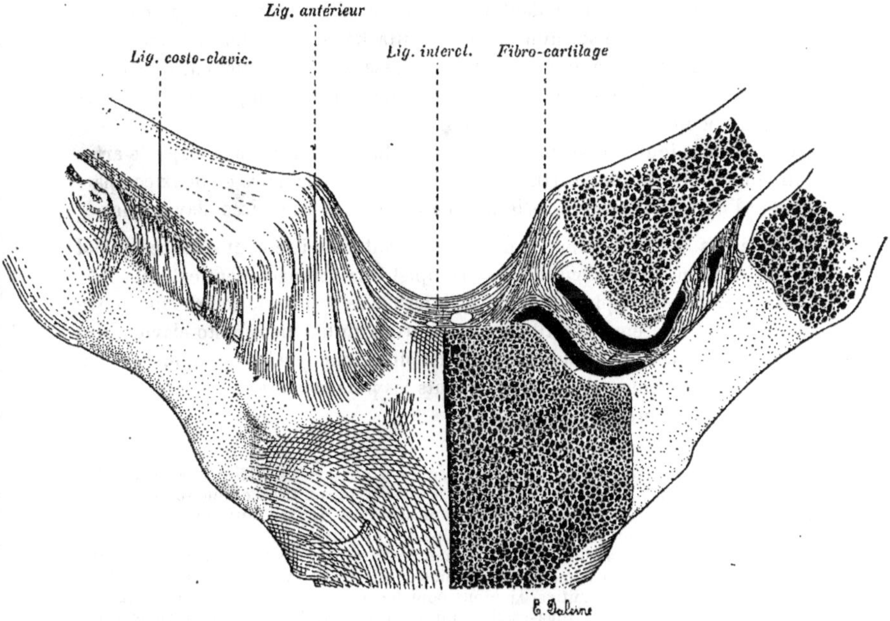

Fig. 492. — Articulation-sterno claviculaire, vue antérieure ; la gauche a été sectionnée
suivant une coupe frontale.

avec la pulpe de l'index le creux sus-sternal. Son bord inférieur adhère à la
fourchette sternale, ménageant avec elle, ou dans l'interstice de ses propres
fibres, un ou plusieurs orifices par lesquels s'engagent des vaisseaux.

La face postérieure de ce ligament répond au muscle sterno-costo-thyroïdien,
sa face antérieure est recouverte par la peau.

Le développement du *ligament interclaviculaire* est des plus variables : tantôt il est très fort et prend la forme d'un prisme fibreux qui repose par une de
ses faces sur la fourchette sternale ; tantôt il est faible et formé seulement par
une lame fibro-celluleuse allant de l'une à l'autre clavicule. Sa longueur varie
comme la distance qui sépare les deux clavicules, de 15 millimètres à 4 centimètres (D).

Fibro-cartilage interarticulaire. — Il se présente sous des formes et avec
des caractères si variables qu'il est impossible de lui assigner un type fixe ; le
plus fréquemment, il est, comme l'a vu Sappey, très épais dans sa partie supérieure (4 à 5 mm.) et mince inférieurement ; plus rarement il est plus épais à la

périphérie qu'au centre où il peut même être perforé. Vers sa partie inférieure il s'incurve en dehors, suivant la courbure frontale des surfaces articulaires.

Ce ménisque est formé d'un tissu fibro-cartilagineux, dont les faisceaux superficiels sont parallèles aux faces qu'ils revêtent, tandis que les faisceaux profonds s'entrecroisent dans toutes les directions. Vers la périphérie, les cellules cartilagineuses disparaissent et les faisceaux fibreux vont se fixer, partie aux rugosités qui entourent la facette claviculaire, partie à l'appareil ligamenteux de l'articulation ; en bas, elles vont s'attacher assez solidement sur le cartilage de la première côte, se confondant avec les fibres d'un puissant ligament qui unit la première côte au sternum ; mais ses attaches sont surtout claviculaires, elles se font au-dessus de la surface cartilagineuse, sur une hauteur de 4 à 6 mm.; aussi dans les arrachements ou luxations, le ménisque accompagne-t-il d'ordinaire la clavicule (E).

Ainsi fixé par toute sa périphérie, dans la plupart des cas, à la capsule articulaire ou aux os, le fibro-cartilage divise la cavité articulaire en deux compartiments : l'un interne, ménisco-sternal, l'autre externe, ménisco-claviculaire.

Synoviales. — Au nombre de deux, elles sont complètement séparées quand le fibro-cartilage interarticulaire est complet. Le compartiment externe, ménisco-claviculaire, est plus grand que l'interne ; sa synoviale se prolonge entre la clavicule et le premier cartilage costal, jusqu'au ligament costo-claviculaire (V. articulation costo-claviculaire); elle est plus lâche que l'interne, disposition qui permet de prévoir que les mouvements les plus étendus se passeront entre la clavicule et le fibro-cartilage.

Rapports. — La face antérieure de l'articulation sterno-claviculaire répond au chef sternal du sterno-cléido-mastoïdien, dont elle est séparée par un tissu cellulaire lâche, quelquefois par une bourse séreuse. — Sa face postérieure répond aux muscles sterno-hyoïdien et sterno-costo-thyroïdien, qui la séparent de l'artère mammaire interne et du golfe de la jugulaire ; en arrière du golfe veineux se trouvent les nerfs pneumogastrique et phrénique ; à droite le tronc artériel brachio-céphalique et la grande veine lymphatique, à gauche la carotide primitive. Ajoutons pour les deux côtés les filets anastomotiques entre le phrénique et le nerf sous-clavier, qui entourent en boutonnière la veine sous-clavière.

Vaisseaux et nerfs. — Les artères de l'articulation sterno-claviculaire viennent de la mammaire interne. Ses nerfs lui viennent de la branche sus-claviculaire du plexus cervical superficiel.

Essai de mécanique articulaire — La clavicule s'élève et s'abaisse ; elle se porte en avant, en arrière, et dans toutes les directions intermédiaires ; mais elle ne peut faire de mouvement de rotation. Dans tous ces mouvements, dont l'axe est à l'insertion inférieure du ligament costo-claviculaire les deux extrémités de la clavicule se meuvent en sens inverse. L'insertion supérieure de ce ligament divise donc la clavicule en deux segments, l'un externe, très long ; l'autre interne, très court. Dans la circumduction les deux extrémités de la clavicule décrivent deux cônes opposés par leurs sommets.

Lorsque l'épaule s'abaisse, l'externe se porte en bas, tandis que l'interne tend à se porter en haut. On comprend aisément que le relèvement de l'extrémité interne soit peu sensible, le bras de levier à l'extrémité duquel il se passe n'ayant guère faire de deux centimètres ; ce relèvement est très vite limité par la tension des ligaments supérieur et antérieur de l'articulation sterno-claviculaire. Coupez ces ligaments, après avoir suspendu un poids au membre supérieur ; vous verrez l'extrémité interne de la clavicule s'élever de près d'un centimètre, et l'externe s'abaisser de plusieurs ; la clavicule a basculé autour d'un axe antéro-postérieur passant par l'insertion inférieure du ligament costo-claviculaire.

Le développement de ces ligaments, qui font équilibre aux tractions exercées dans le sens vertical sur le membre supérieur, est en rapport avec la fonction ordinaire de ce membre.

Le ligament interclaviculaire intervient dans le même sens. Pour bien comprendre le rôle du *ligament interclaviculaire*, je conseille la manœuvre suivante : déprimez avec la pulpe de l'index la fossette sus-sternale, vous rencontrerez au fond le plan fibreux du ligament interclaviculaire, et si, pendant que le doigt est là, appuyant sur le ligament, vous élevez et abaissez alternativement l'épaule, vous sentirez très facilement le ligament se tendre lorsque l'épaule s'abaisse et se relâcher lorsqu'elle s'élève. Au point de vue de la physiologie des mouvements de l'épaule, ce ligament est donc fort intéressant. En revanche je ne saurais lui accorder en entier le rôle que Groult lui fait jouer « de relever le fragment interne dans les fractures de la clavicule ». Je ne pense pas qu'il puisse relever ce fragment, le faisceau cléido-mastoïdien suffit à cette besogne ; mais, à coup sûr, il doit lui imprimer quelques mouvements, lorsque l'épaule saine se meut. La petite expérience dont je viens de parler ne permet pas de doutes à cet égard ; et ce ne serait pas un mauvais conseil à donner aux individus atteints de fractures de la clavicule difficiles à contenir, que d'immobiliser au moins partiellement l'épaule saine.

L'articulation sterno-claviculaire se compose réellement de deux articulations contiguës, séparées seulement par le ménisque. Peut-on répartir les mouvements entre les deux articulations juxtaposées et dire : les mouvements dans le sens vertical ont surtout pour siège l'articulation ménisco-claviculaire, tandis que les mouvements antéro-postérieurs se passent surtout dans le ménisco-sternale.

Je ne pense pas qu'une pareille distinction puisse être faite ; les expériences que j'ai tentées en fixant le ménisque tantôt à la surface sternale, tantôt à la claviculaire, m'ont permis de constater : 1° que la fixation du ménisque à la facette sternale laisse intacts tous les mouvements : leur étendue est seulement un peu moins grande ; 2° que la fixation du ménisque à la facette claviculaire avait beaucoup plus d'influence, en ce sens que tous les mouvements de l'articulation étaient fort empêchés et voyaient leur amplitude diminuée dans une très large mesure.

Il faut, je crois, conclure que les deux articulations interviennent dans tous les mouvements, mais que ceux-ci se passent principalement dans l'articulation ménisco-claviculaire. L'étendue de la synoviale de cette articulation, comparée à la petitesse de la synoviale ménisco-sternale, est bien en rapport avec les résultats de l'expérimentation et de l'observation. L'articulation ménisco-claviculaire, avec sa surface claviculaire qui se prolonge sur la face inférieure de la clavicule, forme une ébauche d'énarthrose et est le lieu principal de tous les mouvements en haut et en arrière. Dès que le mouvement prend un peu d'amplitude, le glissement du ménisque sur la surface sternale se produit et le complète. On peut dire que les mouvements commencent dans l'articulation ménisco-claviculaire et s'achèvent dans la ménisco-sternale.

Malgaigne compare la clavicule au col du fémur séparé du reste de l'os ; devant l'anatomie, la comparaison ne tient pas ; mais elle devient très séduisante et à peu près exacte quand l'articulation scapulo-humérale est ankylosée ; alors, en effet, les mouvements très limités du bras se passent dans l'articulation sterno-claviculaire.

Varia. — A. — L'*encoche* dans laquelle est reçue la clavicule est souvent décrite sous le nom de facette sterno-costale : elle est purement sternale et pas du tout costale.

B. — La *facette sternale* regarde en dehors, en haut, et un peu en arrière ; on ne la voit point lorsqu'on regarde directement la face antérieure du sternum. Au contraire, la facette claviculaire regarde en dedans, en bas et légèrement en avant. On peut dire que les clavicules supportent la partie supérieure du sternum s'opposant à son enfoncement ; cette disposition facilite l'élévation et la projection en avant du sternum, dans la dilatation du thorax.

C. — On pourrait décrire le *ligament costo-claviculaire* comme ligament inférieur d'une articulation sterno-costo-claviculaire ; il m'a paru préférable de le décrire à part, comme ligament de l'articulation *costo-claviculaire*.

D. — Le *ligament interclaviculaire* doit être considéré comme l'homologue de l'épisternum de certains vertébrés.

E. — Parfois les faces du *fibro-cartilage* sont inégales et comme villeuses, présentant des altérations d'arthrite chronique.

Le fibro-cartilage peut manquer complètement ; j'ai constaté trois fois et montré à la Société anatomique l'absence complète du fibro-cartilage. En raison de son existence inconstante et de la variabilité extrême de ses formes, caractères propres aux organes rudimentaires, j'ai conclu avec Gegenbaur (loc. cit.) que le fibro-cartilage représente chez nous le vestige d'une pièce de l'appareil claviculaire, très développée chez certains vertébrés, l'*interclavicule*.

Quelques anatomistes, entêtés dans cette idée fausse que tout dans l'économie a son usage, que tout organe a son but et son utilité, ont attribué au ménisque le rôle de *tampon* destiné à atténuer les chocs ou pressions, et à prévenir leurs effets ; déjà Gosselin a réfuté l'erreur ; je pense qu'il n'y a pas lieu d'insister sur la réfutation d'une physiologie aussi fantaisiste.

UNION DE LA CLAVICULE ET DE LA PREMIÈRE COTE

Le plus ordinairement, la clavicule est unie à la première côte par un ligament à distance, très fort, le *ligament costo-claviculaire ;* — parfois les deux os sont unis par une véritable articulation.

Ligament costo-claviculaire. — Ce ligament est en réalité le ligament inférieur de l'articulation sterno-claviculaire ; cependant, en raison de son importance et parfois de son indépendance absolue, il mérite d'être décrit à part.

Le ligament costo-claviculaire est constitué par des trousseaux fibreux qui vont du premier cartilage costal à la clavicule. Il se présente sous la forme d'un cône tronqué ou d'un rhomboïde (lig. rhomboïdal de Lauth), dont le sommet s'attache sur le premier cartilage costal et un peu aussi sur la première côte, et dont la base obliquement dirigée en haut et en dehors va s'insérer à la face inférieure de la clavicule. Celle-ci présente, pour cette insertion, une empreinte, saillie ou dépression ovalaire, suivant les individus.

Ainsi logé dans l'angle que forme la clavicule avec la première côte, le ligament costo-claviculaire offre une direction oblique de bas en haut et de dedans en dehors ; aussi ses fibres internes sont-elles notablement plus courtes que les fibres externes. On peut distinguer dans ce ligament deux plans de fibres, un plan antérieur et un plan postérieur, dont l'indépendance physiologique détermine la formation d'un organe de glissement, logé dans le centre du cône fibreux entre les deux plans qui le composent : c'est la *bourse séreuse du ligament costo-claviculaire.*

Cet organe séreux est constant et très développé ; toutefois, bien que sa nature séreuse se révèle au premier coup d'œil, il revêt parfois un aspect un peu différent de celui des autres séreuses de l'économie ; c'est ainsi qu'on voit assez souvent sa surface interne présenter un aspect rougeâtre, tomenteux, au lieu de l'aspect lisse et brillant caractéristique des bourses séreuses.

Varia. — Une fois sur 10 environ, l'appareil de glissement est plus parfait et l'on trouve une véritable articulation avec deux facettes articulaires, l'une *claviculaire,* l'autre *costale.* Le ligament, dont les feuillets sont alors nettement séparés, forme la capsule de cette articulation costo-claviculaire.

J'ai vu la séreuse incluse dans le ligament costo-claviculaire communiquer avec la synoviale de l'articulation sterno-claviculaire.

Une fois aussi j'ai vu le ligament costo-claviculaire représenté par une grosse apophyse osseuse de la clavicule, qui affectait la forme du ligament lui-même et s'articulait inférieurement avec la première côte par une véritable articulation diarthrodiale. — Dans un autre cas l'apophyse se détachait tout à fait de la première côte à sa jonction avec le cartilage ; vraisemblablement il s'agissait d'une ossification analogue à celle que l'on rencontre si souvent dans les ligaments costo-claviculaires.

Les deux lames ou feuillets dont se compose le ligament costo-claviculaire répondent à des usages différents : le feuillet antérieur se tend lorsque l'épaule se porte en haut et en arrière ; lorsque l'épaule est portée en avant, c'est le feuillet postérieur qui se tend, tandis que l'antérieur se relâche. Lorsque l'épaule est élevée directement en haut, les deux feuillets sont également tendus, et le ligament, d'oblique qu'il était, tend à devenir vertical.

Dans tous ces mouvements un point est resté fixe : c'est l'attache inférieure, centre ou pivot de tous les mouvements.

§ II. — ARTICULATION SCAPULO-HUMÉRALE

L'articulation scapulo-humérale, formée par la tête de l'humérus et la cavité glénoïde de l'omoplate, appartient au genre des énarthroses.

SURFACES ARTICULAIRES. — Tête humérale. — La tête de l'humérus, lisse et arrondie, représente à peu près le tiers d'une sphère ; elle est plus étendue dans le sens transversal que dans le sens antéro-postérieur : sa courbure, dans le premier sens, appartient à un cercle de plus grand rayon. Supposant que le lecteur a relu et retenu les extrémités osseuses (V. Ostéologie, p. 133 et 143), je me contenterai de signaler ici, comme pour toutes les articulations, les modifications apportées à l'os sec par le revêtement cartilagineux et l'addition des parties fibreuses.

La tête humérale est revêtue par une couche de cartilage ; ce revêtement s'arrête sur le col anatomique, il est donc comme la tête elle-même plus étendu dans le sens transversal que dans le sens antéro-postérieur (A).

On dit communément que ce cartilage d'encroûtement est plus épais au centre qu'à la périphérie : cela n'est qu'exceptionnellement vrai. Sappey a bien vu que l'épaisseur du revêtement cartilagineux est uniforme (2 mm. environ) sur toute la tête, et qu'il ne s'amincit qu'à la périphérie, au voisinage du col anatomique.

Au niveau de l'encoche qui surmonte la petite tubérosité de l'humérus sur l'os sec, le revêtement cartilagineux présente une échancrure plus ou moins profonde, répondant à l'insertion d'un faisceau renforcé de la capsule, que nous appellerons ligament sus-gléno-sus-huméral (B).

Cavité glénoïde. — C'est plutôt une simple dépression qu'une cavité. Elle garde sur l'os frais sa forme ovalaire, à grosse extrémité dirigée en bas. Son bord antéro-interne présente, vers sa partie moyenne, une échancrure, dite *échancrure glénoïdienne*, au-dessus de laquelle passe le bourrelet (V. plus loin).

J'ai déjà dit (V. Ostéologie, p. 134 et 138) que la cavité glénoïde, sur l'os sec, présentait dans son tiers inférieur une excavation en forme de croissant circonscrivant une éminence centrale très peu marquée, le *tubercule glénoïdien*. Ce tubercule n'a ni l'importance ni la signification que lui ont accordées des travaux récents.

A l'état frais, la cavité glénoïde est en effet revêtue d'un cartilage un peu plus mince au centre qu'à la périphérie : on peut voir sur des coupes (V. fig. 496 et 497) que l'épaisseur de ce cartilage augmente notablement dans le tiers inférieur *excavé* de la cavité et qu'elle est *minima au niveau du tubercule glénoïdien.*

Sur la cavité glénoïde revêtue de son cartilage, on voit parfois au niveau du tubercule glénoïdien une tache jaunâtre ou grisâtre. Cet aspect, dû à la minceur et à la translucidité de la couche cartilagineuse à ce niveau, reconnaît encore une autre cause. Dans ces cas, en effet, ce n'est plus du cartilage hyalin que l'on rencontre en ce point, mais du fibro-cartilage. J'ai souvent constaté ce

fait sur des coupes histologiques. Il est d'ailleurs facile de s'assurer, en explorant le revêtement cartilagineux avec une pointe mousse, qu'il est beaucoup
moins dur au niveau de la tache centrale que dans le reste de la cavité glénoïde (C). Cette constatation ne manque pas d'intérêt ; elle nous aidera à rejeter
la théorie du contact polaire, à moins que l'on ne veuille admettre que le cartilage s'amincit et se transforme parfois en fibro-cartilage, là où la pression
atteint son maximum ; cette assertion irait à l'encontre d'une des lois les mieux

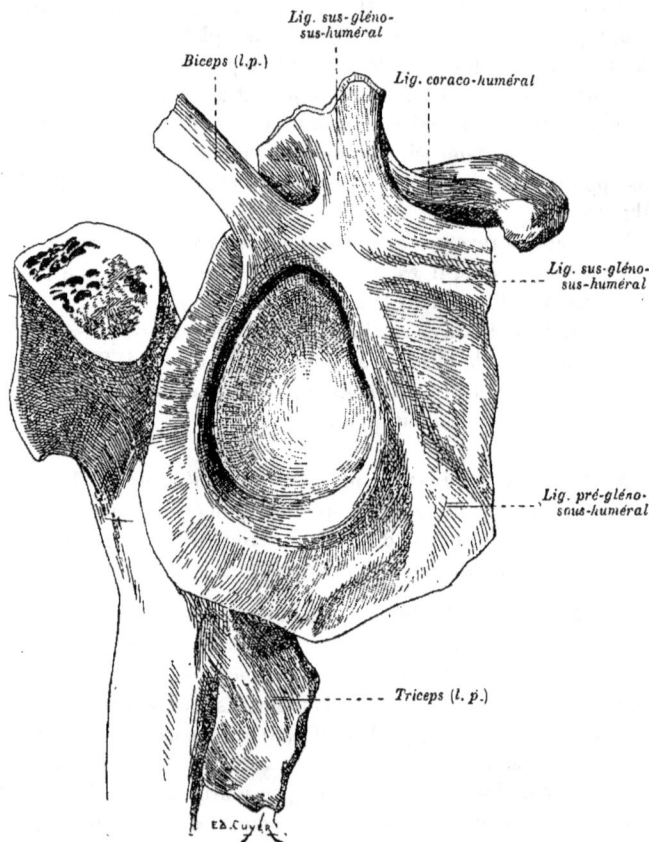

Fig. 493. — Cavité glénoïde, vue de face, avec sa collerette capsulaire.

établies dans l'anatomie générale des articulations, à savoir que l'épaisseur du
cartilage croît avec le degré de pression.

BOURRELET GLÉNOIDIEN. — Il est impossible de n'être point frappé de la
disproportion entre l'étendue de la tête articulaire et celle de la glène sur laquelle
elle se meut ; la surface glénoïdienne représente à peu près le quart de la surface humérale. Un fibro-cartilage d'agrandissement, le *bourrelet glénoïdien*,
compense en partie cette disproportion.

Ce bourrelet a la forme d'un prisme triangulaire enroulé autour de la cavité glénoïde. Par l'une de ses faces il adhère au pourtour glénoïdien ; par l'autre il prolonge la surface du col de l'omoplate, et donne insertion à la capsule ; la troisième face, libre, articulaire, encadre et continue la surface glénoïdienne.

Le bourrelet ne présente pas toujours le même aspect, ni les mêmes rapports avec la périphérie de la glène. Dans certains cas, le bourrelet adhère complètement à toute la périphérie. Dans des cas assez rares la séparation du bourrelet et de la glène se fait sur une assez grande étendue ; elle peut même occuper tout le pourtour de la cavité, de telle sorte que le bourrelet détaché et flottant apparaît sous l'aspect d'un véritable ménisque ; j'ai rencontré plusieurs fois cette disposition.

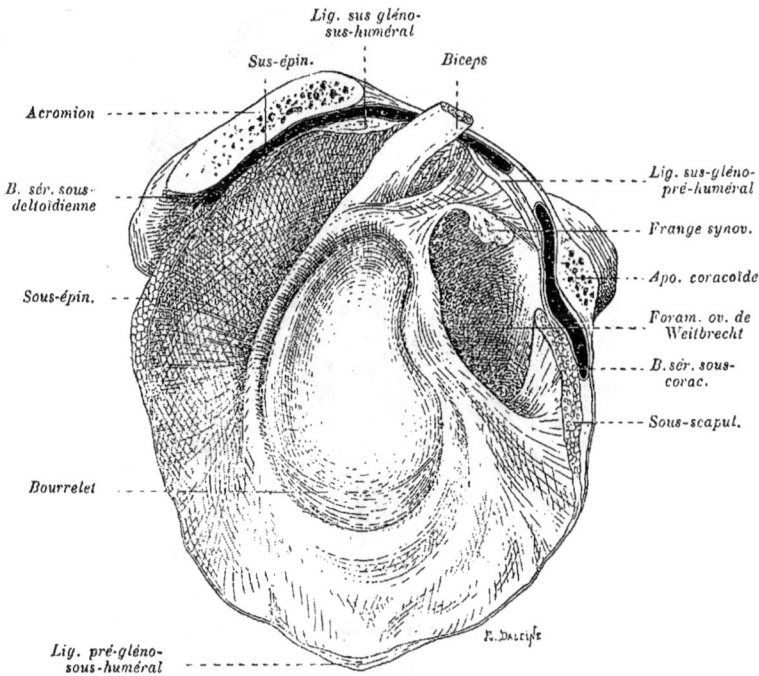

Fig. 494. — Cavité glénoïde, vue de face, avec sa collerette musculo-capsulaire.

Le bourrelet présente d'autres particularités qu'il importe de connaître.

Dans sa *partie supérieure*, il est le plus souvent séparé du cartilage qui tapisse la cavité glénoïde par un sillon que les auteurs disent : « fin et comme tracé avec la pointe d'une aiguille », mais qui est en réalité large et profond ; pour le bien voir, il suffit d'exercer une légère traction sur le tendon de la longue portion du biceps. Cette partie du bourrelet affecte d'importantes connexions avec le tendon bicipital ; tantôt le tendon adhère seulement au bourrelet ; le plus souvent, il paraît en former une partie importante, et l'on voit un trousseau tendineux, plus ou moins fort, se recourber pour se continuer avec la partie antérieure ou postérieure du bourrelet (D).

Les faisceaux supérieur et moyen de renforcement de la capsule, le sus-gléno-sus-huméral et le sus-gléno-pré-huméral, se détachent en partie du bourrelet ; cette disposition que j'ai fait représenter (V. fig. 493 et 494) s'observe très fréquemment.

Dans sa *partie antéro-interne,* le bourrelet passe à la façon d'un pont sur l'échancrure glénoïdienne, et ménage ainsi une fente ostéo-fibreuse par laquelle

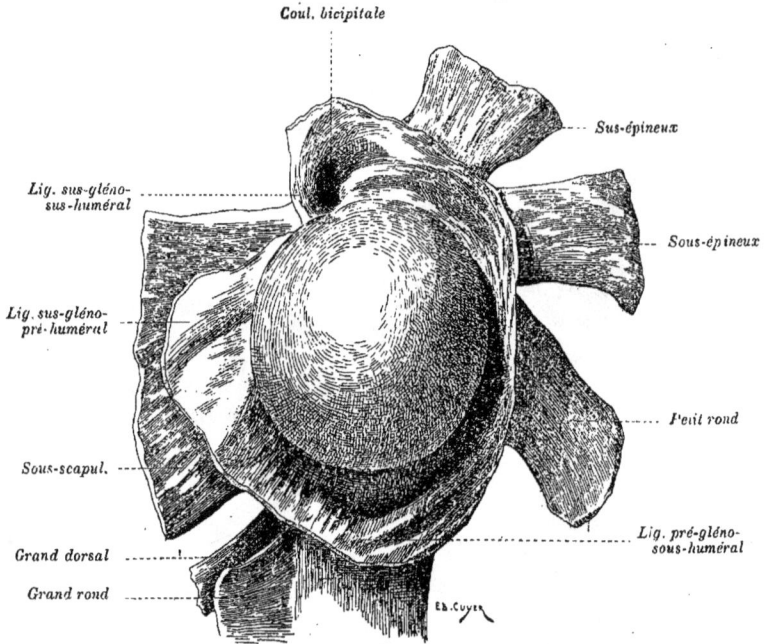

Fig. 495.
Tête humérale, vue de face, avec la capsule et les muscles qui l'entourent.

s'engage un prolongement synovial. Cette fente est considérée comme l'homologue de celle que nous étudierons au niveau de l'échancrure ischio-pubienne de l'os coxal (E).

Dans sa *partie inférieure,* le bourrelet glénoïdien empiète plus ou moins sur la surface osseuse ; il dessine là un croissant d'étendue variable qui peut occuper tout le tiers inférieur de la cavité. Il est aisé de reconnaître à sa couleur plus mate et à son aspect strié cette partie de la glène envahie par le tissu fibro-cartilagineux.

Tout le segment inférieur du bourrelet adhère intimement au tendon tricipital, et forme ce que j'appellerai le *coussinet élastique du bras.* Exceptionnellement le bourrelet reste libre à ce niveau.

Structure. — Le bourrelet glénoïdien est composé de fibres propres, incur-
vées concentriquement à la cavité, de fibres provenant du tendon bicipital, et
de la longue portion du triceps, enfin de quelques fibres venues du vaste externe.

A ces éléments il faut ajouter quelques fibres élastiques, et des capsules cartilagineuses, d'autant plus nombreuses qu'on se rapproche davantage de sa face
articulaire.

MOYENS D'UNION. — **Capsule.** — La capsule de l'articulation scapulo-humérale revêt la forme d'un cône fibreux dont le sommet tronqué s'attache sur le

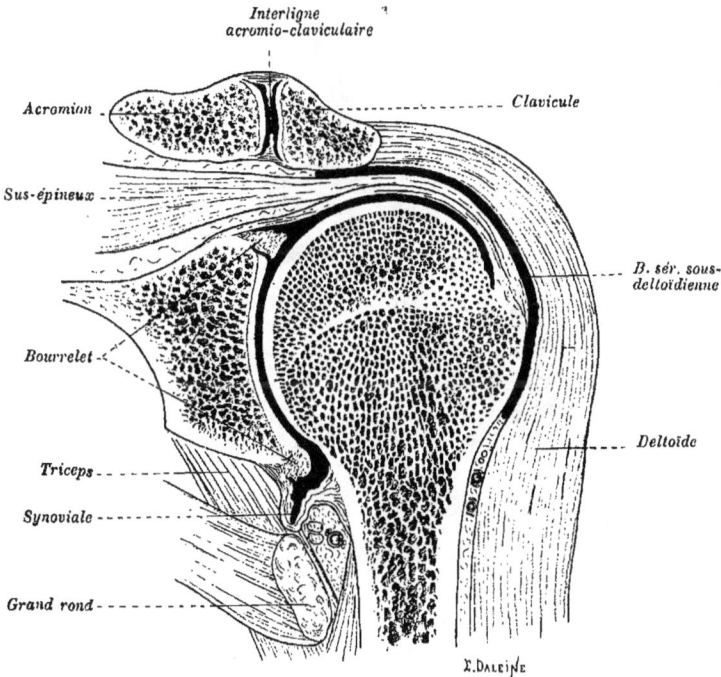

Fig. 496 — Articulation scapulo-humérale, coupe frontale passant par la petite tubérosité
de l'humérus, le bras étant dans l'adduction.

pourtour de la cavité glénoïde et du bourrelet glénoïdien et dont la base va se
fixer sur le col anatomique de l'humérus.

L'*insertion glénoïdienne* de la capsule se fait sur la face externe du bourrelet (F) et un peu sur le pourtour osseux ; cependant, à la partie supérieure de la
glène la capsule, soulevée par le tendon du biceps, va s'insérer bien au delà,
jusqu'à la base de l'apophyse coracoïde ; de même, au niveau de l'échancrure glénoïdienne, l'insertion capsulaire s'avance un peu sur l'os avec le périoste duquel
elle se continue ; en bas, la capsule se confond avec le long chef du triceps.

L'*insertion humérale* du ligament capsulaire se fait à la lèvre externe du
col anatomique, dans la portion de la tête qui confine aux deux tubérosités. En

arrière elle s'étend au delà du col anatomique, laissant entre elle et le revêtement cartilagineux une bande osseuse de près d'un centimètre de large. En bas
elle s'avance sur le col chirurgical et sur le bord interne de l'humérus ; en ce
point la capsule est fort épaisse ; ses fibres superficielles descendent le long du
bord interne de l'os, ses fibres profondes se recourbent pour remonter vers la surface cartilagineuse, formant dans l'intérieur de l'articulation des brides saillan-
tes que revêt la synoviale (V. fig. 495). Il importe de noter qu'en ce point le
périoste huméral fort épaissi renferme quelques cellules cartilagineuses : c'est
cette partie du col chirurgical qui vient entrer en contact avec le coussinet élastique de la cavité glénoïde lorsque le bras est rapproché du tronc (V. fig. 496).

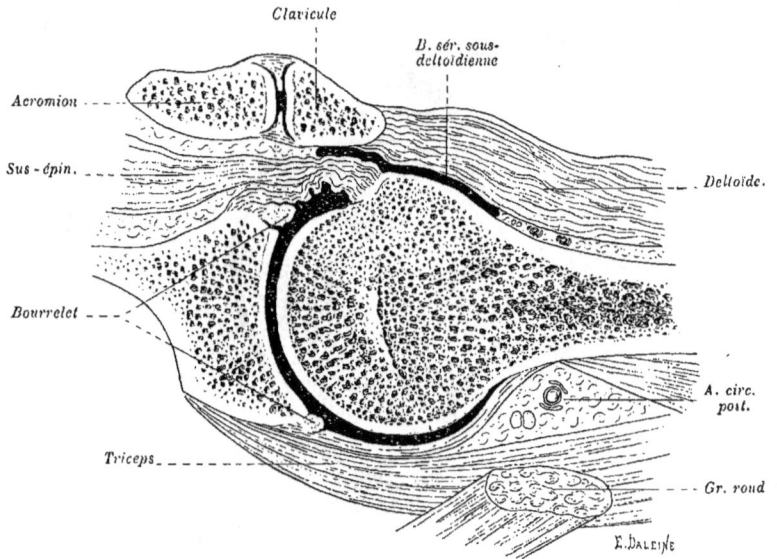

Fig 497. — Articulation scapulo-humérale, coupe verticale passant par la petite
tubérosité de l'humérus, le bras étant dans l'abduction à angle droit.

Le ligament capsulaire de l'articulation scapulo-humérale est assez lâche
pour permettre un écartement de 2 à 3 centimètres entre les surfaces articulaires, lorsque la pénétration de l'air a permis cet écartement ; cette laxité est en
rapport avec l'étendue des mouvements de l'article.

D'une façon générale, la capsule est mince ; mais son épaisseur varie sur ses
différentes parties. Elle s'amincit à l'extrême, au point de disparaître, là où des
tendons viennent s'appliquer sur sa face externe; dans l'intervalle de ceux-ci,
elle se montre plus épaisse. Je décrirai successivement les tendons qui doublent la capsule et les épaississements qu'elle présente dans leur intervalle.

Structure. — Le ligament capsulaire est formé de fibres entrecroisées; la
plupart, s'étendant directement ou obliquement de l'omoplate vers l'humérus,
forment une couche superficielle longitudinale; d'autres fibres, circulaires, for-

ment une couche profonde; pour voir ces dernières, il faut étudier la capsule par sa face articulaire, en détachant avec précaution la synoviale qui la revêt.

Cône musculo-tendineux. — Les tendons des muscles de l'épaule qui se détachent de l'omoplate pour venir s'insérer sur les tubérosités humérales, s'appliquent à la plus grande partie du ligament capsulaire. En avant, le tendon élargi du sous-scapulaire, en haut, les tendons épanouis des muscles sus et sous-épineux; en arrière, le tendon du petit rond doublent la capsule.

Au niveau des points où les tendons s'appliquent à la capsule, ils lui adhè-

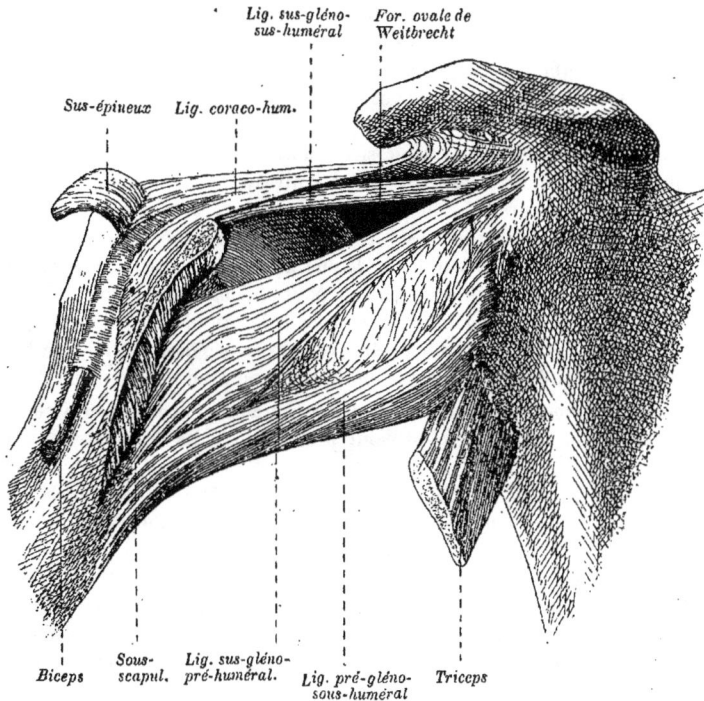

Fig. 498. — Articulation scapulo-humérale, vue antérieure.

rent fortement, et paraissent même en dehors se fusionner avec elle; après les avoir isolés par une dissection attentive, on constate que la capsule est réduite à un mince feuillet. Cet amincissement est poussé à l'extrême au niveau du sous-scapulaire; la paroi articulaire n'est plus représentée que par un feuillet synovial transparent, que l'on crève le plus souvent au cours de la dissection; on voit alors le tendon pénétrer dans l'intérieur de l'articulation par un orifice ovalaire. Cet orifice, que limitent deux faisceaux renforcés de la capsule, a été décrit sous le nom de *foramen ovale* par Weitbrecht.

Pour résumer et répéter, disons : une coiffe musculo-tendineuse recouvre les parties antérieure, supérieure et postérieure de l'articulation. Là où la capsule

est doublée par les tendons, elle s'amincit ou disparaît ; là où elle n'est point soutenue,elle apparaît épaissie et renforcée. On peut donc prévoir, par la disposition de la coiffe musculo-tendineuse, la disposition même des faisceaux de renforcement. A la partie inférieure du ligament capsulaire, qu'aucun tendon ne
vient soutenir, nous rencontrerons, en effet, le plus large et le plus fort de ces
faisceaux.

Faisceaux de renforcement. — *Ligament coraco-huméral.* — La capsule
fibreuse est renforcée à sa partie supérieure, au niveau de l'intervalle que
laissent entre eux le sus-épineux et le sous-scapulaire, par un faisceau qui a
reçu le nom de *ligament coraco-huméral (faisceau coracoïdien, ligament accessoire, ligament suspenseur de la tête de l'humérus).*

C'est une lame fibreuse, longue et épaisse, qui s'attache en dedans au bord
acromial et à la base de l'apophyse coracoïde, immédiatement au-dessous du
ligament acromio-coracoïdien ; de là ses fibres se portent transversalement en
dehors, et s'insèrent à la grosse tubérosité de l'humérus en se confondant avec
la partie sous-jacente de la capsule (E). Au niveau de son insertion coracoïdienne, le ligament coraco-huméral est large de trois à quatre centimètres ;
quelques fibres antéro-postérieures relient ses fibres transversales, ménageant
avec l'apophyse coracoïde un trou par lequel un lobule adipeux émerge dans
l'abduction du bras, entraînant avec lui un petit prolongement synovial.

Le bord antérieur de ce ligament se détache de la capsule dont il est séparé
par un prolongement de la bourse séreuse sous-coracoïdienne (II). Son bord
postérieur se confond avec la capsule qu'il paraît continuer (I).

Ligaments gléno-huméraux. — Les faisceaux de renforcement, qui répondent aux points où la capsule n'est point protégée par les tendons, sont au
nombre de trois.

Fr. Schlemm a donné en 1853 dans les archives de Müller une description
nette, précise et complète de ces renforcements déjà partiellement indiqués par
Barkow (1841) (J).

Depuis cette époque, Morris, Farabeuf, Reynier, Carpentier ont contrôlé et
reproduit la description de Schlemm, gardant le nom de *ligaments gléno-huméraux,* mais modifiant plus ou moins l'épithète qui caractérise chacun d'eux ;
les dénominations données par Farabeuf ont l'avantage de rappeler les insertions de chaque faisceau.

Une préparation spéciale est nécessaire pour mettre en évidence ces faisceaux
qui ne sont guère visibles sur la face extérieure de la capsule.Cette préparation,
indiquée par Schlemm, est la suivante : après dissection du ligament capsulaire
on résèque la plus grande partie de sa face postérieure. Par la fenêtre ainsi
pratiquée, il est facile de faire sortir la tête de l'humérus, et d'abattre toute la
surface articulaire par un trait de scie, passant à peu près au niveau du col
anatomique. Grâce à cette large fenestration et à la résection de la tête, on peut
facilement étudier, par sa face articulaire, tout ce qui reste de la capsule (V. fig.
499) (K).

a) Le *faisceau gléno-huméral supérieur (lig. coraco-brachiale* de Schlemm,
gléno-huméral supérieur de Morris, *sus-gléno-sus-huméral* de Farabeuf) est
formé de fibres qui se détachent du bourrelet glénoïdien et de la partie adjacente

du rebord osseux, au niveau du pôle supérieur de la glène ; ses fibres forment une bande étroite qui fait légèrement saillie à l'intérieur de l'articulation ; elles se portent horizontalement en dehors et s'insèrent dans l'encoche creusée sur le col anatomique, au-dessus de la petite tubérosité. Parfois ce faisceau devient plus saillant à l'intérieur de l'articulation ; il est alors enveloppé sur toutes ses faces par la synoviale (L).

Le faisceau gléno-huméral supérieur est bien *sus-gléno-sus-huméral*. Situé

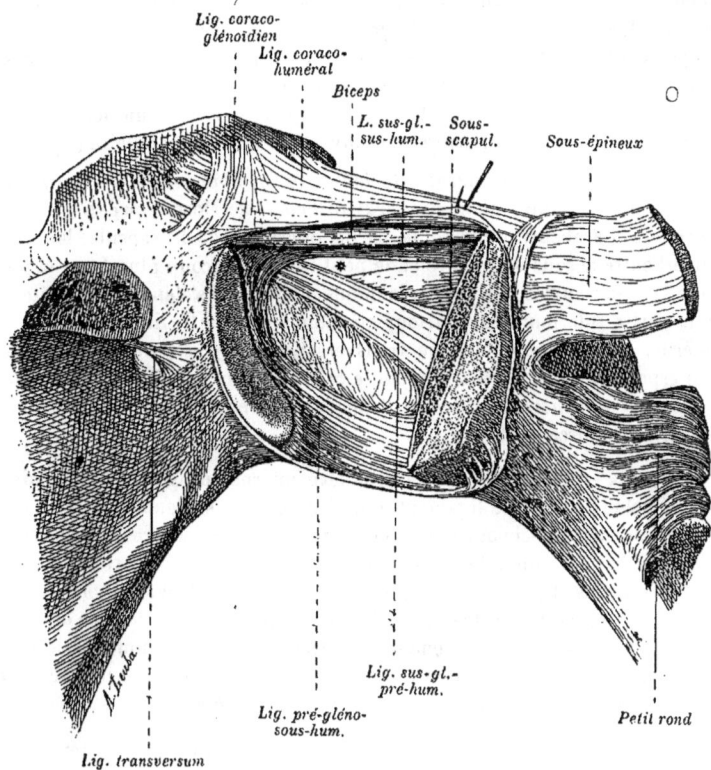

Fig. 499.

Articulation scapulo-humérale, vue postérieure (la partie postérieure de la capsule et la tête humérale ont été réséquées pour montrer la partie antérieure de la capsule par sa face articulaire).

en avant et un peu au-dessous du ligament coraco-huméral, il forme avec le bord postérieur de celui-ci, saillant également dans l'intérieur de l'article, une gouttière dans laquelle le tendon de la longue portion du biceps est logé et retenu (M). Au niveau de leur insertion humérale, les deux ligaments sont réunis par des fibres transversales qui forment avec la gouttière bicipitale un canal ostéo-fibreux dans lequel passe le long chef du biceps. C'est pourquoi quelques auteurs décrivent, après Schlemm, une bifurcation du *faisceau gléno-huméral supérieur*, dont un chef irait à la grosse tubérosité, et l'autre à la

38

petite; cela est exact si l'on réunit dans un même ligament le coraco-huméral et le sus-gléno-sus-huméral.

b) — Le *faisceau gléno-huméral moyen* (*lig. glénoïdeo-brachiale internum* de Schlemm, *gléno-huméral moyen* de Morris, *sus-gléno-pré-huméral* de Farabeuf) se dégage de la partie antéro-supérieure du pourtour glénoïdien et du bourrelet, immédiatement à côté du faisceau précédent. Il se dirige obliquement en bas et en dehors vers la petite tubérosité, en s'écartant du sus-gléno-sus-huméral, avec lequel il limite le *foramen ovale*. Très variable dans son développement, il apparaît le plus souvent sous la forme d'une bande fibreuse oblique, qui s'élargit en descendant. Son bord supérieur, qui forme la lèvre inférieure du *foramen ovale*, est toujours très net; son bord inférieur se confond avec la capsule. Ce faisceau est recouvert par le sous-scapulaire (N).

c) Le *faisceau gléno-huméral inférieur* (*lig. glénoïdeo-brachiale inferius seu latum* de Schlemm, *gléno-huméral inférieur* de Morris, *pré-gléno-sous-huméral* de Farabeuf), renforce la partie inférieure de la capsule, laissée à découvert entre le sous-scapulaire et le petit rond. Beaucoup plus large et plus fort que les deux autres, il a des bords moins distincts. Il s'étend du bord interne et de la partie inférieure du pourtour glénoïdien à la partie interne du col de l'humérus. Peu oblique, presque transversal, souvent séparé du précédent par un espace large au niveau duquel la capsule est mince, il est autant *sous-gléno* que *sous-huméral;* Schlemm l'appelle *ligament large;* c'est le faisceau principal de renforcement.

SYNOVIALE. — La synoviale tapisse la face interne du ligament capsulaire; assez intimement unie à ce ligament, elle s'en détache seulement au voisinage des insertions de celui-ci pour s'avancer jusqu'au pourtour du revêtement cartilagineux de la tête humérale, et jusqu'à la face externe du bourrelet glénoïdien. Nous avons déjà vu qu'au pôle supérieur de la glène, l'insertion de la membrane séreuse est reportée avec celle de la capsule jusqu'à la base de l'apophyse coracoïde, par-dessus le tendon du biceps. Du côté de l'humérus, la synoviale est soulevée par des brides fibreuses, formant des replis synoviaux, sur lesquels on rencontre des franges d'ordinaire peu développées.

La synoviale présente un prolongement au niveau du point où le tendon du sous-scapulaire écarte les faisceaux du ligament capsulaire. La forme et le volume de ce prolongement sont très variables (O).

Un deuxième prolongement, constant, descend dans la coulisse bicipitale autour du tendon; ce prolongement, long de trois à cinq centimètres, se termine par un cul-de-sac circulaire qui descend plus bas sur la face osseuse du tendon. Dans cette partie de son trajet, le tendon bicipital présente souvent un méso-tendon très lâche, qui dédouble en partie le prolongement séreux.

Parmi les *prolongements inconstants* de la synoviale, il faut citer : 1° au niveau de l'échancrure glénoïdienne, un prolongement qui s'engage entre le fibro-cartilage et l'échancrure; ce prolongement, plus ou moins développé, communique quelquefois avec la bourse séreuse du sous-scapulaire; son orifice est souvent garni de franges synoviales; — 2° un *prolongement coracoïdien* qui se dégage par un trou ménagé dans l'insertion du ligament coraco-huméral à l'apophyse coracoïde ; ce prolongement appartient plus à la bourse du sous-scapulaire qu'à la synoviale même (P).

Rapports. — L'articulation scapulo-humérale est en *rapport immédiat* avec le cône musculo-tendineux que nous avons déjà décrit : rappelons que ce cône est formé par quatre muscles qui vont des faces de l'omoplate aux tubérosités de l'extrémité supérieure de l'humérus. Ces muscles sont : le sous-scapulaire qui recouvre la partie antérieure de la

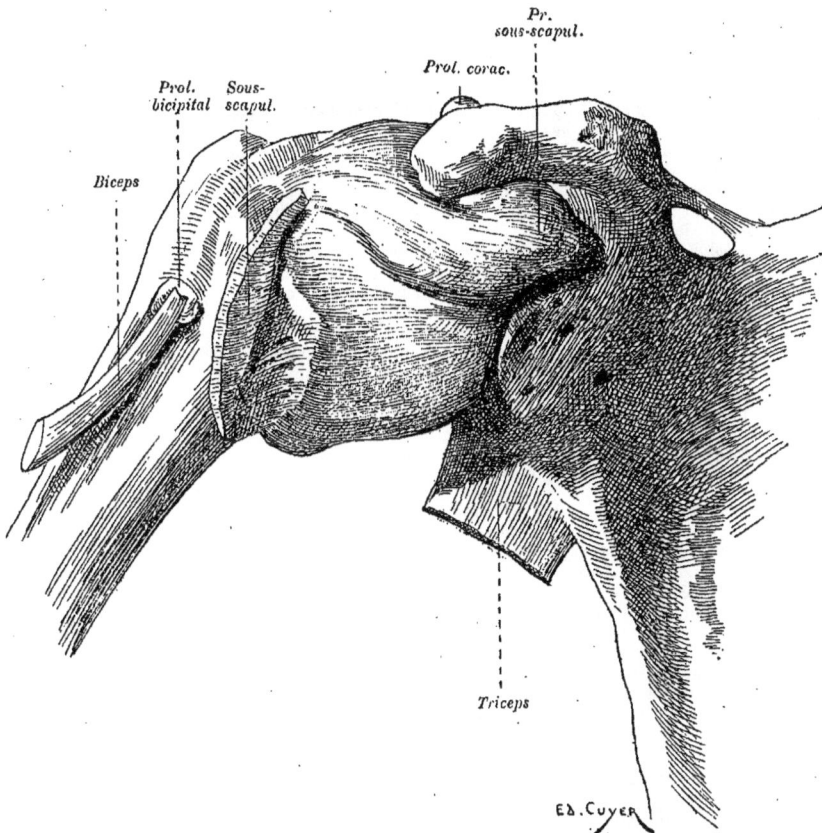

Fig. 500.

Articulation scapulo-humérale, vue antérieure, la synoviale a été injectée.

capsule et la pénètre ; le sus-épineux qui couvre sa partie supérieure ; le sous-épineux et le petit rond, qui revêtent sa partie postérieure.

Ainsi revêtue de sa coiffe musculo-tendineuse, la tête humérale entre en *contact* supérieurement avec la voûte ostéo-fibreuse que forment l'acromion et la coracoïde reliés par le ligament acromio-coracoïdien. Cette voûte surplombe comme un auvent la cavité glénoïde agrandissant par le fait la cavité de réception et de protection de la tête humérale. La voûte acromio-coracoïdienne est prolongée en dehors, en avant et en arrière par le triangle musculaire du deltoïde qui achève l'enveloppement de l'article. Au-dessous du muscle un mince feuillet aponévrotique continue le ligament acromio-coracoïdien. Toutes ces parties sont, je le répète, en contact immédiat avec l'articulation, et les frottements de la tête humérale sur cette enveloppe ont créé une grande séreuse, la bourse séreuse sous-deltoïdienne.

A ces rapports immédiats, il faut en ajouter d'autres ; en avant, une éminence osseuse, la coracoïde, et un faisceau musculaire qui s'en détache, le coraco-biceps, répètent un rapport du même genre, établi là encore par l'intermédiaire d'une bourse séreuse quelquefois isolée, quelquefois réunie à la grande séreuse sous-deltoïdienne. Ainsi enveloppée en avant, en dehors, en haut et en arrière, l'articulation scapulo-humérale répond en dedans au creux de l'aisselle : là, sa paroi apparaît dans l'écartement des muscles sous-scapulaire, triceps et petit rond, et se met en rapport avec les vaisseaux et nerfs qui traversent le creux axillaire.

Notons aussi que la longue portion du triceps, croisée en avant par le grand rond, en arrière par le petit rond, limite un espace quadrangulaire par où passent les vaisseaux et nerfs circonflexes postérieurs qui contournent le col chirurgical de l'humérus.

Bourses séreuses de l'épaule. — La plupart nous étant déjà connues, il nous suffit de les rappeler en quelques mots :

1° La plus grande et la plus constante est la *sous-deltoïdienne*, située entre la face profonde du deltoïde, la voûte acromio-coracoïdienne, d'une part, les tubérosités de l'humérus et le manchon capsulaire, d'autre part ; elle s'étend assez souvent plus en dedans sur la face supérieure du tendon sus-épineux ; cette bourse peut communiquer exceptionnellement, avec la synoviale articulaire.

2° La *bourse séreuse du sous-scapulaire* est située entre la face profonde du tendon sous-scapulaire, le col de l'omoplate et la partie correspondante de la capsule ; elle s'étend en dedans jusque dans la fosse sous-scapulaire sous la forme d'un prolongement digitiforme. Nous avons dit que cette séreuse communiquait le plus souvent, chez l'adulte, avec le prolongement sous-scapulaire de la synoviale au niveau du foramen ovale.

3° La *bourse sous-coracoïdienne*, souvent réunie à la précédente, s'étale entre l'apophyse coracoïde et le bord supérieur du sous-scapulaire ; elle est créée par les frottements du tendon sur la face humérale de l'apophyse.

4° Une bourse séreuse, moins constante, est située entre la face antérieure du sous-scapulaire et la petite tubérosité et la face postérieure des tendons réunis du coraco-brachial et du biceps ; elle s'étend en haut sous l'apophyse coracoïde. Elle communique souvent avec la grande séreuse sous-deltoïdienne.

Vaisseaux et nerfs. — Les artères de l'articulation scapulo-humérale sont fournies par les circonflexes antérieure et postérieure et la scapulaire inférieure, *branches de l'axillaire*, et par la sus-scapulaire, *branche de la sous-clavière*.

La sus-scapulaire distribue ses rameaux à la partie supéro-externe de la capsule. Les circonflexes décrivent autour du col chirurgical une arcade complète, d'où partent des branches ascendantes destinées à l'articulation ; constamment, un rameau de la circonflexe antérieure remonte dans la coulisse bicipitale. Les branches terminales de la scapulaire inférieure se rendent en grande partie à la portion de la capsule qui avoisine la cavité glénoïde.

Il n'est pas rare que l'axillaire émette une branche articulaire directe, qui aborde la capsule à la hauteur du biceps et de la coracoïde. L'articulation reçoit en outre un grand nombre de rameaux des nombreuses artères musculaires de la région.

Les nerfs viennent du sus-scapulaire, du sous-scapulaire, et du circonflexe.

Essai de mécanique articulaire. — A l'état normal, le bras pendant le long du corps, la tête humérale n'entre en contact qu'avec les deux tiers supérieurs de la cavité glénoïde ; le tiers inférieur de cette cavité répond à la partie interne du col. A ce niveau, le col, recouvert par les fibres récurrentes de la capsule et par un périoste épaissi, dans lequel on rencontre des éléments fibro-cartilagineux, entre en contact avec le segment inférieur du bourrelet glénoïdien, que j'ai appelé coussinet élastique du bras.

Comment s'établit le contact? — Il était universellement admis, il y a peu d'années, et la majorité des anatomistes admettent encore, que la cavité glénoïde et la tête humérale entrent en contact par toute l'étendue des parties mises en présence dans les divers mouvements.

On peut voir le contact ainsi représenté sur nos coupes (fig. 496 et 497), comme sur celles de Weitbrecht, Braune, Henle, Cruveilhier, et de tous ceux, anciens et modernes, qui ont bien voulu faire ces coupes et les reproduire fidèlement.

Actuellement quelques anatomistes nient ce *contact général*, et prétendent le remplacer par un *contact polaire central* ou *juxta-central*. Cette théorie, née, je crois, des spéculations géométriques d'Aeby, a été soutenue en France par M. Assaky (Soc. Biologie, juin 1885). Pour cet auteur, le tubercule central, que l'on rencontre parfois vers le centre de la glène osseuse, répond au point de pression maximum exercée le plus habituellement par la tête humérale. M. Assaky a présenté, à l'appui de sa théorie, des moules de cire qui, comprimés entre la glène et la tête, avaient pris la forme de ménisques plus minces au centre qu'à la périphérie. Ses conclusions furent les suivantes : dans l'articulation scapulo-humérale, le contact cartilagineux, sans interposition de synovie, n'est pas général, mais juxta-central pour la cavité glénoïde, et polaire pour la tête humérale.

A première vue, cette théorie nous apparaît en contradiction formelle avec les lois qui régissent la forme des os. Un tubercule répondant au point d'une cavité sur lequel porte la pression maxima d'une tête sphérique! Il semble que l'observation de l'anatomie tant normale que pathologique (pseudarthroses) permette de conclure que ce point en saillie doit répondre au minimum de pression.

Mais voyons les faits.

Une première expérience est tout à fait probante : faites, sur un sujet congelé, des coupes de l'articulation : toujours vous trouverez la cavité glénoïde en contact par *toute son étendue* avec la portion de la tête humérale qui était en rapport avec elle dans le mouvement où la congélation a surpris le membre. Variez les positions et les coupes ; toujours vous observerez un contact général et parfait. Cherchez, sur ces coupes, à obtenir un contact limité à un point, un contact polaire, vous n'y réussirez point.

Une autre expérience est non moins instructive : détachez la tête humérale par un trait de scie passant au voisinage du col anatomique, et appliquez-la sur la glène. Renversez alors cette sorte de bilboquet ; lorsque le sujet est frais, les surfaces cartilagineuses ayant gardé leur élasticité normale, la tête reste adhérente à la cavité glénoïde. Comment expliquer ce fait avec la théorie du contact polaire central ou juxta-central?

Mais, à défaut d'expériences, l'anatomie générale des articulations nous oblige à refuser tout crédit à la théorie nouvelle. Nous savons, en effet, que toujours l'épaisseur du revêtement cartilagineux est en rapport direct avec la pression ; or les coupes (fig. 496 et 497) nous montrent que l'épaisseur de ce revêtement est minima au centre de la glène scapulaire.

J'ai aussi insisté sur ce fait (V. page 571 et rem. C, page 585) qu'au niveau du tubercule central le revêtement n'est plus formé par du cartilage hyalin, mais par du fibro-cartilage, preuve nouvelle que la pression est moindre en ce point.

Ajoutons un dernier argument : lorsque deux surfaces articulaires n'entrent en contact que par un point de leur étendue, on voit à leur périphérie des ménisques ou des franges synoviales ; or, rien de tel n'existe à l'articulation scapulo-humérale. Dans cette articulation, au contraire, l'étendue du contact est encore augmentée sur le vivant par ce fait que le bourrelet glénoïdien est appliqué étroitement contre la tête humérale par la capsule qui s'attache à sa face externe.

Ces diverses constatations me semblent suffisantes pour s'en tenir à l'ancienne théorie du contact général, en la complétant de la façon suivante : *c'est au centre de la cavité glénoïde que la pression s'exerce avec moins de perfection et de force.*

Je n'aurais point apporté tant d'attention à la réfutation de la théorie du contact polaire, si elle n'avait obtenu le patronage scientifique du professeur Farabeuf. En la présentant, au nom de son auteur, à la Société de chirurgie (Séance du 12 mai 1886), M. Farabeuf admit comme démontré le contact polaire des surfaces, et annonça l'intention d'examiner ultérieurement si ce fait ne devait pas devenir le point de départ de l'énoncé d'une loi générale régissant la construction des énarthroses et des condyles.

Par quelle force est assuré le contact des surfaces articulaires? — Au dire de Weber et d'un grand nombre d'anatomistes le contact entre la tête humérale et la cavité glénoïde serait maintenu à l'épaule comme à la hanche par la pression atmosphérique.

Celle-ci, évaluée par Krause à 2 kg. 800, est manifestement insuffisante : il convient de lui ajouter la tonicité des muscles qui englobent l'articulation, allant de l'un à l'autre de ses segments. Quand la tonicité musculaire vient à disparaître, les surfaces s'abandonnent peu à peu et l'humérus tombe, comme on le vérifie aisément sur les bras atrophiés d'enfants atteints de paralysie infantile.

MOUVEMENTS. — Les mouvements qui se passent dans l'articulation scapulo-humérale sont étendus, mais pas autant qu'on le dit et qu'on pourrait le croire au premier abord. En effet, Duchenne de Boulogne, et plus récemment Cathcart d'Edimbourg (Journ. of Anatomy, 1884) ont montré que la ceinture thoracique prenait une très grande part aux mouvements de l'articulation scapulo-humérale.

D'ordinaire, c'est l'humérus qui prend son point d'appui sur l'omoplate et se meut avec elle et la clavicule sur le thorax ; plus rarement, c'est l'omoplate qui se meut sur l'humérus immobilisé.

Flexion et extension. — L'humérus peut se porter *en avant* et *en arrière* ; ces mouvements se font autour d'un axe qui, partant du centre de la glène, traverse la tête en s'inclinant un peu en bas et en avant; l'axe huméral correspond à celui du col anatomique, tel que le décrit Kraüse (V. Ostéologie, p. 148). Dans le mouvement en avant ou de flexion, la partie postérieure de la capsule se tend ainsi que le muscle petit rond qui la double. Le mouvement en arrière ou d'extension est beaucoup plus limité ; la partie antérieure de la capsule et le sous-scapulaire résistent. En étudiant ces mouvements sur un sujet vivant, on s'aperçoit que la flexion n'est point, comme on le dit, limitée par la rencontre de la petite tubérosité avec la coracoïde; à peine l'extrémité inférieure de l'humérus s'est-elle portée de dix centimètres en avant, que déjà l'omoplate suit le mouvement. En fait, la rencontre de la petite tubérosité avec la coracoïde ne peut s'obtenir sur le cadavre ou sur le vivant que par un mouvement communiqué, non physiologique.

Dans ces mouvements de flexion et d'extension, la capsule subit un commencement de torsion.

Abduction et adduction. — L'abduction est le mouvement par lequel l'humérus se porte en dehors; l'adduction, celui par lequel il se porte en dedans. Ces mouvements se font autour d'un axe antéro-postérieur passant par la tête humérale. Dans l'abduction, la tête se meut de haut en bas dans la cavité glénoïde ; lorsque le mouvement est porté à un certain degré (abduction à angle droit), la partie supérieure de la tête cartilagineuse entre en contact avec la cavité glénoïde, tandis que la partie inférieure vient se mettre en rapport avec le ligament capsulaire dans l'aisselle (V. fig. 497).

L'abduction est limitée, dit on, par le contact de la grosse tubérosité avec l'acromion ou avec la partie supérieure du rebord glénoïdien. Cependant, il suffit d'observer sur le vivant, pour voir, comme Cathcart l'a remarqué, que l'omoplate se met en mouvement dès que l'abduction commence, et tant qu'elle dure. On a voulu faire le départ de ce qui revenait à l'humérus et à la ceinture thoracique dans ce mouvement si étendu d'abduction; cela n'est guère facile, pour ne pas dire impossible.

L'adduction est rapidement limitée par la rencontre du bras avec le tronc ; on peut même dire que l'adduction pure n'existe pas, puisqu'il y a, quand le bras pend au repos, contact du col huméral avec le coussinet élastique du bourrelet glénoïdien. Quand on force l'adduction pure, par exemple pour mettre le coude en contact avec le tronc, c'est l'omoplate qui se meut.

Il ne faut pas confondre les mouvements d'abduction et d'adduction avec ceux d'élévation et d'abaissement comme le font certains auteurs. Les mouvements d'élévation et d'abaissement ne peuvent exister dans l'énarthrose scapulo-humérale; ils ne pourraient se faire que par glissement des surfaces : or, le glissement en haut est rendu impossible par le contact de la tête avec la voûte acromio-coracoïdienne.

Circumduction. — La circumduction est formée par la succession de ces divers mouvements en passant par les degrés intermédiaires. Dans ce mouvement, le bras décrit un cône dont la base regarde en dehors, en bas et en avant. La ceinture thoracique prend une grande part à la circumduction, et le sommet du cône, décrit par le membre, est bien plus à l'articulation sterno-claviculaire qu'à la scapulo-humérale.

Rotation. — Les mouvements de rotation *en dedans* et *en dehors* se font autour d'un axe vertical qui répond à peu près à celui de la diaphyse humérale. Ils sont très peu étendus et limités par la tension de la capsule et des muscles qui la doublent.

Mouvements de la ceinture thoracique complémentaires des mouvements de l'articulation scapulo-humérale. — Les mouvements de l'omoplate ont été étudiés par Duchenne de Boulogne : il distingue des mouvements *partiels* et des mouvements de *totalité* ou *en masse*. Dans les mouvements partiels, l'omoplate se déplace autour d'un axe antéro-postérieur placé au voisinage de l'un de ses angles. Ces mouvements ont été comparés à ceux que décrivent les deux branches d'une pièce métallique courbée à angle droit et fixée par cet angle. Dans l'omoplate, les angles supérieur et externe peuvent être pivots ; l'angle inférieur ne l'est jamais. Ces mouvements de l'omoplate commencent ainsi par un premier temps de mouvement partiel, auquel succède un mouvement de totalité qui déplace l'os en avant.

Ces mouvements de l'omoplate sont accompagnés de mouvements de glissement se passant dans l'arthrodie acromio-claviculaire. La clavicule, ainsi associée à l'omoplate, s'élève, s'abaisse, se porte en avant et en arrière.

Morris a décrit longuement ces mouvements de la ceinture scapulaire associés aux mouvements de l'articulation scapulo-humérale. Ils ont non seulement pour effet d'augmenter l'étendue des mouvements de l'épaule, mais ils servent aussi et surtout à *orienter* la cavité glénoïde de telle sorte qu'elle reçoive, sous l'incidence la plus favorable, les pressions qui lui sont transmises par le membre supérieur.

Varia. — A. — D'après des mensurations prises sur dix sujets, l'étendue de la surface cartilagineuse de la tête humérale de haut en bas est de 45 mm., et de 40 mm., d'avant en arrière.

B. — L'échancrure, que présente le revêtement cartilagineux de la tête humérale au-dessus de la petite tubérosité, s'avance plus ou moins sur la tête. Elle est quelquefois profonde de 5 à 7 mm., et son aspect rappelle celui de la fossette du ligament rond à la hanche.
    Welcker a signalé un cas dans lequel l'échancrure, devenue fossette, était située presque au centre de la tête humérale. J'ai présenté à la Société anatomique un cas tout à fait semblable dans lequel un véritable ligament interarticulaire, analogue au ligament rond de la hanche, venait s'insérer vers le milieu de la tête humérale. L'analogie était d'autant plus grande que le ligament se détachait du bourrelet au niveau de l'échancrure glénoï-dienne; après un trajet de 3 cm., il gagnait la tête humérale, où son insertion était marquée par une excavation entourée de cartilage. Toute la partie de la glène, répondant à l'échancrure, était dépourvue de cartilage d'encroûtement, et présentait seulement quelques îlots de fibro-cartilage ; la ressemblance avec l'arrière-fond de la cavité cotyloïde était donc frappante.

C. — Le fibro-cartilage est d'autant plus abondant que la tache centrale de la cavité glénoïde est plus manifeste ; parfois même, les fibrilles sont dissociées, et la tache prend un aspect velvétique. Dans une récente constatation faite sur le cadavre frais d'un supplicié âgé de 21 ans, il y avait, au centre de cette tache fibro-cartilagineuse, un véritable abaisse-ment de niveau en forme de cupule ; l'articulation ne présentait, bien entendu, aucune trace d'arthrite.

D. — Les connexions du tendon bicipital avec le bourrelet sont importantes ; la seule tonicité du biceps suffit sur le vivant pour détacher la partie supérieure du bourrelet et l'appliquer entièrement sur la partie contiguë de la tête humérale.

E. — Carpentier (Th. Lille, 1887) a vu une fois une branche artérielle grêle, venue de l'anastomose entre la scapulaire inférieure et la sus-scapulaire s'engager sous l'orifice ostéo-fibreux formé par l'échancrure glénoïdienne et le bourrelet ; sans doute cette artériole se rendait à une frange synoviale, d'aspect jaunâtre, que l'on rencontre en ce point quand le bourrelet est très détaché.

F. — L'insertion de la capsule à la face externe et au bord libre du bourrelet nous mon-tre que le bourrelet peut être considéré comme un point de la capsule renforcé par des fibres circulaires périglénoïdiennes. Elle nous montre encore que le bourrelet n'est point absolument fixe, mais que sa partie périphérique, ce qu'on appelle son bord libre, est con-tinue avec la capsule, se meut et se tend avec elle, de façon à toujours s'appliquer sur la tête humérale.

G. — Sappey décrit au ligament coraco-huméral deux faisceaux différents : l'un, super-ficiel, *coraco-huméral proprement dit*, presque horizontal, s'attache à toute la longueur du bord externe de l'apophyse coracoïde, et répond à la description que j'ai donnée ; l'autre, profond, *coraco-glénoïdien*, naît de la partie moyenne du bord externe de la coracoïde, où il est confondu avec le superficiel ; de là il se porte en dehors et en arrière vers le pôle supérieur de la cavité glénoïde, où ses fibres se confondent avec la capsule et le bourre-let. C'est une sorte d'arcade fibreuse que l'on peut voir sur la fig. 499.

H. — Quelques auteurs, à l'exemple de Schlemn (Fr. Schlemn, Arch. f. anat. und Phys. von Müller, 1853, p. 45), décrivent au *ligament coraco-huméral* deux couches ; il en est même qui, pour compliquer la question, séparent les deux couches et décrivent un ligament coraco-huméral superficiel, et un ligament coraco-huméral profond, à la suite duquel ils décrivent encore un faisceau sus-gléno-sus-huméral. Ces auteurs seraient fort embarrassés s'il fallait justifier par une dissection leur description, fruit de la compilation de textes incompris. La vérité est que Schlemm rattache au ligament coraco-huméral le faisceau sus-gléno-sus-huméral, et est ainsi amené à décrire un ligament coraco-brachial supérieur composé de deux couches. C'est pour n'avoir pas contrôlé sur le cadavre, qu'après avoir décrit, avec Schlemm, deux ligaments coraco-huméraux, les auteurs auxquels je fais allusion ont encore décrit un autre faisceau de renforcement supérieur, superposant ainsi trois ligaments. Les choses sont plus simples ; il y a à : 1° le *ligament coraco-humé-ral*, couche fibreuse unique, confondue en arrière avec la capsule, détachée d'elle en avant ; — et 2° le faisceau de renforcement supérieur du ligament capsulaire, *ligament sus-gléno-sus-huméral*.

I. — Sutton pense que le *ligament coraco-huméral* représente l'insertion primitive du petit pectoral. On sait en effet que ce muscle, qui s'insère normalement au bord interne et à la face supérieure de l'apophyse coracoïde, glisse parfois sur cette apophyse, traverse le ligament acromio-coracoïdien, et va s'insérer sur la capsule articulaire, jusqu'à la grosse tubérosité de l'humérus. Cette anomalie n'est que la réapparition d'une disposition normale chez quelques animaux, notamment chez beaucoup de singes.

Le ligament coraco-huméral étant horizontal ne peut être *suspenseur* de la tête humérale; il mérite ce nom quand, au cours de la dissection, on a laissé l'air pénétrer et l'humérus s'abaisser.

J. — L'ouvrage de Barkow (Syndesmologie, Breslau, 1841) dans lequel les faisceaux renforcés de la capsule sont mentionnés n'est point à la bibliothèque de la Faculté; on le trouvera à la Bibliothèque Nationale, Ta, 22, 3.

K. — *Les faisceaux de renforcement gléno-huméraux*, fixes dans leur situation, sont très variables dans leur développement; tantôt assez forts et nettement dessinés, ils sont dans d'autres cas à peine marqués et difficiles à distinguer du reste de la capsule. On a dit (thèse de Cavayé, 1882) que ces faisceaux pouvaient être assez forts pour fracturer par arrachement le col de l'omoplate. J'ai essayé de reproduire les expériences de Cavayé; à chaque fois, j'ai obtenu un arrachement du bourrelet glénoïdien avec quelques parcelles osseuses; mais je n'ai pu produire de fracture complète du col.

L. — La tendance du *faisceau sus-gléno-sus-huméral* à s'isoler et à devenir complètement libre dans l'intérieur de l'articulation, confirme l'opinion émise par H. Welcker que ce faisceau correspond homologiquement au ligament rond de l'articulation de la hanche. Dans trois mémoires successifs, dont le dernier a paru in Arch. f. Anat. u. Phy., 1878, p. 20, H. Welcker a montré les analogies qui rapprochent ces ligaments, en les étudiant sur un grand nombre de mammifères qui présentent des états divers depuis la forme sessile du faisceau jusqu'à son indépendance plus ou moins complète. — Sutton, étudiant l'anatomie comparée du faisceau sus-gléno-sus-huméral, est arrivé à la conclusion qu'il représentait un reste ancestral du tendon du muscle sous-clavier.

Je dois faire observer que cette homologie du ligament sus-gléno-sus-huméral cadre mal avec l'homologie établie entre l'échancrure glénoïdienne et l'échancrure cotyloïdienne. Le cas personnel dont j'ai déjà parlé (V. rem. B, p. 585) et dans lequel le ligament partait de l'échancrure pour se rendre à la fossette humérale, tendrait à établir que c'est le faisceau gléno-huméral moyen qui est l'homologue du ligament rond.

M. — *Immigration du tendon bicipital dans l'articulation de l'épaule.* — Welcker (die Einwanderung der Bicepssehne in das Schultergelenk, Arch. f. Anat. u. Phy., 1871, Anat. Abth., p. 20), a montré que, chez certains animaux (cheval) le tendon du biceps est accolé à la face externe du ligament capsulaire; — que, chez d'autres, il tend à s'invaginer dans la capsule fibreuse, et à venir se mettre en rapport immédiat avec la membrane synoviale; il la soulève et s'en enveloppe en restant adhérent par un méso (chauve-souris, mouton); — et qu'enfin, sur le plus grand nombre, il devient libre, comme chez l'homme. — Welcker a pu suivre sur l'embryon humain les différentes phases de l'immigration du tendon, d'abord extra-capsulaire, puis retenu par un méso, et enfin libre mais revêtu d'une gaine synoviale. D'après les recherches de cet auteur, le tendon du biceps deviendrait libre vers le troisième ou le quatrième mois de la vie fœtale.

N. — Le *ligament sus-gléno-pré-huméral*, parfois peu apparent, tend, dans quelques cas au contraire, à se détacher comme faisceau distinct. Il est parfois divisé en deux faisceaux isolés. Très souvent, comme l'a bien vu Barkow, il paraît se détacher uniquement du bourrelet glénoïdien (V. fig. 493).

D'après Welcker il représenterait chez l'homme le ligament interarticulaire huméral de certains animaux.

O. — Tantôt le *prolongement sous-scapulaire* n'est qu'un simple mamelon; le plus souvent c'est un prolongement digitiforme de plusieurs centimètres de long, qui se prolonge jusque dans la fosse sous-scapulaire. Ces différences tiennent à ce fait que dans le premier cas la hernie synoviale ne s'est pas encore ouverte dans la bourse de glissement du sous-scapulaire; tandis que dans le second cas la fusion des deux séreuses s'est opérée. Chez les jeunes sujets, on constate le plus souvent l'indépendance de la bourse musculaire; chez l'adulte, on la rencontre exceptionnellement. Au niveau du large orifice par lequel la communication s'établit avec la bourse musculaire, on trouve des franges synoviales ou un gros bourrelet adipeux.

P. — Quelques auteurs parlent d'un prolongement de la synoviale articulaire au niveau du sous-épineux; je ne l'ai jamais rencontré; il n'y en a pas trace sur les 12 synoviales injectées qui ont servi à ma description.

§ III. — ARTICULATION DU COUDE

(HUMÉRO-ANTIBRACHIALE)

Trois os, l'humérus d'un côté, le cubitus et le radius de l'autre, concourent à former l'articulation du coude.

Il importe de distinguer, dans cette grande articulation, deux articulations confondues en apparence, très distinctes en réalité, car elles sont en rapport avec des mouvements différents.

L'une de ces articulations est formée par l'humérus et le cubitus : c'est l'*articulation huméro-cubitale,* dans laquelle se passent les mouvements de flexion et d'extension de l'avant-bras, mouvements en rapport avec la forme et l'étendue des surfaces articulaires.

L'autre, *huméro-radiale,* formée par la rencontre de l'humérus et du radius, est liée aux mouvements de pronation et de supination : elle est comme surajoutée à la première.

Le radius n'appartient donc point à l'articulation du coude proprement dite, articulation de flexion et d'extension ; supprimez par arrachement le radius, les mouvements de flexion et d'extension ne sont en rien altérés, non plus que les mouvements de latéralité : le coude est devenu un genou.

Anatomiquement, ces deux articulations sont confondues en une seule, tant par la continuité des surfaces articulaires que par la communauté de la synoviale.

L'articulation huméro-cubitale a été décrite par la plupart des auteurs comme une articulation trochléenne ; beaucoup l'ont comparée à une charnière serrée réunissant le bras et l'avant-bras ; Morris la qualifie de *charnière absolue ;* il eût mieux fait de dire *charnière disloquée,* car nous y constaterons un jeu assez lâche et des mouvements de latéralité dans toutes les positions. — A y regarder de près, l'articulation huméro-cubitale est une articulation en *pas de vis.*

Dans l'*articulation huméro-radiale,* les surfaces articulaires sont représentées par le condyle de l'humérus et la cupule radiale, entre lesquelles le contact s'établit seulement dans certains mouvements.

Il serait peut-être mieux de séparer tout à fait ces deux articulations et de les décrire à part : leur anatomie et leur physiologie si complexes seraient fort simplifiées. Je n'ai pas osé le faire ; dans une anatomie destinée à des médecins et des chirurgiens, il faut les réunir comme elles le sont dans les luxations et arthrites, et comme on les trouve dans les opérations.

SURFACES ARTICULAIRES. — Humérus. — L'extrémité inférieure de l'humérus (V. Ostéologie, p. 144), aplatie et enroulée d'arrière en avant, est déjetée en avant, de sorte que l'axe prolongé de la diaphyse humérale traverserait sa partie postérieure (V. fig. 128). Elle n'est point exactement transversale : sa face antérieure s'incline en dedans ; sa face postérieure regarde en arrière et en dehors, de sorte que son axe transversal prolongé irait affleurer la partie postéro-latérale du tronc. Elle offre un diamètre transversal trois ou quatre fois plus grand que le diamètre antéro-postérieur.

L'extrémité antibrachiale de l'humérus présente de dedans en dehors une *trochlée* et un *condyle* séparés par un sillon.

La *trochlée* ou *poulie*, presque circulaire, s'articule avec la grande cavité sigmoïde du cubitus ; elle a pour parois ou joues deux surfaces arrondies appartenant à des cônes dont les sommets tronqués se rencontreraient vers le fond de la gorge trochléenne. Le bord interne est plus long, plus proéminent et plus arrondi que l'externe qui est représenté par une *crête fibro-cartilagineuse tranchante*. — La trochlée est notablement plus large dans sa partie postérieure que dans sa partie antérieure : la différence varie de 2 à 4 mm.

L'axe de la trochlée est important à considérer : dans la partie antérieure, il est oblique de haut en bas et un peu de dedans en dehors ; dans la partie postérieure, il présente une obliquité dans le même sens, mais beaucoup plus prononcée. Donc, *la trochlée décrit autour de l'extrémité inférieure de l'humérus une sorte de spirale ou de pas de vis*. Cette spirale est interrompue par une mince lamelle osseuse qui sépare les cavités olécrânienne et coronoïdienne. La hauteur d'un tour complet de cette spire, autour de laquelle l'avant-bras monte et descend dans les mouvements de flexion et d'extension, est de 3 à 4 mm. La trochlée est la *gorge directrice* de l'avant-bras, dans sa montée ou sa descente autour de l'extrémité inférieure de l'humérus.

Le revêtement cartilagineux, d'épaisseur uniforme (1 à 2 mm.), s'avance moins dans le fond de la trochlée que sur ses parois ; en effet, il se termine en avant et en arrière par une courbe, concave en haut, dont la partie la plus déprimée répond à la gorge et reste à près d'un demi-centimètre des cavités olécrânienne et coronoïdienne De cette disposition du cartilage articulaire, on peut prévoir que ni le bec coronoïdien dans l'extrême flexion, ni le bec olécrânien, dans l'extension complète, ne sont en contact avec la poulie humérale.

Le *condyle*, situé en dehors de la trochlée, est une éminence à grand axe vertical : il représente un segment de sphéroïde aplati et regarde directement en avant. Le condyle s'articule avec la cupule radiale, mais seulement dans la flexion à angle droit ; *dans l'extension complète, il n'est en rapport qu'avec la partie antérieure de la cupule, dont la moitié postérieure perd tout contact articulaire*.

Le condyle est réuni à la trochlée par un plan *incliné* ; ce plan, demi-circulaire seulement, c'est-à-dire moins étendu que la trochlée, répond à ce que je vais appeler le *biseau radial*. On peut voir, sur une coupe de l'articulation du coude (V. fig. 308), que ce plan incliné continue en haut la surface articulaire de la petite cavité sigmoïde du cubitus, formant ainsi plafond au biseau radial.

Le revêtement cartilagineux du condyle a une épaisseur de 1 mm. 5.

Cubitus. — L'extrémité supérieure du cubitus circonscrit par ses deux apophyses, l'olécrâne et la coronoïde, une cavité articulaire, ouverte en avant, la *grande cavité sigmoïde*, qui reçoit, dans sa concavité demi-circulaire, la trochlée humérale (A).

Une saillie médiane, mousse, allant du bec coronoïdien au bec olécrânien, divise la grande cavité sigmoïde en deux versants ou facettes concaves : la saillie répond à la gorge de la trochlée humérale ; les facettes répondent aux joues de cette trochlée. *La facette externe est elle-même décomposée en deux facettes,* dont la plus externe, libre dans la flexion, entre en contact dans l'extension avec la partie postérieure élargie de la trochlée. (Voy. F. 501.)

A l'union des parties olécrânienne et coronoïdienne de la grande cavité sigmoïde, le revêtement cartilagineux est interrompu par un sillon transversal, plus large et plus excavé sur ses parties latérales, où il répond à des franges graisseuses que l'extension chasse de l'articulation et que la flexion y fait rentrer.

Le bord externe de l'apophyse coronoïde est excavé par une facette articulaire, dite *petite cavité sigmoïde du cubitus,* qui s'articule avec le pourtour de la tête radiale.

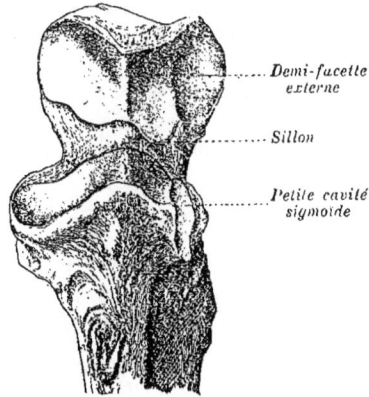

Demi-facette externe

Sillon

Petite cavité sigmoïde

Fig. 501.

Cubitus, extrémité supérieure, surfaces articulaires.

Au niveau de l'arête qui sépare la grande cavité sigmoïde de la petite, le revêtement cartilagineux se modifie ; il devient fibro-cartilagineux et très souple (Sappey), texture en rapport avec sa fonction qui est d'assurer le contact des surfaces voisines et non de supporter des pressions. J'ajouterai à cette intéressante remarque de Sappey qu'au niveau de la crête linéaire intermédiaire au plan incliné huméral et à la trochlée, le revêtement devient aussi fibro-cartilagineux.

Radius. — L'extrémité supérieure du radius, segment de cylindre, dit-on, est creusée d'une cupule par son contact avec le condyle huméral. Cette cupule radiale est limitée par un rebord épais, dont la moitié interne est large et taillée en biseau.

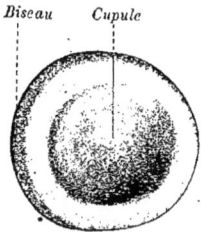

Biseau *Cupule*

Fig. 502. — Cupule radiale, vue d'en haut.

Le *biseau radial* (V. fig. 502) s'articule avec le plan incliné, qui joint la lèvre externe de la trochlée au condyle huméral. L'addition du croissant (Sappey), formé par le biseau radial, élargit notablement la tête radiale dans le sens transversal ; elle est donc plus ovalaire que circulaire. Des mensurations précises sur vingt sujets m'ont démontré que le diamètre transversal l'emporte toujours de 1 à 2 mm. sur l'antéro-postérieur ; cette considération n'est pas à négliger pour le mécanisme de l'articulation radio-cubitale supérieure.

La partie interne du pourtour de la tête radiale présente une surface cartilagineuse, demi-cylindrique, haute de 4 à 6 mm. dans sa partie moyenne, effilée à ses extrémités. Cette surface répond à la petite cavité sigmoïde du cubitus. —

En dehors le revêtement cartilagineux de la cupule descend seulement de 2 à 3 mm. sur le pourtour de la tête radiale.

MOYENS D'UNION. — **Capsule fibreuse**. — Un manchon fibreux réunit les extrémités osseuses ; mince en certains points, il est renforcé en d'autres. La plupart des auteurs, surtout les plus récents, ne font point mention de la capsule et ne décrivent que des ligaments. (J'ai déjà appelé l'attention sur ce que cette façon de concevoir et de décrire les moyens d'union dans les diverses articulations avait de faux ; l'on a pu voir dans le chapitre consacré au développement que la gaine périostique allait comme un manchon continu d'un os à

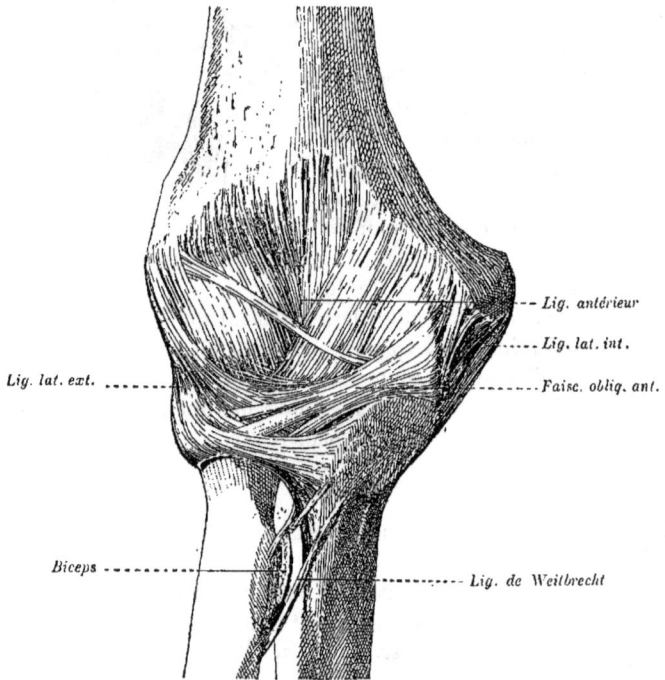

Fig. 503. — Articulation du coude, vue antérieure.

l'autre, et comment les ligaments devaient être considérés comme renforcements de cette gaine capsulaire, en rapport avec les mouvements usuels de la jointure). Henle, Morel et Mathias-Duval (*Manuel de l'anatomiste*, page 232) ne sont point tombés dans cette erreur, ils décrivent longuement et avec soin la capsule fibreuse.

L'*insertion humérale* du manchon capsulaire se fait : en avant, sur une ligne ondulée passant immédiatement au-dessus des cavités coronoïdienne et sus-condylienne ; — en arrière sur les bords de la cavité olécrânienne, là où ils continuent les lèvres de la trochlée, puis transversalement dans le fond de la cavité, dont la moitié supérieure reste ainsi extra-articulaire ; — en dehors, à la partie inférieure de l'épicondyle ; — en dedans, au bord inférieur de l'épitrochlée. Les insertions antérieures et postérieures de la capsule se font sur une large surface ; elles sont néanmoins peu solides, les fibres étant séparées par des masses adipeuses.

L'*insertion antibrachiale* de la capsule se fait sur le cubitus, aux bords de la grande cavité sigmoïde, tout près de son revêtement cartilagineux ; le radius ne reçoit au niveau de son col que quelques fibres clairsemées.

Ligaments ou faisceaux de renforcement. — La capsule de l'articulation du coude est renforcée en avant, en arrière et sur les côtés ; les renforcements latéraux sont de beaucoup les plus forts.

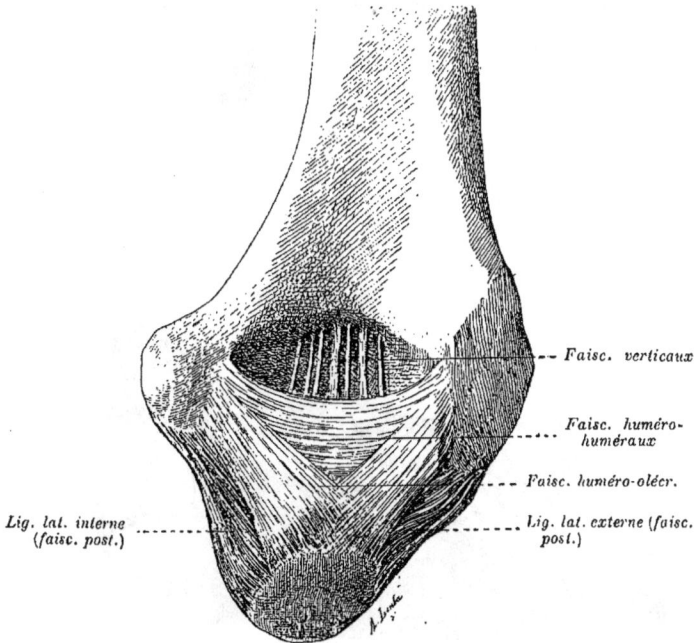

Fig. 504. — Articulation du coude, vue postérieure.

Ligament antérieur. — C'est un éventail, dont les fibres principales se détachent du pourtour des fossettes coronoïdienne et sus-condylienne et de la partie externe du condyle huméral. De là elles se dirigent en convergeant vers la face externe de l'apophyse coronoïde, à laquelle elles se fixent immédiatement au-devant de la petite cavité sigmoïde ; quelques-unes se perdent sur la coque fibreuse qui coiffe la tête radiale.

Un faisceau de ce ligament antérieur mérite une description spéciale. Il naît de la face antérieure de l'épitrochlée, bride la lèvre interne saillante de la trochlée, et va s'insérer en grande partie sur la coque fibreuse de la tête du radius. Ce faisceau *oblique antérieur* est constant : quelques-unes de ses fibres appartiennent aux muscles radiaux, surtout au deuxième; dans la fig. 503, on voit un trousseau fibreux, sectionné en dehors, qui donnait naissance à quelques fibres du deuxième radial.

Le ligament antérieur est recouvert par le muscle brachial antérieur; quelques fibres de ce muscle viennent se perdre sur ce ligament. Elles sont inconstantes et ne jouent certainement pas le rôle qu'on leur a attribué d'attirer en haut le ligament pendant la flexion.

Ligament postérieur. — En arrière la capsule fibreuse est renforcée dans sa partie inférieure par des faisceaux transversaux : les uns, *huméro-huméraux,* vont d'un bord à l'autre de la cavité olécrânienne, au-dessus de laquelle ils forment un pont fibreux; les autres, obliques, *huméro-olécrâniens,* vont aux bords latéraux de l'olécrâne. Quelques faisceaux verticaux renforcent encore

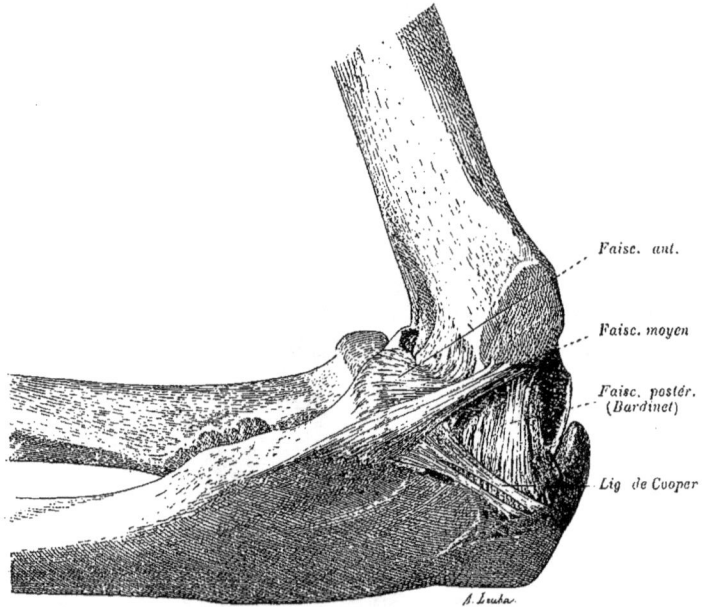

Faisc. ant.

Faisc. moyen

Faisc. postér.
(Bardinet)

Lig de Cooper

Fig. 505. — Articulation du coude, appareil ligamenteux interne.

cette partie postérieure de la capsule; grêles et épars ils sont difficiles à montrer au milieu du tissu cellulo-graisseux qui remplit la cavité olécrânienne; ils sont cependant constants et lorsqu'on vient à injecter la synoviale, ils creusent un sillon vertical sur son cul-de-sac postérieur (B).

Tout l'appareil ligamenteux postérieur du coude est recouvert par le muscle triceps et par l'anconé.

Ligament latéral interne. — Les fibres qui renforcent la partie interne de la capsule affectent la forme d'un éventail fibreux allant de l'épitrochlée au bord interne de la grande cavité sigmoïde, elles sont réparties en trois faisceaux.

a) Le faisceau antérieur, très faible, va de la partie antérieure de l'épitrochlée à la partie antéro-interne de l'apophyse coronoïde ; ce faisceau se continue en haut avec le faisceau oblique du ligament antérieur et, comme ce dernier, se tend fortement pendant l'extension.

b) Le faisceau moyen, beaucoup plus long et plus fort, est une lame fibreuse, épaisse, dont on ne voit guère que la tranche. Ce faisceau s'insère sur le bord inférieur de l'épitrochlée, d'où ses fibres descendent vers le tubercule coronoïdien sur lequel elles prennent leur insertion inférieure (C); quelques fibres, plus superficielles, descendent sur le bord interne du cubitus. Ce faisceau représente seul le ligament latéral interne ; indifférent aux mouvements de flexion et d'extension, il limite les mouvements d'abduction du coude.

c) Le faisceau postérieur, très résistant, s'insère en haut à la partie inférieure de la face postérieure de l'épitrochlée, et en bas au bord interne de l'olé-

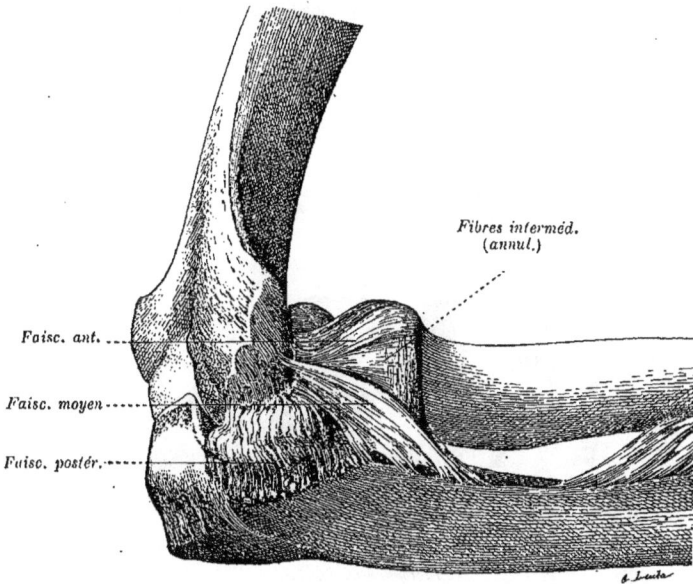

Fig. 506. — Articulation du coude, appareil ligamenteux externe.

crâne. Il se tend dans la flexion de l'avant-bras sur le bras. Il est quelquefois appelé ligament de Bardinet, depuis que le professeur de Limoges a appelé l'attention sur ce faisceau qui empêche l'écartement des deux fragments dans la fracture transversale de l'olécrâne (Collection in-8, I, 329).

A ces trois faisceaux il faut ajouter une mince lamelle superficielle, dite *ligament de Cooper,* formée de fibres arciformes allant de l'olécrâne à l'apophyse coronoïde. Ces fibres forment avec la partie interne du sillon sigmoïdien un trou par lequel on peut voir entrer et sortir, suivant qu'il est appelé ou chassé par les mouvements de l'article, un peloton graisseux très mobile (V. fig. 507).

Ligament latéral externe. — Le ligament latéral externe comprend comme l'interne trois faisceaux.

a) Le faisceau antérieur est assez résistant. Il va de la partie antéro-infé-

rieure de l'épicondyle à l'apophyse coronoïde, sur laquelle il se fixe immédiatement en avant de la petite cavité sigmoïde. Son trajet est curviligne : il est
soulevé par la tête du radius, sur laquelle il se réfléchit, en enserrant la moitié
antérieure du col.

b) Le faisceau moyen naît du bord inférieur de l'épicondyle, descend soulevé
par la tête radiale sur la partie postérieure de laquelle il se réfléchit, pour aller
s'insérer à la crête si saillante qui limite en arrière la petite cavité sigmoïde ;
son insertion se prolonge encore sur le bord interosseux du cubitus. Ce faisceau
est le faisceau principal de l'appareil ligamenteux externe : il répond au faisceau moyen ou principal de l'appareil ligamenteux interne.

c) Le faisceau postérieur, assez épais, est de forme quadrilatère ; par son
extrémité supérieure, il s'attache à la partie postérieure du pourtour cartilagineux du condyle ; en bas, il s'insère à tout le bord externe de l'olécrâne.

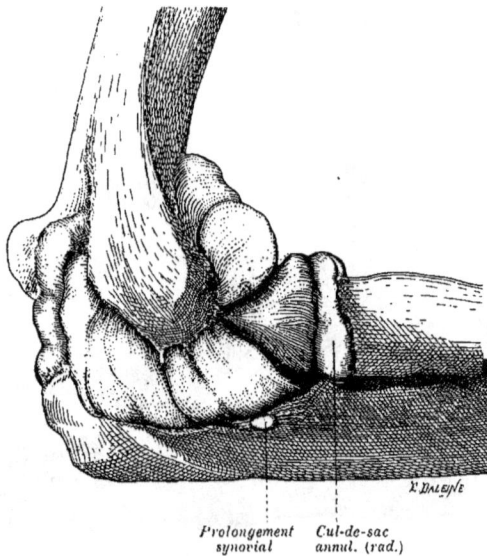

Prolongement   Cul-de-sac
synovial   annul. (rad.)

Fig. 507. — Articulation du coude, vue externe, la synoviale a été injectée.

Cette description du ligament latéral externe est basée sur un grand nombre
de dissections : elle ne répond point aux descriptions classiques. Les auteurs
(Sappey, Henle, etc.) affirment que la plus grande partie des fibres du ligament
latéral externe embrassent le ligament annulaire du radius, et se terminent
dans son épaisseur. Avec Morel et Mathias-Duval, qui paraissent avoir les
premiers reconnu la part prépondérante qui revient aux faisceaux du ligament
latéral externe dans la formation du ligament annulaire, je pense que ce
sont ces faisceaux qui, contournant la tête du radius, et se réfléchissant sur le
col radial pour gagner les deux extrémités de la petite cavité sigmoïde, *forment principalement le ligament annulaire.* — Quelques fibres seulement
du ligament externe, intermédiaires aux faisceaux antérieur et moyen, vont

se perdre sur le ligament annulaire. Je reviendrai sur ce point en traitant de l'articulation radio-cubitale supérieure.

La réflexion imposée aux faisceaux du ligament latéral externe par l'introduction de la tête du radius dans l'articulation, les rend difficiles à suivre ; mais une dissection attentive permet toujours de les suivre dans toute leur continuité, et de vérifier la description que j'ai donnée.

Les tendons du court supinateur, des radiaux et de l'extenseur commun adhèrent intimement au ligament latéral externe, et rendent plus difficile encore sa mise à nu complète.

SYNOVIALE. — La synoviale revêt la face profonde de la capsule ; elle se réfléchit au niveau de ses insertions pour s'avancer jusqu'au pourtour des cartilages d'encroûtement. Elle tapisse ainsi les fosses coronoïdienne, sus-condylienne et la partie inférieure de la cavité olécrânienne, formant ainsi un *cul-de-sac antérieur* et un *postérieur* (D). Le cul-de-sac postérieur, *sous-tricipital*, est plus prononcé, parce que, en ce point, la capsule fort amincie bride moins la synoviale.

En bas et en dehors au niveau de l'orifice de la capsule fibreuse par lequel la tête radiale pénètre dans l'articulation, la synoviale descend du ligament annulaire sur le col du radius ; elle se réfléchit sur ce col pour venir se terminer à la limite du revêtement cartilagineux de la tête radiale et de la petite cavité sigmoïde du cubitus, formant ainsi un cul-de-sac annulaire qui cravate le col radial (V. fig. 507 et 508).

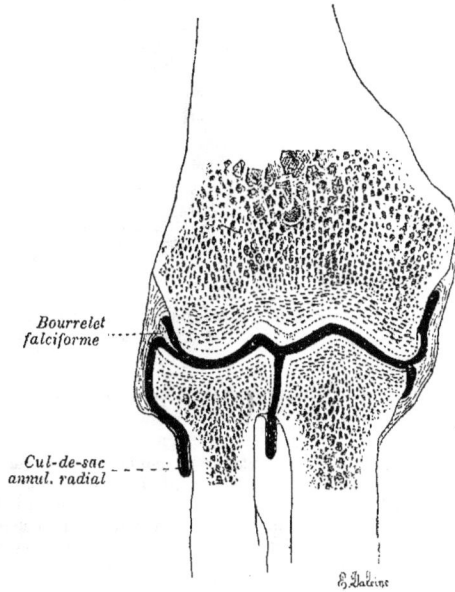

Fig. 508.

Articulation du coude, coupe vertico-transversale passant par l'épicondyle et l'épitrochlée.

Si l'on étudie la synoviale par sa face interne, on voit qu'au niveau de ses culs-de-sac antérieur et postérieur elle est soulevée par des masses adipeuses dont le développement est en rapport avec la profondeur des cavités olécrânienne et coronoïdienne, qu'elles viennent occuper dans les mouvements de l'article (Voy. fig. 509).

De même aux deux extrémités du sillon de la grande cavité sigmoïde on voit deux lobules adipeux dont le jeu est favorisé par de petits prolongements de la synoviale. L'injection au suif de la synoviale nous a permis de vérifier souvent cette particularité reproduite dans notre fig. 507 où ce petit prolongement synovial gonflé par l'injection apparaît par le trou que ménagent les fibres arciformes de Cooper.

Au niveau de l'interligne huméro-radial la synoviale est soulevée par une sorte de bourrelet falciforme, surtout prononcé en arrière où il forme une ébauche de ménisque, en rapport avec ce fait sur lequel j'ai déjà insisté que la capsule radiale et le condyle ne restent pas au contact dans l'extension du coude.

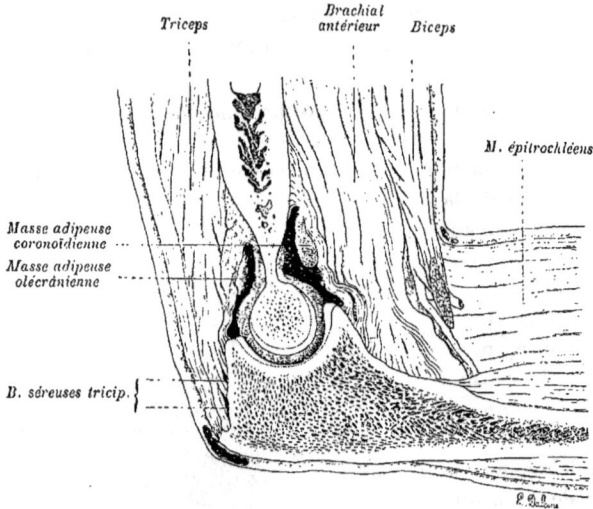

Fig. 509. — Articulation du coude, coupe verticale antéro-postérieure, passant par les becs olécrânien et coronoïdien.

Ce bourrelet falciforme existe toujours ; il est représenté sur la coupe transversale (fig. 508).

Rapports. — L'articulation du coude est recouverte en avant par une épaisse couche musculaire. Sur la ligne médiane, le muscle brachial antérieur recouvre le ligament antérieur de l'articulation, et est lui-même recouvert en partie par le biceps : cette masse musculaire médiane s'effile et s'enfonce entre deux masses charnues latérales formées : en dehors par les muscles épicondyliens, long supinateur et radiaux ; en dedans par les muscles épitrochléens, rond pronateur, grand palmaire, petit palmaire et fléchisseur superficiel.

Dans les branches du V ainsi formé par la rencontre de la masse musculaire médiane avec les masses latérales, cheminent des organes importants : ce sont, dans la branche externe, le nerf radial et la récurrente radiale antérieure ; dans la branche interne, le nerf médian, l'artère humérale et ses deux veines, plus profondément la récurrente cubitale antérieure. Superficiellement entre la peau et l'aponévrose antibrachiale, s'étend l'M veineux du coude, avec les divisions des nerfs musculo-cutané et brachial cutané interne. Ajoutons que l'aponévrose est traversée, au sommet du V du coude, par une veine communicante.

Ainsi masquée par des masses musculaires épaisses, l'articulation du coude échappe à toute exploration par sa face antérieure. Elle est plus accessible par sa face postérieure : là, le tendon tricipital seul prolonge sur la ligne médiane la saillie de l'olécrane.

L'anconé, les insertions tendineuses du cubital postérieur et des extenseurs, ainsi que l'artère récurrente radiale postérieure, répondent à l'interstice épicondylo-olécranien. Dans la gouttière épitrochléo-olécranienne transformée en canal par les faisceaux d'insertion du cubital antérieur, passe le nerf cubital et l'artère récurrente cubitale postérieure. .

Vaisseaux et nerfs. — Les artères articulaires du coude naissent du riche plexus artériel formé par les récurrentes radiales et cubitales s'anastomosant entre elles et avec les branches descendantes de l'humérale (collatérales externe et internes).

Les nerfs de cette articulation viennent en avant du radial, du médian et du musculo-cutané, en arrière du nerf cubital et du rameau du radial destiné à la partie externe du tendon du triceps.

Essai de mécanique articulaire. — L'articulation du coude comprend deux articulations tant au point de vue anatomique que physiologique ; j'ai déjà insisté sur ce point au début de ma description.

Dans l'articulation du coude proprement dite (huméro-cubitale) on observe principalement des mouvements de flexion et d'extension, accessoirement de très légers mouvements d'inclinaison latérale.

Flexion et extension. — Remarquons d'abord, avant de procéder à l'étude des mouvements de flexion et d'extension, qu'à l'état de repos, l'axe de l'avant-bras ne continue point l'axe du bras, mais forme avec lui un angle obtus ouvert en dehors. Exécutons lentement une flexion de l'avant-bras, nous constatons au cours du mouvement : 1° que cet angle varie ; — 2° qu'il augmente peu à peu ; — 3° qu'à un moment donné, vers le milieu du mouvement, les axes du bras et de l'avant-bras se trouvent dans un même plan vertical : 4° — qu'à la fin du mouvement les deux os forment de nouveau un angle, tantôt à sinus interne, tantôt à sinus externe. — Cette excursion de l'avant-bras sur le bras vient confirmer les données anatomiques relevées au cours de la description des surfaces articulaires, à savoir que la trochlée humérale décrit *un pas de vis* autour de l'extrémité inférieure de l'humérus ; en effet les variations de l'angle n'existeraient pas si la charnière était absolue, comme le dit Morris.

Meissner a inscrit le trajet spiroïde du cubitus sur la trochlée humérale en relevant l'empreinte laissée sur l'une des surfaces par une pointe fixée dans l'autre. On peut encore, plus simplement, observer ce mouvement spiroïde sur une coupe sagittale du coude ; lorsqu'on vient à imprimer des mouvements de flexion ou d'extension à l'un des os, il s'élève ou s'abaisse, mais ne reste jamais sur le même plan que le segment immobile.

Henle et Lecomte ont affirmé qu'à la fin de la flexion, l'avant-bras faisait toujours avec le bras un angle à sinus interne. Ces auteurs ont été trompés par les mouvements simultanés qui se passent dans l'articulation scapulo-humérale. En effet, si l'on fixe solidement l'humérus dans un étau, on voit que, d'ordinaire, à la fin de la flexion, l'avant-bras forme avec le bras un angle aigu, ouvert en dehors et en haut. C'est donc à des mouvements de rotation, dont le siège est dans l'articulation scapulo-humérale, que l'avant-bras doit de se porter si facilement au-devant du corps ; cela tient également à ce fait que l'extrémité inférieure de l'humérus n'est pas dans un plan transversal, mais dans un plan oblique en bas, en arrière et en dedans. On peut dire que dans la flexion le cubitus descend le pas de vis trochléen et que, dans l'extension, il le monte.

Il ne saurait donc rester de doute sur l'excursion spiroïde de l'avant-bras autour du bras ; (lire à ce propos les travaux de Duchenne, Lecomte, Koster, Heiberg, Cuénod, etc.)

L'étendue des mouvements de flexion et d'extension est d'environ 140° ; leur axe passe transversalement par l'extrémité inférieure de l'humérus, et se déplace à chaque temps de ces mouvements.

La flexion est limitée normalement par la rencontre de l'avant-bras avec le bras. Il est facile de vérifier sur des coupes que la flexion n'est point limitée par la rencontre du bec coronoïdien avec le fond de la cavité coronoïdienne ; ce dernier contact peut s'observer accidentellement : le fond de la cavité et le sommet de l'apophyse sont alors revêtus d'une couche fibro-cartilagineuse. Dans la flexion, le ligament postérieur se tend, mais la ténuité et le nombre même de ses fibres verticales prouvent que ce n'est point là le véritable obstacle à une flexion plus grande.

Dans l'extension, le ligament antérieur et les faisceaux antérieurs des ligaments latéraux, fortement tendus, arrêtent le mouvement. En forçant un peu, on obtient le contact du bec olécrânien avec le fond de la cavité olécrânienne. Si le contact olécrânien se faisait normalement, les parties osseuses correspondantes n'en porteraient-elles pas les traces ? — Dans quelques cas, ce contact se fait : le bec de l'olécrâne et le fond de la cavité olécrânienne ont alors un revêtement fibro-cartilagineux.

Dans les mouvements de flexion, le *biseau radial* glisse sur le *plan incliné huméral,* et la cupule radiale, qui, dans l'extension, n'est point en contact avec le condyle huméral, vient le coiffer peu à peu.

Mouvements de latéralité. — Leur existence, niée par quelques auteurs, est facile à constater ; après avoir immobilisé l'humérus dans un étau, on voit qu'ils sont très limités dans l'extension complète, et qu'ils sont très sensibles à tous les degrés de la flexion. Les faisceaux moyens des ligaments latéraux interne et externe limitent les mouvements de latéralité (P. Poirier, *De l'entorse du coude, Progrès Médical,* 1888).

D'ordinaire les mouvements d'inclinaison latérale sont combinés avec ceux de flexion et d'extension ; l'articulation huméro-cubitale est donc bien loin de ressembler à une charnière ; ce n'est même pas une charnière disloquée, mais un pas de vis très libre. Il ne faut pas croire en effet que l'articulation du coude soit, à l'état vivant, aussi serrée que nous la trouvons sur le cadavre. Elle est en réalité assez libre, puisque pendant toute leur durée les mouvements de flexion et d'extension se combinent avec ceux de latéralité ; de cette combinaison résulte une véritable rotation du cubitus, c'est-à-dire de l'avant-bras tout entier sur son axe, au cours des mouvements de flexion et d'extension. C'est en tenant compte de ces faits et de l'emboîtement réciproque des surfaces articulaires que Koster a pu définir, avec un peu d'exagération, l'articulation du coude une *articulation en selle*.

Je ne puis admettre le rôle prêté par Henle aux masses adipeuses dont nous avons remarqué la saillie dans les culs-de-sac synoviaux antérieur et postérieur. Au dire de cet auteur, « à côté de leur rôle nutritif et secréteur, ces masses serviraient encore à protéger la mince cloison qui sépare les cavités olécrânienne et coronoïdienne, contre le bord supérieur de l'olécrâne et contre le bord antérieur de l'apophyse coronoïde. » Le rôle de ces masses adipeuses, comme celui des masses analogues, est le suivant : elles comblent les vides laissés par les segments osseux dans leurs déplacements ; au coude, la postérieure descend lorsque, dans la flexion, l'olécrâne a évacué la cavité olécrânienne.

Varia. — A. — Généralement la concavité de la *grande cavité sigmoïde du cubitus* ne dépasse jamais assez la demi-circonférence pour que l'on ne puisse disjoindre les deux os. Dans quelques cas cependant on éprouve une certaine difficulté à les séparer et à les réarticuler ; il suffit de quelque ossification allongeant le bec olécrânien ou le bec coronoïdien pour que cette séparation devienne impossible.

B. — Dans sa *partie postéro-supérieure*, la *capsule* est d'une minceur extrême : elle n'est renforcée que par quelques fibres verticales bridant la synoviale, qui fait hernie de chaque côté, lorsqu'on vient à l'injecter ou à l'insuffler. C'est là le point faible de l'articulation.

C. — La saillie du tubercule coronoïdien (V. Ostéologie, page 154) est en rapport avec la force du *faisceau moyen du ligament latéral interne*.

D. — Il n'est pas rare de rencontrer chez les sujets âgés de minces tractus celluleux cloisonnant les culs-de-sac formés par la synoviale au niveau des cavités olécrânienne et coronoïdienne.

§ IV. — ARTICULATIONS RADIO-CUBITALES

Le radius et le cubitus sont articulés par leurs deux extrémités ; de plus un ligament, *le ligament interosseux,* unit la diaphyse des deux os, et clôt l'intervalle compris entre eux.

ARTICULATION RADIO-CUBITALE SUPÉRIEURE

Cette articulation appartient au genre trochoïde.

Surfaces articulaires. — a/. La *petite cavité sigmoïde du cubitus* représente un segment de surface cylindrique, le quart environ d'un cylindre creux, vertical, de 12 à 15 mm. de rayon ; sa concavité regarde en dehors. Elle est un peu plus large au niveau de sa partie postérieure, qui finit par un bord droit, qu'à son extrémité antérieure légèrement effilée. Son revêtement cartilagineux se continue supérieurement avec celui de la grande cavité sigmoïde.

b/. *Du côté du radius,* la surface articulaire est représentée par la *moitié* interne du pourtour de la tête. Dans cette partie articulaire du pourtour placée en regard de la petite cavité sigmoïde, la hauteur du cylindre radial est triple ou quadruple de ce qu'elle est dans la moitié externe de ce pourtour (A).

Cette surface radiale s'effile à ses deux extrémités où elle se continue avec le rebord cartilagineux de la cupule; en haut son cartilage d'encroûtement continue celui du biseau radial. La surface articulaire radiale s'étend sur un arc de 180 degrés; si l'on mesure l'arc décrit par la petite cavité sigmoïde, on voit qu'il ne dépasse guère 80 degrés : la facette radiale est donc beaucoup plus étendue que la cubitale.

Moyens d'union. — La capsule fibreuse de l'articulation radio-cubitale supérieure appartient à la capsule de l'articulation du coude, renforcée en ce

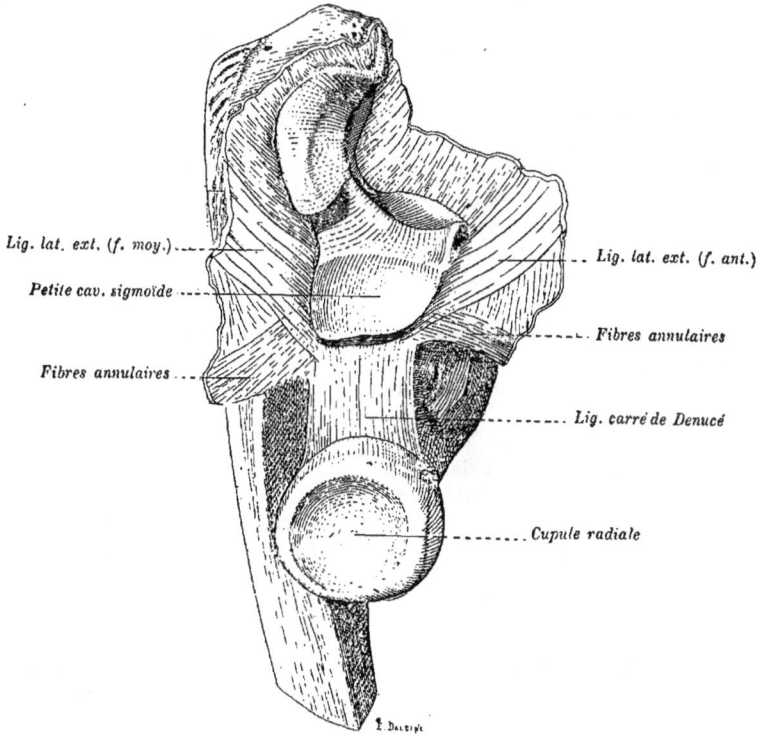

Fig. 510. — Articulation radio-cubitale supérieure.

La capsule a été sectionnée et le radius placé en travers sur la face antérieure du cubitus pour tendre et montrer le ligament carré de Denucé.

point d'une façon adéquate à sa fonction supplémentaire de contenir et de maintenir la tête radiale, tout en lui permettant de tourner librement. Au dire de tous les auteurs, le principal moyen d'union de l'articulation radio-cubitale supérieure est représenté par un ligament dit *ligament annulaire du radius :* ce ligament inséré aux deux extrémités de la petite cavité sigmoïde du cubitus complète l'anneau ostéo-fibreux dans lequel tourne la tête radiale : sa hauteur est d'un centimètre : son épaisseur et sa force sont considérables. Les dessins annexés à ces descriptions classiques ne permettent aucun doute sur l'existence et la force de ce ligament. Il n'en est pas de même des dissections : le scalpel le plus habile est incapable d'isoler dans l'appareil ligamenteux externe du coude le ligament décrit ou figuré.

En cherchant bien, on trouve un plan très mince formé de fibres propres allant de l'une à l'autre extrémité de la petite cavité sigmoïde du cubitus ; encore est-il presque impossible d'isoler ces fibres dans tout leur trajet. Par contre, on constate que la *très grande majorité des fibres du ligament annulaire classique ne sont que des faisceaux réfléchis du ligament latéral externe de l'articulation du coude.*

Il est facile de vérifier cette disposition de l'appareil ligamenteux radio-cubital en le regardant par sa face articulaire.

Je conclus que les moyens d'union de l'articulation radio-cubitale supérieure sont représentés par une *coiffe* fibreuse dont les faisceaux principaux appartiennent au ligament latéral externe de l'articulation du coude : c'est la réflexion de ces faisceaux autour de la tête radiale qui forme surtout le ligament annulaire, qui n'a lui-même que peu de fibres propres. La dissection de cette coiffe est rendue fort malaisée par ce fait que les tendons des muscles radiaux, extenseurs et court supinateur renforcent et confondent en partie leurs fibres avec celles du ligament : avec un peu d'attention on arrive cependant à bien l'isoler.

Cette coiffe fibreuse se termine inférieurement par un bord net, au-dessous duquel la synoviale vient former un bourrelet annulaire recouvert par le court supinateur. Sur ce bourrelet on peut voir quelques petits trousseaux fibreux verticaux, lâches, clairsemés : ils appartiennent à la capsule et vont se rendre au col du radius (B).

A la partie interne de l'article, ces fibres capsulaires forment une lame quadrangulaire allant du bord inférieur de la petite cavité sigmoïde à la moitié interne du col radial ; ces fibres, de force très variable, laissent libre le bord inférieur cartilagineux de la petite cavité sigmoïde, elles constituent ce que Denucé a appelé le *ligament carré radio-cubital.*

Synoviale. — La synoviale nous est déjà connue : commune avec la grande synoviale de l'articulation du coude, elle dessine un bourrelet annulaire autour du col radial (V. fig. 507). Signalons seulement la présence de fines villosités synoviales autour du col du radius, en regard de la petite cavité sigmoïde.

Rapports. — L'articulation radio-cubitale supérieure est en partie recouverte en avant et en dehors par le bord supérieur du court supinateur ; par dessus ce premier plan musculaire, les insertions supérieures des muscles épicondyliens, extenseurs et radiaux se disposent circulairement. Entre ces deux plans les mouvements de la tête radiale ont déterminé la formation d'un organe séreux, intermédiaire le plus souvent au court supinateur et aux tendons extenseurs ; c'est la bourse séreuse sous-épicondylienne profonde dont j'ai donné la description (V. Thèse Austric, 1889). La branche postérieure du nerf radial contourne par un trajet spiroïde la tête et le col du radius, traversant le court supinateur pour gagner la face dorsale de l'avant-bras.

En arrière, l'articulation est en rapport avec l'anconé que traverse l'artère récurrente radiale postérieure, branche de l'interosseuse.

Vaisseaux et nerfs. — Les artères de l'articulation radio-cubitale supérieure viennent : en arrière de l'humérale profonde et de la récurrente radiale postérieure qui s'anastomosent entre elles ; en avant et sur les côtés de la récurrente radiale antérieure et de la récurrente cubitale antérieure.

Les nerfs ont les mêmes origines que ceux de l'articulation du coude ; la branche postérieure du nerf radial fournit quelques rameaux très fins à la partie antérieure de l'articulation radio-cubitale.

Varia. — **A.** — Le pourtour de la tête radiale n'est véritablement facette cartilagineuse que dans sa partie interno, c'est-à-dire dans celle qui entre en contact avec la petite cavité sigmoïde dans les mouvements de pronation et de supination. Dans sa partie externe on ne voit qu'un liseré cartilagineux répondant au frottement de cette partie sur la coiffe ligamenteuse par laquelle le ligament latéral externe s'adapte si étroitement à la tête du radius.

B. — D'après Henle, le ligament annulaire se compose surtout de fibres horizontales étendues de l'extrémité antérieure à l'extrémité postérieure de la petite échancrure sigmoïde : à côté de ces fibres, il faut signaler des fibres obliques soit ascendantes, soit descendantes, qui viennent de l'apophyse coronoïde en avant, de l'olécrâne en arrière.

J'ai déjà dit (V. Articulation du coude, page 594) que Morel et Mathias-Duval avaient indiqué l'origine vraie des fibres qui entrent dans la formation de l'anneau fibreux dans lequel tourne la tête radiale.

ARTICULATION RADIO-CUBITALE INFÉRIEURE

Comme la précédente, c'est une articulation pivotante.

Surfaces articulaires. — 1° — Le *cubitus* offre une surface articulaire décomposée en deux parties : la facette terminale de la tête, aplatie, demi-circulaire, par laquelle le cubitus s'articule avec la face supérieure du ligament triangulaire ; et, sur la partie latérale externe de la tête, une autre facette en forme de croissant, plus haute à sa partie moyenne qu'à ses extrémités, et plus étendue que la petite cavité sigmoïde du radius avec laquelle elle s'articule. Ces deux facettes cubitales sont en continuité par un bord arrondi, mousse.

2° — La tête cubitale, ainsi décomposée en deux facettes, entre en contact avec une cavité formée par la rencontre de la petite cavité sigmoïde du radius avec le *ligament triangulaire* de l'articulation radio-carpienne.

a) La *petite cavité sigmoïde du radius* est un segment de cylindre vertical, à concavité interne ; son grand diamètre sagittal mesure de 15 à 20 mm. ; sa hauteur atteint souvent jusqu'à un centimètre.

b) Le *ligament triangulaire,* horizontal ou à peu près, entre en rapport, par sa face supérieure, avec la facette terminale de la tête du cubitus, et par sa face inférieure, avec le semi-lunaire et le pyramidal. Fixé par sa base au bord inférieur de la petite cavité sigmoïde du radius, il continue en dedans la surface articulaire de celle-ci ; par son sommet, il va s'insérer dans la fossette qui occupe la moitié externe de la tête cubitale et à l'apophyse styloïde du cubitus.

D'ordinaire, le ligament triangulaire est décrit comme moyen d'union ; d'après ce que nous venons de dire, il est clair qu'il doit être considéré, à la fois, comme *surface articulaire,* puisqu'il complète, avec la petite cavité sigmoïde du radius, la grande cavité de réception de la tête cubitale ; et comme *moyen d'union,* puisque, fixé par sa base au radius, il va s'attacher solidement par son sommet au cubitus (A). Il est à remarquer que l'insertion radiale de la base du ligament paraît se faire par l'intermédiaire du cartilage d'encroûtement de cet os ; en effet, ce cartilage, loin de subir une interruption au niveau de cette insertion, y atteint son maximum d'épaisseur.

L'épaisseur du ligament triangulaire est variable comme sa constitution. Il est composé de trousseaux fibreux, irradiant de l'insertion cubitale vers l'insertion radiale et d'une portion cartilagineuse plus ou moins étendue, encadrée dans les trousseaux fibreux. La portion cartilagineuse répond à la base radiale du ligament triangulaire ; son épaisseur est des plus variables, elle varie de quelques dixièmes de millimètre à 2 millimètres ; parfois l'amincissement va jusqu'à la perforation, et les deux articulations communiquent par un orifice ovalaire ou en forme de fente.

L'interligne radio-cubital inférieur, ainsi formé, s'ouvre comme on peut le voir sur notre coupe (fig. 514) en dedans et en haut.

Les facettes radiale et cubitale sont revêtues d'une couche de cartilage hyalin par dessus laquelle s'étend une couche de fibro-cartilage (Sappey).

Moyens d'union. — La capsule fibreuse s'insère sur le pourtour des surfaces articulaires du radius et du cubitus et aux deux bords du ligament triangulaire où elle se continue avec la capsule de l'articulation radio-carpienne.

Cette capsule, assez lâche pour permettre un écartement de 1 cm. entre les surfaces articulaires, est surtout forte au niveau de son insertion radiale où elle acquiert une grande épaisseur ; en avant elle est moins épaisse étant recouverte et suppléée en quelque sorte par le carré pronateur qui lui est très adhérent.

Quelques faisceaux fibreux, obliquement descendants des bords de la cavité sigmoïde du radius vers le cubitus, renforcent la capsule en avant et en arrière ; ils ont été décrits par quelques auteurs comme ligaments antérieur et postérieur.

Synoviale. — Tantôt distincte, tantôt réunie à la synoviale radio-carpienne, elle dessine, lorsqu'elle a été injectée, un gros bourrelet semi-annulaire entre les deux os, au-dessus de la tête cubitale (V. synoviale radio-carpienne, et fig. 519 et 520).

La synoviale présente sur la paroi antérieure et sur la paroi postérieure deux traînées verticales de franges répondant au jeu de l'interligne radio-cubital dans les mouvements de pronation et de supination.

Rapports. — L'articulation radio-cubitale inférieure affecte des rapports importants : en avant avec le carré pronateur ; en arrière avec les tendons de l'extenseur propre du petit doigt et surtout avec le tendon du cubital postérieur. Autour d'elle est un tissu celluleux lâche ; en arrière la tête cubitale est comme bridée par le ligament annulaire postérieur du carpe, et ses frottements sur cette gaine fibreuse agrandissent les mailles du tissu celluleux, qu'ils transforment souvent en une bourse séreuse.

Vaisseaux et nerfs. — Les *artères* de l'articulation radio-cubitale inférieure sont fournies par les branches terminales des interosseuses antérieure et postérieure, et par quelques artérioles venues de l'arcade formée par les transverses antérieures du carpe, branches de la cubitale et de la radiale.

Les *nerfs* articulaires sont fournis par les nerfs interosseux antérieur et postérieur, branches du médian.

LIGAMENT INTEROSSEUX

Un ligament interosseux unit les deux os de l'avant-bras et ferme l'espace circonscrit par leurs diaphyses. En général assez mince à ses extrémités ce ligament est très résistant dans sa partie moyenne. Il s'insère au bord tranchant des deux os : toutefois les faisceaux moyens les plus résistants empiètent largement sur la face antérieure du radius. Il est formé de faisceaux larges obliquement descendants du radius vers le cubitus ; sur sa face postérieure, on voit quelques faisceaux très faibles qui s'entrecroisent avec les précédents. Le ligament interosseux finit à quelques centimètres au-dessous de la tubérosité bicipitale par un bord concave qui ménage avec les os voisins un orifice en partie fermé par le court supinateur, et qui livre passage à l'artère interosseuse postérieure.

Dans son tiers inférieur le ligament interosseux présente toujours un orifice elliptique ou mieux un canal qui le traverse très obliquement de haut en bas et d'avant en arrière, et par lequel s'engagent les branches postérieures de l'artère interosseuse antérieure.

Par son extrémité inférieure le ligament interosseux s'amincit à quelques centimètres au-dessus de l'articulation radio-cubitale inférieure et se transforme peu à peu en une lamelle fibreuse qui revêt la face postérieure du carré pronateur. Ordinairement un faisceau vertical se prolonge jusqu'au cul-de-sac de l'articulation radio-cubitale inférieure.

Ligament de Weitbrecht. — On donne le nom de ligament rond ou ligament de Weitbrecht à un petit faisceau fibreux qui descend obliquement de la partie inférieure et externe de l'apophyse coronoïde vers la face antérieure du radius à laquelle il se fixe immédiatement au-dessous de la tubérosité bicipitale.

L'existence de ce faisceau est constante, mais sa force est très variable ; je ne l'ai jamais rencontré sous la forme de *ligament rond* que lui décrit Weitbrecht : c'est un petit ruban fibreux,

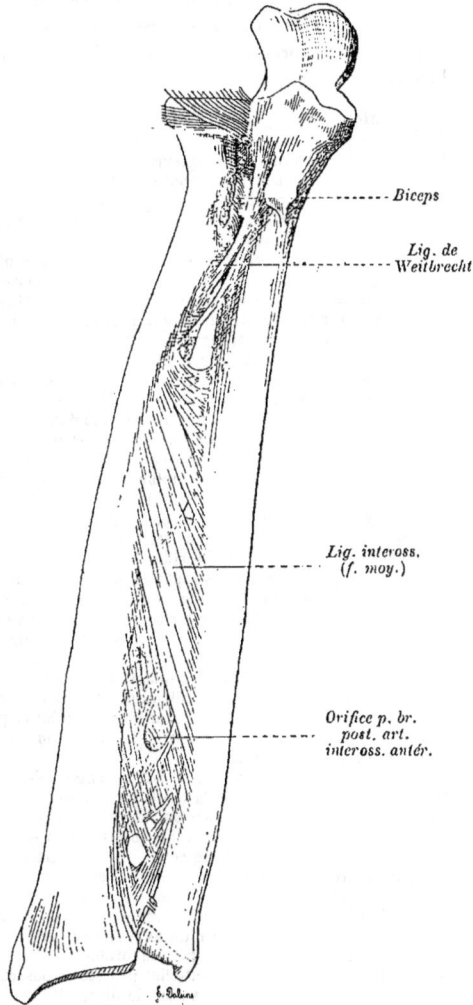

Fig. 511. — Ligament interosseux, vue antérieure.

le plus souvent très faible qui contourne le tendon et la tubérosité bicipitales. On a discuté la valeur et le rôle de ce ligament : Weitbrecht lui assigne pour fonction de limiter la supination : « hoc ligamentum, quod chordam cubiti transversalem voco, coercet radium *ne nimis resupinetur.* » Depuis ce rôle lui a été contesté ; il est en effet bien facile de s'assurer qu'il n'a aucune influence sur la supination. — Pourquoi chercher le rôle d'un ligament insignifiant, qui manque assez souvent et qui est remplacé parfois par une arcade fibreuse donnant insertion au fléchisseur propre du pouce ? J'y verrais plus volontiers le résultat d'une sorte de tassement du tissu voisin par le jeu du tendon bicipital, d'autant qu'il n'est pas très rare de trouver une deuxième « chorda transversalis » au-dessus du tendon bicipital (V. fig. 511), ménageant avec la première le canal celluleux dans lequel se meut le tendon du biceps.

Physiologie du ligament interosseux. — La plupart des anatomistes admettent avec Cruveilhier que cette membrane, assez improprement dénommée ligament interosseux, doit être considérée comme une aponévrose dont le principal usage est de servir à des insertions musculaires. En effet la face antérieure donne insertion au fléchisseur profond des doigts, au fléchisseur propre du pouce et au carré pronateur ; sur sa face postérieure le long abducteur, le long extenseur du pouce et l'extenseur propre de l'index prennent aussi une partie de leurs insertions.

Weitbrecht, qui lui attribue le rôle de limiter la supination, et Sappey ont fait remarquer que ce ligament était aussi un moyen d'union s'opposant à l'écartement des deux os quand l'une des faces de l'avant-bras subit une pression. — Gegenbaur voit dans l'aponévrose interosseuse une « réminiscence de la juxtaposition immédiate primitive des deux os telle qu'elle existe chez les vertébrés inférieurs : c'est une masse fibreuse transformée en une membrane par suite de l'écartement progressif des deux os ».

A mon avis, la raison d'être, ou le rôle principal, si l'on préfère cette forme de langage, du ligament interosseux est toute différente. — A ceux qui répètent avec et après Cruveilhier que ce ligament n'est qu'une membrane d'insertion, je conseillerai de regarder de près, d'étudier la force des faisceaux qui le composent et la largeur de leur insertion. Ils pourront s'assurer que la force de ce ligament est considérable, que dans sa partie moyenne il est plus épais et plus fort, du double au moins, que la longue bandelette dont on a fait le ligament latéral interne de l'articulation du genou. A mon avis, la résistance et la disposition du ligament interosseux sont en rapport avec la fonction d'associer le radius au cubitus, et réciproquement, dans tous les cas où le membre supérieur est appelé à exercer une pression ou à supporter un effort.

Supposons le cas le plus simple et le plus fréquent : un individu fait un effort avec son bras droit étendu, la force, venant de l'omoplate, descend par l'humérus qui la transmet au cubitus, d'où elle passe à la main. Mais comment se fait cette dernière transmission ? Elle ne peut se faire par le cubitus qui ne s'articule avec aucun os du condyle carpien ; seul, le radius, articulé avec ce condyle, peut en être l'agent. Or, nous avons appris que dans l'extension du bras le contact du condyle huméral avec la tête du radius n'existe guère ; ceci étant, la force ne peut passer directement de l'humérus au radius. Il faut donc que cette force transmise par l'humérus au cubitus passe ensuite dans le radius qui la transmettra à la main ; inversement si la force vient de la main, elle prendra nécessairement le chemin radio-cubito-huméral.

Il nous reste à connaître quel peut être l'agent de cette transmission du radius au cubitus. Faut-il le chercher dans l'articulation radio-cubitale supérieure ? Non, la direction des surfaces articulaires en contact suivant un plan vertical ne permet pas de s'arrêter à cette idée. — L'articulation radio-cubitale inférieure avec son ligament triangulaire paraît à première vue plus en rapport avec cette fonction ; mais en la considérant de près on voit que le ligament triangulaire dont le contact avec le semi-lunaire et le pyramidal se fait suivant un plan très obliquement descendant ne peut être cet agent.

Seul de tous les moyens d'union radio-cubitaux le ligament interosseux nous montre des fibres allant très obliquement d'un os à l'autre, presque parallèlement aux os qu'elles unissent. Ces fibres qui semblent bien favorablement disposées pour la transmission d'une force d'un os à l'autre n'auraient-elles pas été disposées ainsi *par* l'incessante répétition de cette fonction ? L'expérience va nous le dire.

Voici comment il faut procéder : sur un avant-bras détaché, mettez à nu le ligament interosseux et cherchez à faire jouer les deux os l'un sur l'autre, dans le sens de leur longueur ; vous ne réussirez pas, quelle que soit la force employée. Sciez la tête radiale et la tête cubitale, de façon à ne laisser comme moyen d'union et d'association entre les deux os que le seul ligament interosseux, vous ne réussirez pas davantage à faire mouvoir, suivant leur longueur, les deux os l'un sur l'autre. et vous vous assurerez ainsi que le véritable trait d'union radio-cubital est le ligament interosseux.

Pour essayer d'obtenir des mouvements suivant la longueur du radius sur le cubitus, j'ai fixé le radius dans un étau et j'ai frappé à coups de maillet sur l'olécrâne : j'ai quelquefois brisé le radius, *je n'ai jamais pu déchirer ou désinsérer le ligament interosseux.*

Je conclus : le ligament interosseux est le trait d'union par lequel sont principalement transmises du radius au cubitus et réciproquement les forces cheminant dans le membre supérieur. C'est par la répétition de cette fonction que les fibres de ce ligament ont pris l'obliquité et la force qu'elles possèdent et qui seraient si peu en rapport avec la fonction de recevoir des insertions musculaires. Cette constatation, intéressante en physiologie, est aussi à prendre en considération dans le mécanisme de certaines fractures de l'avant-bras.

Essai demécanique articulaire des articulations radio-cubitales ; pronation et supination.

— Les trochoïdes radio-cubitales présentent une seule variété de mouvement, la *rotation*. C'est là, pour mieux dire, le mouvement essentiel et principal, car elles sont encore le siège d'un mouvement de glissement très léger.

Ces mouvements de rotation sont décrits, suivant le sens dans lequel la rotation s'exécute, sous les noms de *pronation* et de *supination.* Lorsque le membre supérieur est pendant le long du corps à l'état de repos, la face palmaire de la main regarde en dedans et le pouce est en avant ; la *pronation* est le mouvemement par lequel la face palmaire de la main est tournée en arrière, le pouce devenant interne ; la *supination* celui par lequel elle est tournée en avant, le pouce étant porté en dehors.

Ces mouvements, dont les agents musculaires sont au bras et à l'avant-bras, le biceps et le court supinateur pour la supination, le rond et le carré pronateur pour la pronation, se passent dans les articulations radio-cubitales. Leur mécanisme est des plus intéressants.

La pronation et la supination sont encore décrites dans les traités d'anatomie modernes, aussi bien en France qu'à l'étranger, comme de simples mouvements de rotation du radius sur le cubitus, dans lesquels l'extrémité supérieure du radius tourne sur place autour d'un axe vertical passant par le centre de sa cupule, tandis que son extrémité inférieure se déplace circulairement autour d'un axe passant par la tête du cubitus. En d'autres termes, dans l'articulation radio-cubitale supérieure, la tête du radius tourne dans la cavité sigmoïde du cubitus, tandis que dans la radio-cubitale inférieure, la cavité sigmoïde du radius tourne autour de la tête du cubitus. Dans tous ces mouvements, *c'est le radius qui se déplace, le cubitus reste fixe.*

Telle est la description classique des mouvements de pronation et de supination. En contradiction, à mon avis, avec l'observation et la réalité, cette théorie a rencontré des adversaires convaincus ; pour mon compte et après nombre de recherches et d'expériences variées, je ne puis l'accepter.

Elle a été combattue autrefois par Winslow et par Vicq d'Azyr qui admettaient que les deux os de l'avant-bras concouraient plus ou moins à la pronation et à la supination. — Dès cette époque, Vicq d'Azyr attribuait à une petite flexion et à une petite extension se produisant alternativement dans l'articulation huméro-cubitale, les mouvements de l'extrémité inférieure du cubitus ; il apportait à l'appui les expériences les plus convaincantes.

Il semble en effet, à première vue, que la mobilité des deux os soit indéniable. L'observation suivante nous paraît la démontrer péremptoirement.

Si, plaçant votre avant-bras en flexion et appuyant votre coude sur la table, vous suivez la tête du cubitus pendant les mouvements de pronation et de supination imprimés à votre main, vous constaterez nettement un déplacement de la tête cubitale dans un sens opposé au mouvement du radius. Vous verrez, s'il s'agit d'un mouvement de pronation que, pendant que le radius se porte en dedans, le cubitus se porte en dehors. — Variez les conditions de l'expérience, soit en vous plaçant devant une glace, soit, comme j'ai l'habitude de le faire dans mes cours, en mettant votre poignet au centre d'un cercle sur lequel vous marquez par un trait la position de la tête cubitale au commencement et à la fin du mouvement ; toujours vous arriverez au même résultat : le cubitus loin de rester immobile se déplace dans les mouvements de pronation et de supination. Cependant Bertin a prétendu « qu'il y avait là illusion de deux sens, de la vue et du toucher, » alléguant « que nous rapportions au cubitus une partie du mouvement qui appartient au radius, de la même manière que nous rapportons aux étoiles le mouvement des nuages qui les obscurcissent, et au rivage le mouvement de la barque », et depuis cette opinion a pour ainsi dire fait loi. Cependant il suffit d'opérer ces mouvements devant une glace, pour répondre aux objections de Bertin reproduites par Cruveilhier.

Vers 1828, Gerdy (Physiologie médicale didactique et critique) enseigna que les deux os sont mobiles : « que pendant que le radius décrit un demi-cercle, l'extrémité inférieure du cubitus en décrit un en sens inverse, en sorte qu'ils tournent tous les deux à la fois sur un axe commun qui passe par leur espace interosseux ». Il montra comment la main suivant le mouvement de l'avant-bras, le pouce et l'indicateur marchent dans le même sens que le radius, tandis que l'annulaire et le petit doigt suivent le mouvement du cubitus. Gerdy alla plus loin ; il observa les changements que l'on peut volontairement apporter dans l'axe de rotation commun aux deux os de l'avant-bras. « Appuyez successivement, dit-il, la main par le bout du doigt indicateur et ensuite du médius, puis de l'annulaire et enfin du petit doigt, contre un plan vertical, un mur par exemple, puis exécutez alternativement des mouvements de pronation et de supination sur le bout de chacun de ces doigts appliqués seul à seul ; vous verrez tour à tour chacun d'eux devenir l'axe de rotation de la main. Dans l'appui sur l'indicateur, l'arc de cercle décrit par le radius sera tout petit, tandis que celui décrit par le cubitus sera très grand ; ce sera l'inverse dans l'appui sur le petit doigt. »

Ce magnifique chapitre d'observation sur le vivant n'entraîna point la conviction des anatomistes. L'objection sérieuse qui fut faite est la suivante : si sur un avant-bras disséqué et dépouillé de ses muscles vous immobilisez le cubitus dans un étau, les mouvements de pronation et de supination restent possibles, bien qu'on ne puisse alors parler d'une mobilité quelconque du cubitus. Je répondrai : de ce fait que des mouvements de rotation du radius autour d'un cubitus immobilisé sont possibles, a-t-on le droit de conclure que les choses se passent ainsi physiologiquement sur le vivant, sur lequel on constate le mouvement indéniable du cubitus ? Non assurément. — Je vais plus loin : les mouvements obtenus dans cette expérience cadavérique ne ressemblent en rien aux mouvements de pronation et de supination que l'on observe sur le vivant. Si la supination ou la pronation étaient uniquement produites par la rotation du radius sur le cubitus fixe, la main, au lieu de tourner sur son axe fictif, pivoterait sur son bord interne et ne pourrait conserver ses rapports avec l'objet saisi, si celui-ci était fixé. Toutes les fonctions de la main, dans lesquelles celle-ci doit tourner sur son axe, comme dans l'action d'enfoncer une vrille, de mouvoir un tourne-vis ou un tire-bouchon deviennent impossibles.

Duchenne de Boulogne (Physiologie des mouvements, 1867) reprit la théorie de Gerdy, et apporta à l'appui l'expérimentation sur le cadavre, et l'observation sur le vivant à l'aide de la faradisation. Pour cet auteur le radius et le cubitus décrivent, dans les mouvements de pronation et de supination, des arcs de cercle en sens contraire et d'égale étendue, autour d'un axe fictif passant par le troisième métacarpien.

Duchenne donna une bonne analyse des mouvements de circumduction de l'extrémité inférieure du cubitus par une succession de mouvements de flexion et d'extension dans l'articulation huméro-cubitale. Dans ses expériences il a constaté que lorsqu'on imprimait un mouvement lent de pronation à une main placée en supination, le cubitus subissait un mouvement d'extension pendant le premier tiers du quart de cercle décrit par son extrémité

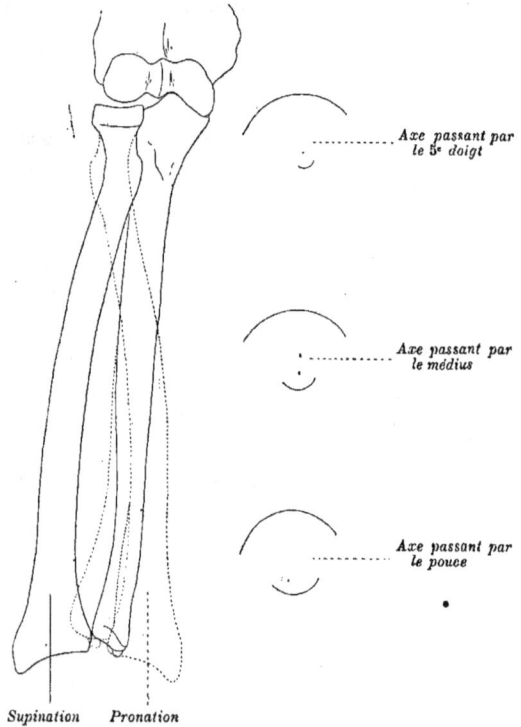

Axe passant par le 5e doigt

Axe passant par le médius

Axe passant par le pouce

Supination Pronation

Fig. 512. — Schémas de la pronation et de la supination.

Sur le côté droit de la figure sont reproduits trois tracés inscrits par le radius et le cubitus dans les mouvements de pronation et de supination, en variant les axes (La grande courbe appartient au radius, la petite au cubitus).

inférieure, puis un petit mouvement de flexion dans le dernier tiers. Lorsque la main était ramenée lentement en supination les mêmes mouvements se reproduisaient en ordre inverse, dans l'articulation huméro-cubitale. En somme par la succession de ces mouvements et leur combinaison avec l'inclinaison latérale, l'extrémité inférieure du cubitus décrit un arc de cercle. Il vit aussi que l'axe de ces mouvements pouvait se déplacer soit en dedans soit en dehors suivant le *doigt point d'appui*. Il montra que dans ces mouvements le cubitus ne suivait pas passivement le radius, mais qu'il était mu aussi par des agents musculaires supinateurs et pronateurs, l'anconé et le carré pronateur.

Depuis, deux mémoires de Lecomte ont paru (Archives génér. de Méd., 1876 et 1877) confirmant les travaux de Gerdy et de Duchenne. A l'étranger les travaux de Koster (1882), d'Heiberg (1886) et le mémoire plus récent de Cuenod (Interna. Monatr. f. Anat. und Phy. 1888 B^d 5 Heft, 10) ont conclu dans le même sens. Ils ont été l'objet de nombreuses critiques si bien qu'à l'heure actuelle, l'opinion ancienne d'un radius tournant autour d'un cubitus immobile est à peu près partout la doctrine classique.

Tout à fait séduit par la lecture des travaux de Gerdy et de Duchenne de Boulogne, j'ai entrepris un certain nombre de recherches et d'expériences dans le but de me faire une conviction sur le sujet. Ces expériences ont été faites dans mon laboratoire au cours de l'hiver 1888-1889, avec l'aide de mes élèves et amis MM. Meige et Meunier. Nous avons multiplié et varié les expériences, agissant tantôt sur des bras rattachés au tronc par leurs liens naturels, tantôt sur des bras isolés, et dans ce dernier cas, nous fixions solidement l'humérus dans un étau, de façon à éviter toute cause d'erreur de ce côté. Nous avons fait passer successivement l'axe par tous les doigts de la main ; ayant fixé des stylets inscripteurs dans le cubitus et le radius nous avons pu recueillir quantité de tracés. Nos travaux ont confirmé le mécanisme donné par ces maîtres en observation. Je donne (fig. 512), avec un schema montrant la position des deux os de l'avant-bras en supination (trait plein) et en pronation (trait pointillé), trois tracés, reproduction fidèle, en des dimensions moindres, de ceux que nous avons obtenus. Dans le premier l'axe passe par le cinquième doigt, par le médius dans le second, par le pouce dans le troisième. Toujours et quel que soit l'axe, l'arc décrit par le radius appartient à un cercle de plus grand rayon que l'axe décrit par le cubitus.

On remarquera et le fait nous surprit fort, que dans tous les mouvements et quel que soit l'axe, les deux os sont mobiles, jamais on ne voit l'un d'eux tourner autour de l'autre resté fixe; mais tandis que l'un se déplace suivant une circonférence, l'autre, radius ou cubitus, tourne sur place. A cet égard mes résultats diffèrent quelque peu des résultats obtenus par ceux qui ont étudié ces mouvements avant nous.

Physiologiquement, je veux dire sur le vivant, l'observation démontre que l'humérus prend part à ces mouvements de pronation et de supination. Lecomte et P. Richer (loc. cit.) ont étudié les mouvements de rotation de l'humérus dans son articulation avec l'omoplate, au cours des mouvements de pronation et de supination. Ils sont marqués surtout dans l'extension ; dans la flexion de l'avant-bras sur le bras, la part prise par la rotation de l'humérus est moindre.

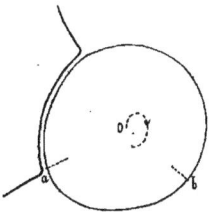

Fig. 513. — Cupule radiale.

o, centre géométrique de la cupule, se déplaçant suivant une spire dans le passage de la supination extrême à la pronation complète ; *a*, *b*, points de repère destinés à mesurer la pronation ; arc *ab* = 110°.

En ce qui concerne les mouvements des deux os, envisagés par leur extrémité supérieure, nous avons observé la flexion, l'inclinaison latérale et l'extension légère si bien relevées par Duchenne de Boulogne dans l'articulation huméro-cubitale.

De plus, nous avons vu qu'un point quelconque de l'extrémité supérieure du radius décrit de l'extrême supination à la pronation extrême un arc de 120° environ. Ayant coupé successivement le ligament interosseux, la bandelette de Weitbrecht et la coiffe radio-cubitale supérieure, nous avons pu vérifier que l'étendue de ces mouvements n'était en rien accrue; ainsi se confirme notre opinion que ce sont les fibres internes de la capsule (ligament de Denucé) qui, en s'enroulant autour du col radial, limitent les mouvements de pronation et de supination.

L'axe autour duquel tourne la tête du radius passe par le centre de la cupule, mais n'est point fixe, ce qui était à prévoir étant donné que le pourtour de la tête n'est point parfaitement circulaire, mais plutôt ovalaire ; ce centre se déplace suivant la ligne représentée fig. 513. De plus dans la pronation la tête du radius se porte un peu en avant, et paraît se rapprocher du condyle, par une sorte de glissement dans l'articulation radio-cubitale supérieure, tandis que dans la supination elle se porte en arrière et tend à s'écarter du condyle.

Les articulations radio-cubitales supérieure et inférieure jouissent d'une grande indépendance physiologique; quelle que soit la position, j'entends position naturelle et non forcée, donnée à l'avant-bras sur le bras, les mouvements de pronation et de supination continueront de s'effectuer.

§ V. — ARTICULATIONS DU POIGNET.

Il convient de comprendre dans un même paragraphe les diverses articulations qui réunissent *les os de l'avant-bras au carpe,* les *articulations des os du
carpe entre eux,* et l'*articulation des deux rangées carpiennes entre elles.*

Nous verrons en décrivant ces diverses articulations qu'elles forment, tant

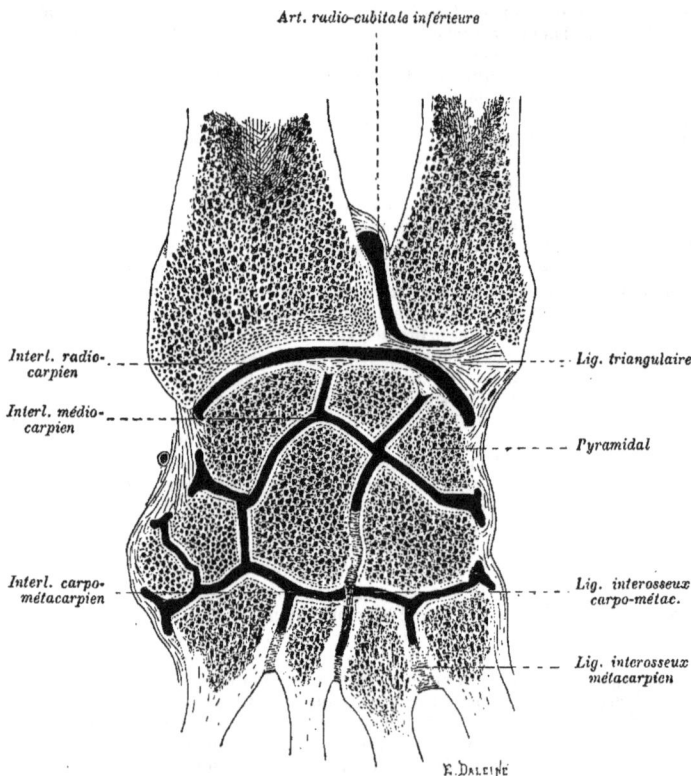

Fig. 514. — Coupe frontale des articulations radio-carpienne, carpienne
et carpo-métacarpienne.

au point de vue anatomique qu'au point de vue physiologique, un ensemble
articulaire.

ARTICULATION RADIO-CARPIENNE.

L'articulation qui réunit l'avant-bras à la rangée supérieure des os du carpe
est une diarthrose de la variété condylienne. — Elle est appelée *radio-carpienne,* parce que des deux os de l'avant-bras le radius seul y prend part; le
cubitus, qui descend moins bas, n'arrive pas jusqu'au niveau de l'articulation;

il se trouve remplacé comme surface articulaire par le ligament triangulaire, déjà étudié à propos de l'articulation radio-cubitale inférieure.

SURFACES ARTICULAIRES. — a). *Du côté de l'avant-bras,* nous trouvons une cavité glénoïde peu profonde, ovalaire à grand axe transversal ; elle est formée dans ses deux tiers externes par la face carpienne de l'extrémité inférieure du radius et dans son tiers interne par la face inférieure du ligament triangulaire. Son grand axe transversal mesure environ 4 centimètres ; son petit axe, sagittal, atteint à peine 2 centimètres. Son bord postérieur descend un peu plus bas que son bord antérieur ; c'est pourquoi cette cavité ne regarde pas directement en bas, mais en bas et très légèrement en avant. A ses extrémités latérales, effilées, répondent les apophyses styloïdes, celle du radius descendant plus bas que celle du cubitus. Aussi peut-on voir sur la coupe frontale (V. fig. 514) que la courbe transversale de l'interligne articulaire regarde en bas et un peu en dedans. La concavité frontale de la glène antibrachiale est un peu moindre que sa concavité dans le sens sagittal (V. fig. 516).

La partie radiale de la cavité glénoïde est subdivisée en deux facettes secondaires par une crête mousse antéro-postérieure : la facette externe, triangulaire, répond au scaphoïde ; la facette interne, quadrilatère, répond au semi-lunaire qui la déborde en dedans et se met en contact avec le ligament triangulaire.

Le revêtement cartilagineux des surfaces radiales a une épaisseur moyenne de 1 mm. 5 ; il se continue avec le revêtement de la petite cavité sigmoïde du radius.

b). *Du côté du carpe,* nous trouvons : un condyle constitué, dit-on, par les trois premiers os de la première rangée du carpe et les ligaments qui les unissent, mais constitué en réalité par le scaphoïde et le semi-lunaire ; en effet le pyramidal, bien qu'il continue en de-

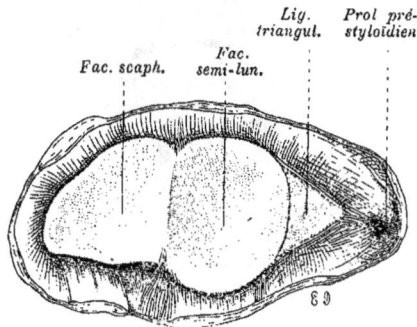

Fig. 515. Articulation radio-carpienne, surfaces articulaires antibrachiales, avec leur collerette capsulaire.

dans la saillie du condyle, n'entre point en rapport avec la glène antibrachiale, mais avec cette partie de la capsule qui constitue le ligament latéral interne (V. fig. 514). Il convient toutefois de remarquer avec Henle « que .cette partie de la face interne de la capsule se trouve sur le prolongement de la glène antibrachiale ou paroi supérieure de l'article ». Il suffit d'ouvrir une articulation radio-carpienne pour voir comment le pyramidal, situé sur un plan bien inférieur, ne prend qu'une part insignifiante à la formation du condyle, formé surtout par le scaphoïde et le semi-lunaire réunis par un ligament encroûté de cartilage.

Le revêtement cartilagineux du condyle s'étend plus sur la face postérieure des deux os (scaphoïde et semi-lunaire) que sur leur face antérieure, si bien que dans l'ensemble l'éminence condylienne regarde en haut et un peu en arrière, opposant ainsi son orientation à celle de la cavité glénoïde, qui regarde en bas et un peu en avant.

MOYENS D'UNION. — **Capsule**. — Un manchon fibreux va du pourtour de la surface articulaire radiale et des bords du fibro-cartilage au pourtour du revêtement cartilagineux du condyle carpien. Cette capsule est épaisse et très serrée en avant, plus mince et plus lâche en arrière. Sur les côtés elle est renforcée par des trousseaux fibreux qui prennent insertion sur les apophyses styloïdes.

On peut lui distinguer plusieurs faisceaux de renforcement ou *ligaments*.

Ligaments antérieurs. — La partie antérieure de la capsule est renforcée par deux larges trousseaux fibreux très forts qui descendent du radius et du cubitus pour se rencontrer sur la ligne médiane au niveau de la tête du grand os. Réunis, ces deux ligaments antérieurs forment une arcade fibreuse à concavité supérieure : c'est en raison de cette apparence qu'on les a décrits sous le nom de *ligamentum arcuatum*. Mais à regarder de près, ces deux ligaments ont une direction différente : l'*antéro-externe* (radial) descend très obliquement vers la paume, l'*antéro-interne* (cubital) est moins oblique, presque droit : Weitbrecht les caractérise plus justement par les noms d'*obliquum* appliqué au premier et de *rectum* au second. Avec Sappey je les décrirai sous le nom de ligament antéro-externe et ligament antéro-interne.

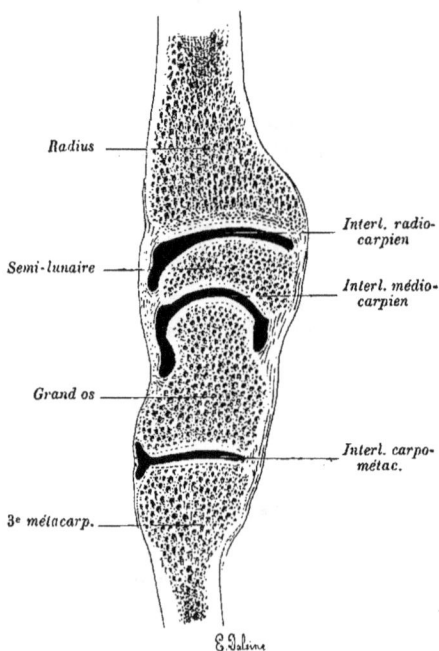

Fig. 516. — Coupe sagittale des articulations radio-carpienne, médio-carpienne, et carpo-métacarpienne.

a). Le ligament antéro-externe s'insère à la *face antérieure* de l'apophyse styloïde du radius, et au bord antérieur de l'extrémité inférieure du radius. Sur l'os sec la largeur et la profondeur de l'empreinte creusée par cette insertion témoignent de la force du ligament qui s'y insère. Ses faisceaux supérieurs presque transversaux passent obliquement sur le semi-lunaire, auquel se fixent les fibres profondes, tandis que les superficielles vont s'insérer au pyramidal. Ses faisceaux inférieurs, plus obliques, vont s'insérer sur le grand os.

Ces deux groupes de faisceaux, larges et resplendissants quand on a su les

séparer du tissu cellulaire qui leur adhère, sont *toujours* séparés par un interstice dans lequel la synoviale fait hernie. La présence de ce prolongement synovial constant témoigne du mouvement de reploiement qui se passe entre les
deux branches de l'éventail fibreux antéro-externe dans la flexion du poignet
sur l'avant-bras. De même les fibres supérieures ménagent, avec le bord antérieur

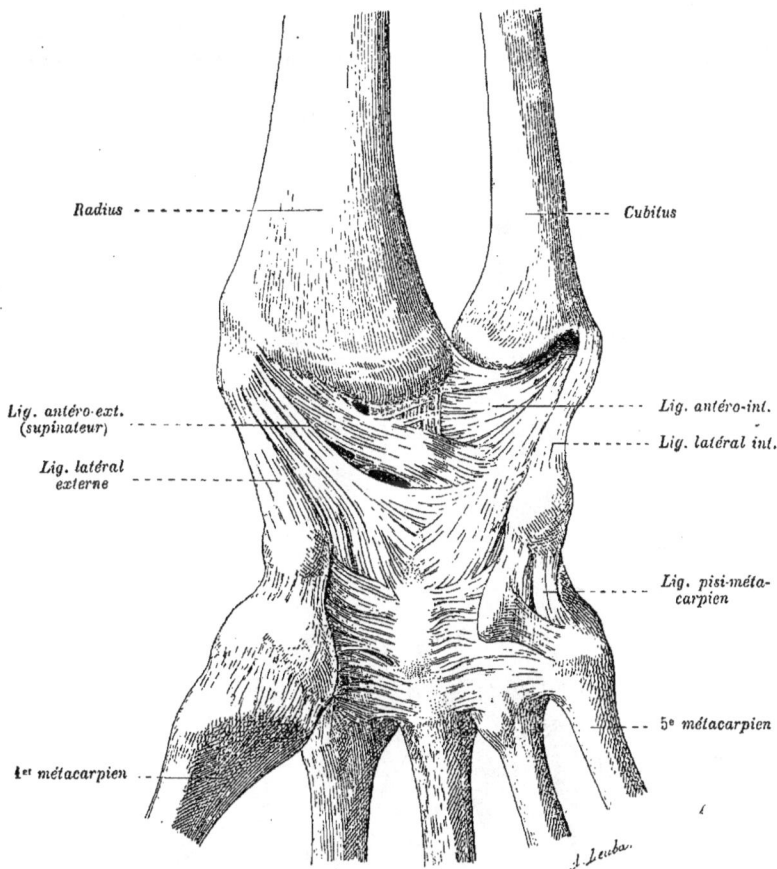

Fig. 517. — Articulations radio-carpienne, carpiennes, et carpo-métacarpienne,
vue antérieure.

du radius, un petit orifice, également constant, par lequel s'échappe toujours,
avec un lobule graisseux, un prolongement de la synoviale. Ces points, qui
peuvent paraître de détail, ont leur importance.

b). *Le ligament antéro-interne*, moins net que le précédent, est formé de
fibres qui se détachent du bord antérieur du ligament triangulaire et de la fossette
creusée à la face externe de l'apophyse styloïde du cubitus. Les faisceaux internes de ce ligament descendent sur le pyramidal et même sur le grand os ; ses
faisceaux externes, presque transversalement dirigés, s'engagent sous les fais-

40

ceaux supérieurs du ligament antéro-externe et vont s'insérer au semi-lunaire.

Ligament postérieur. — A la face dorsale, la capsule fibreuse est renforcée par un ligament très large et très fort, *le ligament postérieur.*

Ce ligament s'insère au bord postérieur de l'extrémité inférieure du radius ; de là il se dirige très obliquement en bas et en dedans vers la face dorsale du pyramidal sur lequel se fait son insertion inférieure. De largeur variable, il s'insère quelquefois à tout le bord radial ; il est assez souvent divisé en deux

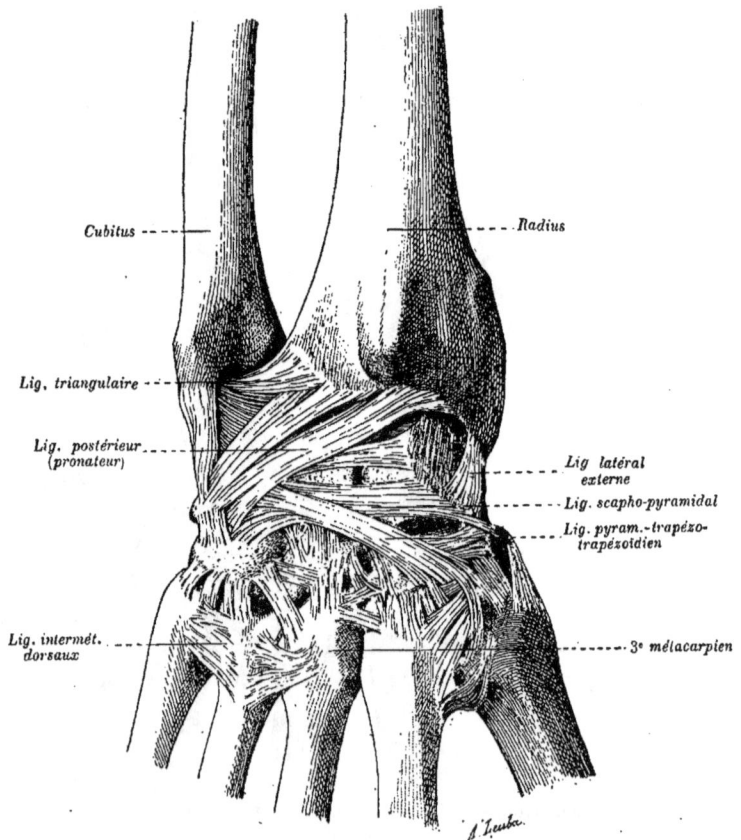

Fig. 518. — Articulations radio-carpienne, carpiennes, et carpo-métacarpienne, vue postérieure.

faisceaux (A). Au-dessous de ce renforcement la capsule fibreuse va insérer ses fibres clairsemées sur la face postérieure du scaphoïde et du semi-lunaire (B).

Ligament latéral externe. — Court, vertical, triangulaire, il s'attache par son extrémité supérieure au sommet de l'apophyse styloïde du radius, et par sa base au scaphoïde, immédiatement en dehors du revêtement cartilagineux. Les plus antérieures de ses fibres se prolongent jusqu'au tubercule du scaphoïde en se confondant avec la gaîne du long abducteur du pouce, dont il est très difficile de les séparer (C).

Ligament latéral interne. — On décrit ce ligament comme une sorte de tube ou de cylindre fibreux dont l'extrémité supérieure s'insère à la base de l'apophyse styloïde du cubitus, sans contracter d'adhérence avec le sommet de cette apophyse qui joue librement dans la cavité du ligament. La vérité est que le ligament latéral interne se présente bien rarement sous cette forme tubuleuse ; ordinairement son insertion prend et coiffe le *sommet* de l'apophyse cubitale, tandis que par son extrémité inférieure il va se fixer en partie sur le pyrami-

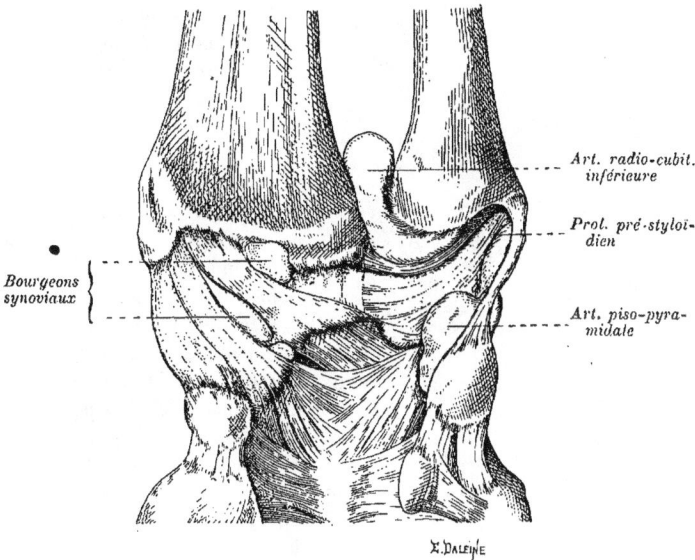

Fig. 519. — Synoviale de l'articulation du poignet, vue antérieure.

La synoviale radio-carpienne a été injectée ; sur la pièce qui a servi de modèle, elle communiquait avec les synoviales radio-cubitale inférieure et piso-pyramidale.

dal, en partie sur le pisiforme. C'est ainsi qu'on le trouve 16 fois sur 20 environ. L'erreur est venue de ce fait que la synoviale radio-carpienne envoie constamment un prolongement qui remonte à la partie antérieure de l'apophyse styloïde du cubitus (D).

SYNOVIALE. — Allant du pourtour du revêtement cartilagineux supérieur au pourtour cartilagineux du condyle, elle revêt la face profonde de la capsule, accentuant le relief des ligaments, de telle sorte que les deux ligaments antérieurs apparaissent plus distincts encore lorsqu'on les étudie par leur face articulaire.

Ses prolongements et ses anfractuosités n'ont pas tous été étudiés. Elle communique parfois (27 fois sur 67) avec la synoviale de l'articulation radio-cubitale inférieure par un orifice en forme de fente ou de croissant que l'on rencontre à la base du ligament triangulaire.

Dans plus de la moitié des cas (39 fois sur 70), la synoviale de l'articulation radio-carpienne communique avec la synoviale de l'articulation piso-pyramidale.

Un prolongement constant est celui qu'elle envoie au-devant de l'apophyse styloïde du cubitus : ce *prolongement pré-styloïdien* occupe l'intérieur du ligament latéral interne dans les cas où ce ligament revêt la forme cylindrique.

— Ce prolongement pré-styloïdien me paraît répondre au contact qui s'établit entre le bord antérieur du ligament triangulaire et l'apophyse styloïde du cubitus dans les mouvements de pronation.

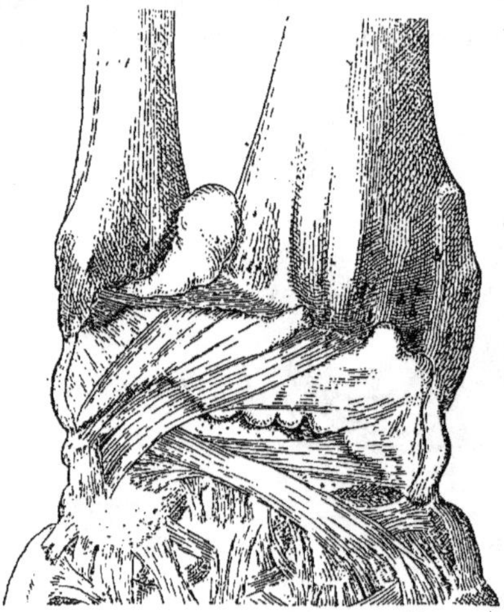

Un autre prolongement constant est celui qui émerge par le petit orifice que ménagent avec le bord antérieur de l'extrémité radiale, les fibres supérieures du ligament antéro-externe. J'ai toujours rencontré ce prolongement qui se présente après injection comme un champignon synovial à pédicule droit.

A *la face dorsale,* au-dessous du ligament postérieur, là où la capsule fibreuse va s'insérer par ses fibres clairsemées sur la face postérieure du scaphoïde et du semi-lunaire, la synoviale pousse entre ces fibres des prolongements ou logettes, qui peuvent être le point de départ de certains kystes synoviaux du poignet (E).

Fig. 520. — Synoviale de l'articulation radio-carpienne, vue postérieure.

La synoviale radio-carpienne injectée communiquait avec la synoviale radio-cubitale inférieure.

Signalons l'existence de deux replis falciformes répondant aux deux extrémités de l'interstice scapho-semi-lunaire sur le condyle carpien ; ces replis constants s'avancent plus ou moins dans la cavité articulaire ; ils sont représentés fig. 515.

Rapports. — L'articulation radio-carpienne est entourée de toutes parts par les tendons des muscles de l'avant-bras descendant vers la main. A la face dorsale de l'articulation, les tendons extenseurs et radiaux, étroitement bridés par le ligament dorsal du carpe, forment une couche unique immédiatement appliquée sur l'article. — En avant, les tendons fléchisseurs, répartis en plusieurs couches et logés dans la gouttière carpienne, sont plus lâchement unis aux ligaments antérieurs. — Sur les côtés, l'articulation montre ses apophyses styloïdes, la cubitale comprise entre les tendons cubital antérieur et cubital postérieur ; la radiale, accessible entre les tendons long extenseur, long et court abducteur du pouce, limitant la fosse dite *tabatière anatomique.*

L'artère radiale contourne l'apophyse styloïde du radius pour descendre dans la tabatière anatomique, en rapport immédiat avec le ligament latéral externe. L'artère cubitale a des rapports plus éloignés.

L'apophyse styloïde radiale descend plus bas que la cubitale ; la ligne qui joint leurs sommets passe à un bon centimètre au-dessous de l'interligne articulaire, curviligne à concavité inférieure. Même sur un poignet œdémateux, on peut en explorant les bords reconnaître les apophyses styloïdes et par suite tracer l'interligne. Ajoutons que c'est seulement par sa face dorsale et ses parties latérales que l'articulation radio-carpienne est accessible à l'exploration.

Vaisseaux et nerfs. — Les *artères* de l'articulation radio-carpienne sont fournies par la radiale et la cubitale. En avant, elles naissent de l'arcade transverse antérieure du carpe, de l'interosseuse antérieure, et d'une ou deux branches ascendantes de l'arcade palmaire profonde; en arrière, elles viennent de l'arcade transverse postérieure du carpe, de l'interosseuse du premier espace intermétacarpien, et de l'interosseuse postérieure; sur les côtés elles naissent directement du tronc même de la radiale et de la cubitale.

Le médian et le cubital innervent la partie antérieure de l'articulation; le radial et la branche postérieure du cubital innervent sa partie postérieure.

Varia. — A. — Sappey, ayant remarqué que la disposition des faisceaux de renforcement postérieurs de la capsule radio-carpienne répétait celle des ligaments antérieurs, décrit un *faisceau postéro-externe*, qui répond à ce que j'ai appelé ligament postérieur; et un *faisceau postéro-interne* allant du bord postérieur du ligament triangulaire à la face postérieure du pyramidal. Sappey reconnaît d'ailleurs que ce dernier ligament est très mince, membraneux, non fasciculé comme le faisceau postéro-externe. Il ne m'a pas paru que ce renforcement capsulaire méritât d'être mis à part comme ligament.

B. — Il faut remarquer l'obliquité très grande des ligaments radio-carpiens antérieur et postérieur. Le ligament antéro-interne, si puissant, et le ligament postérieur sont presque parallèles à l'interligne articulaire; ils sont de plus parallèles entre eux, l'un au-devant, l'autre en arrière de l'articulation, et radio-pyramidaux tous les deux. — Je me suis longtemps demandé le pourquoi d'une obliquité si marquée, telle qu'on n'en rencontre pas à un semblable degré dans aucune articulation. Il me semble qu'elle est en rapport avec l'exercice des mouvements de pronation et de supination dont le siège principal est à l'avant-bras dans les articulations radio-cubitales; la main suit passivement.

Des ligaments allant directement de l'une à l'autre des surfaces articulaires seraient suffisants bien que mal appropriés pour entraîner la main en pronation et en supination dans des conditions ordinaires. Mais si l'on considère que la résistance offerte par la main est parfois considérable, quand, par exemple, elle serre un objet très lourd, on comprend que des fibres se soient développées, par la répétition du mouvement, dans la direction la plus favorable pour l'application de la force.

J'ai souvent répété l'expérience suivante : ayant accroché à une main pendant un poids de 20 kilogr., j'imprimais à l'avant-bras des mouvements de pronation et de supination. Je voyais le ligament antéro-externe se tendre fortement pour entraîner la main en supination, tandis que le postérieur se tendait pour l'amener en pronation; lorsque je coupais ce dernier ligament la supination s'effectuait avec beaucoup plus de peine. J'ai conclu que le ligament antéro-externe répondait au mouvement de supination, et le ligament postérieur au mouvement de pronation: depuis longtemps, dans mes cours, j'appelle le premier *le supinateur*, et l'autre *le pronateur*.

C. — C'est bien à tort que les auteurs font insérer le *ligament latéral externe* au tubercule du scaphoïde. J'ai constaté un grand nombre de fois qu'il entoure immédiatement par sa base la pointe externe du revêtement cartilagineux scaphoïdien.

D. — Quelquefois la description classique du ligament latéral interne est réalisée, et l'on peut voir le sommet de l'apophyse styloïde jouant librement dans un cylindre fibreux qui loge un prolongement de la synoviale. Deux fois j'ai vu le sommet de l'apophyse cubitale, encroûté de cartilage, entrer en contact articulaire avec le pyramidal.

E. — Lorsque j'étais Prosecteur de la Faculté à l'école temporaire de la rue Vauquelin, j'ai injecté, pour un travail que je projetais sur les ganglions synoviaux du poignet, plus de cent articulations radio-carpiennes. J'ai encore soixante-sept de ces articulations; le reste a été distribué çà et là dans nos pavillons. Voici les résultats que je constate: dix-huit fois, la synoviale radio-carpienne communique avec l'articulation radio-cubitale inférieure; vingt-sept fois, elle communique avec la synoviale de l'articulation piso-pyramidale. Neuf fois seulement j'ai trouvé la communication avec ces deux synoviales à la fois : il est même à remarquer qu'en général lorsque la communication de la synoviale radio-carpienne s'établit avec l'une ou l'autre des synoviales radio-cubitale et piso-pyramidale, elle ne communique pas avec l'autre; je donne le fait sans en rechercher l'explication. Dans trois cas seulement on ne constatait aucune communication avec une synoviale voisine. Sur cinq poignets, non seulement les synoviales radio-cubitale inférieure et piso-pyramidale communiquaient avec la synoviale radio-carpienne, mais encore celle-ci communiquait avec la synoviale de l'articulation médio-carpienne. — Deux fois, la radio-cubitale communiquait avec la radio-carpienne, et aussi avec toutes les articulations carpo-métacar-piennes. Dans un autre cas la communication ne s'étendait qu'à l'articulation carpo-méta-carpienne du troisième métacarpien. Enfin sur un poignet présentant des lésions d'arthrite sèche, toutes les synoviales carpiennes et métacarpiennes, sauf celle du pouce, communiquaient entre elles.

Sur tous ces poignets les synoviales étaient injectées au suif par un trou pratiqué dans l'extrémité inférieure du radius. J'avais, ai-je dit, entrepris ce travail pour étudier la patho-génie des ganglions synoviaux du poignet. J'en ai donné verbalement les résultats à la Société anatomique ; je les résume ainsi : dans un grand nombre de cas, les ganglions se développent aux dépens des corpuscules sous-synoviaux si bien étudiés par Gosselin ; dans d'autres, ils se développent aux dépens de ces petits prolongements que la syno-viale envoie entre les fibres clairsemées de la capsule fibreuse, sur la face dorsale du poignet. Il existe là des logettes synoviales dont le volume augmente quand augmente la quantité de synovie, ainsi qu'il arrive dans les articulations surmenées par un exercice quelconque.

Remarquons en effet que bien souvent les ganglions surviennent chez des adolescents après un exercice fatigant (le violon et le piano sont notés dans nombre des observations que j'ai recueillies) ; souvent l'augmentation de volume est brusque. Remarquons encore qu'il n'est pas rare de voir ces ganglions disparaître par le repos, et se reproduire sous l'influence de la même cause. La synovie peut ainsi s'enkyster dans ces logettes dont le pédicule est toujours étroit. Enfin dans quelques cas, sous l'influence d'une augmentation de pression une hernie synoviale apparait brusquement au niveau d'un des points affaiblis de la capsule.

ARTICULATIONS CARPIENNES.

ARTICULATIONS DES OS DE LA PREMIÈRE RANGÉE ENTRE EUX.

Scaphoïde, semi-lunaire, pyramidal, pisiforme, sont réunis par trois articu-lations appartenant au genre arthrodie. Le scaphoïde, le semi-lunaire et le pyramidal sont unis latéralement par des articulations, qui ne sont point aussi serrées qu'on le dit, et forment un condyle brisé, dont les trois portions sont mobiles les unes sur les autres, le *condyle carpien* ; leurs interlignes sont dans des plans à peu près sagittaux. — Le pisiforme placé sur un plan antérieur s'unit avec le pyramidal par une articulation beaucoup plus lâche dont l'inter-ligne occupe un plan frontal.

Articulations scapho-lunaire et pyramido-lunaire.

Surfaces articulaires. — Le scaphoïde, le semi-lunaire et le pyramidal s'op-posent des facettes à peu près planes, de forme quadrilatère pour l'interligne scapho-lunaire, en croissant pour l'interligne luno-pyramidal. Ces facettes sont recouvertes d'un cartilage d'encroûtement d'épaisseur uniforme.

Moyens d'union. — Les trois os sont réunis : 1º par des *ligaments interos-seux ;* 2º par des ligaments *palmaires et dorsaux.*

Les *ligaments interosseux* encadrent les facettes cartilagineuses dont le bord inférieur reste seul libre. Formés de faisceaux fibreux assez lâches pour per-mettre entre les os contigus un glissement assez étendu, ils vont l'un du sca-phoïde au semi-lunaire, l'autre du semi-lunaire au pyramidal (V. fig. 521). Leur bord supérieur confine à la surface du condyle carpien à la formation duquel ces ligaments prennent part par leurs faisceaux superficiels devenus fibro-cartilagineux. Comme ils occupent toute l'épaisseur de l'interstice osseux, ils empêchent toute communication entre l'articulation radio-carpienne et la médio-carpienne.

Les *ligaments palmaires et dorsaux* sont représentés par de courts faisceaux, de direction transversale, en continuité avec les ligaments interosseux.

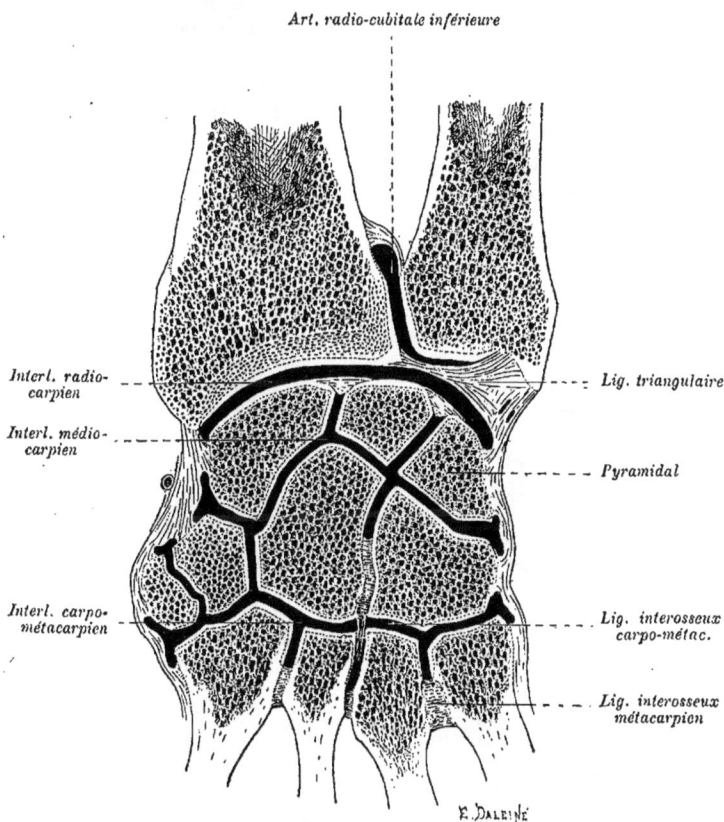

Art. radio-cubitale inférieure

Interl. radio-carpien

Interl. médio-carpien

Interl. carpo-métacarpien

Lig. triangulaire

Pyramidal

Lig. interosseux carpo-métac.

Lig. interosseux métacarpien

E. DALEINE

Fig. 521. — Coupe frontale des articulations radio-carpienne, carpiennes, et carpo-métacarpienne.

Synoviale. — Les synoviales des articulations scapho-lunaire et pyramido-lunaire sont des prolongements de la grande synoviale médio-carpienne.

Articulation piso-pyramidale.

Surfaces articulaires. — On dit d'ordinaire que les surfaces par lesquelles le pyramidal et le pisiforme s'articulent sont planes ; cela n'est pas exact. La facette articulaire du pyramidal, ovalaire, à grand axe vertical, est toujours convexe de haut en bas et transversalement ; la facette du pisiforme est toujours concave.

L'articulation piso-pyramidale est donc plus condylienne qu'arthrodiale.

L'une et l'autre surface articulaire sont revêtues d'une couche de cartilage hyalin.

Moyens d'union. — Une *capsule fibreuse* réunit les deux os ; elle s'insère au pourtour des facettes articulaires, excepté en bas où elle s'avance sur la face inférieure des os, laissant tout à fait libre l'extrémité inférieure des facettes.

Cette capsule est renforcée sur les parties latérales par des fibres transversales que l'on décrit sous le nom de ligaments palmaire et dorsal : le palmaire, quadrilatère, résistant, va de la face interne du pisiforme à la face palmaire de l'os crochu ; le dorsal, plus faible, unit les faces dorsales des deux os.

Les *véritables ligaments du pisiforme,* ceux qui limitent les déplacements si étendus de cet os en haut et en bas, ne sont point des renforcements capsulaires :

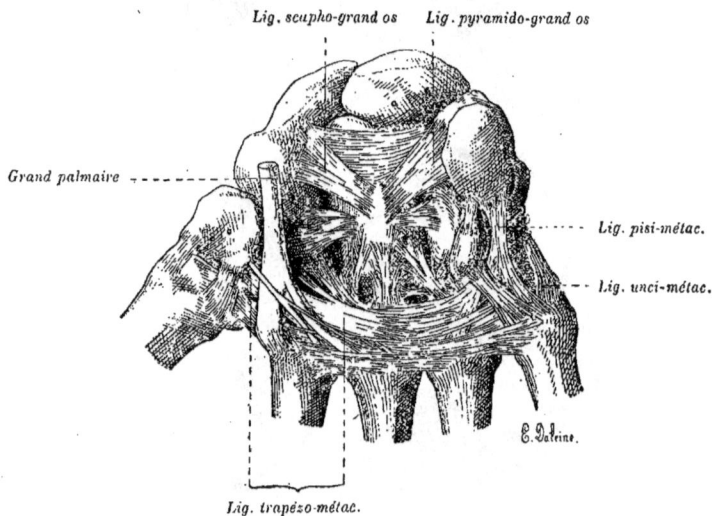

Fig. 522. — Articulations carpiennes et carpo-métacarpienne, vue antérieure.

on en compte trois : un supérieur, deux inférieurs. — Le *ligament supérieur* du pisiforme n'est autre que le faisceau pisiforme du ligament latéral interne de l'articulation radio-carpienne (V. fig. 517) ; et cependant il est faible étant efficacement suppléé par le tendon du cubital antérieur qui le double en avant.

Les *ligaments inférieurs* sont remarquablement forts : *a)* l'un, *pisi-unciformien* (*piso-hamatum* de Barkow) se présente comme un trousseau fibreux, court, trapu, descendant obliquement de l'extrémité inférieure du pisiforme au bord supérieur du crochet de l'unciforme ; ce ligament est, je le répète, très fort ; après que l'on a coupé tous les autres ligaments, les tractions les plus énergiques sont impuissantes à arracher le pisiforme (V. fig. 517 et 522).

b) L'autre, *pisi-métacarpien,* arrondi, plus faible que le précédent, descend verticalement de l'extrémité inférieure du pisiforme à la partie supéro-externe du tubercule du cinquième métacarpien, et par une division au quatrième métacarpien (V. fig. 517 et 522).

Ces deux ligaments inférieurs sont assez forts pour contrebalancer l'action du cubital antérieur, dont ils pourraient être considérés comme le tendon prolongé si le pisiforme était un os sésamoïde.

Synoviale. — La synoviale qui revêt la face interne du ligament capsulaire présente comme celui-ci une cavité en rapport avec l'étendue relativement considérable des mouvements du pisiforme. Elle communique (1 fois sur 3) avec la synoviale radio-carpienne par un orifice, en forme de fente, situé à sa partie supérieure (V. fig. 519).

ARTICULATIONS DES OS DE LA SECONDE RANGÉE ENTRE EUX.

Trapèze, trapézoïde, grand os, os crochu sont unis en une rangée transversale par trois articulations qui appartiennent au genre arthrodie.

Surfaces articulaires. — Les surfaces par lesquelles ces os entrent en contact présentent une forme et une étendue variables : losangiques pour l'articulation du trapèze et du trapézoïde ; — quadrilatères à grand axe antéro-postérieur pour l'articulation du trapézoïde et du grand os ; — ovalaires à grand diamètre vertical, et souvent subdivisées en deux pour l'articulation du grand os et de l'os crochu. Toutes celles de ces surfaces qui sont tournées vers le bord cubital de la main sont nettement concaves, tandis que les facettes opposées, tournées vers le bord radial, sont convexes. — Les interlignes articulaires formés par leur réunion continuent les interlignes formés par la réunion des os de la première rangée ; tous sont placés dans des plans sensiblement verticaux et antéro-postérieurs (V. fig. 521).

Ces facettes articulaires sont encroûtées de cartilage.

Moyens d'union. — Ils sont représentés par des *ligaments palmaires, dorsaux et interosseux*.

Les *ligaments palmaires*, difficiles à séparer du revêtement ligamenteux du canal carpien, sont représentés par des fibres allant transversalement d'un os à l'autre (V. fig. 523).

Les *ligaments dorsaux*, très nets et très forts, vont d'un os à l'autre, dans une direction à peu près transversale ; parfois ils sont divisés par un interstice en deux faisceaux divergents (V. fig. 524).

Les *ligaments interosseux*, au nombre de trois également, sont courts et très résistants. — Le ligament interosseux qui relie le grand os à l'os crochu, est le plus fort de tous : il comble toute la large fente qui sépare les deux os en avant. — Celui qui va du grand os au trapézoïde est rejeté vers la face dorsale des deux os et comble l'interstice qu'ils présentent. — Celui qui unit le trapèze et le trapézoïde est faible ; il unit les moitiés antérieures du bord inférieur des deux facettes (V. fig. 521).

Synoviales. — Les synoviales de ces articulations sont des prolongements de la grande synoviale médio-carpienne. Entre le trapèze et le trapézoïde, entre le trapézoïde et le grand os, le cloisonnement opéré par le ligament interosseux est incomplet, de sorte que par ces deux interstices une communication s'établit entre la synoviale médio-carpienne et la synoviale carpo-métacarpienne externe (V. fig. 521).

ARTICULATION DES DEUX RANGÉES DU CARPE ENTRE ELLES
(MÉDIO-CARPIENNE).

L'articulation qui réunit les os de la première rangée du carpe, pisiforme excepté, aux os de la seconde rangée, est constituée par sept os. Elle est considérée en général comme formée de deux ou trois articulations continues, différemment classées suivant les auteurs : l'une condylienne, l'autre arthrodiale (Sappey) ; — une énarthrose médiane flanquée de deux arthrodies (Cruveilhier) ; — une énarthrose dédoublée (Henle) (A) ; — une double énarthrose (Morel et Mathias-Duval). — Ces divergences s'expliquent par la complexité apparente de l'articulation. Nous verrons, après avoir étudié les surfaces articulaires, qu'en envisageant cette articulation comme une *énarthrose double à surfaces continues* on se rapproche autant que possible de la vérité.

Surfaces articulaires (V. fig. 521). — *Du côté de la rangée antibrachiale,* nous trouvons de dedans en dehors : 1° une grande *cavité* formée par les faces inférieures du pyramidal et du semi-lunaire et par la face interne du scaphoïde ; — 2° une *petite tête* formée par la face inférieure du scaphoïde.

La *cavité* beaucoup plus excavée dans le sens transversal que dans le sens antéro-postérieur, est traversée par les interlignes résultant du rapprochement des trois os qui la constituent. — La *convexité* de la tête scaphoïdienne est, en général, assez peu marquée, mais elle est toujours subdivisée en deux plans par une crête mousse antéro-postérieure répondant à l'interligne du trapèze et du trapézoïde.

La rangée métacarpienne présente : 1° un *condyle* formé par la face supérieure de l'os crochu et du grand os ; — 2° une petite *cavité* formée par la face supérieure du trapézoïde et du trapèze.

Le condyle est brisé par l'interligne des deux os qui le forment ; ses bords ou faces latérales diffèrent beaucoup entre eux ; tandis que sa face externe formée par le grand os est située dans un plan vertical, sa face interne, formée par l'os crochu, descend très obliquement vers le bord cubital de la main et se termine par une *gorge* à concavité supérieure. Sur la convexité du condyle on trouve assez fréquemment un sillon anguleux dont le fond est formé par l'interligne du grand os et de l'os crochu ; ce sillon répond à la crête dont j'ai signalé l'existence sur la face inférieure du semi-lunaire.

La cavité qui répond à la tête scaphoïdienne est peu excavée et traversée par l'interligne du trapèze et du trapézoïde.

Cavités et têtes, dans cette articulation médio-carpienne, sont composées de plusieurs os *mobiles* les uns sur les autres : cette constatation est d'un grand intérêt au point de vue physiologique.

Toutes ces surfaces articulaires sont revêtues d'un cartilage d'encroûtement dont l'épaisseur atteint et dépasse 1 mm. sur la convexité du condyle.

Appareil ligamenteux. — La capsule fibreuse qui va de l'une à l'autre surface articulaire est mince surtout en arrière où les mouvements sont plus étendus. De nombreux faisceaux de renforcement ou ligaments lui sont surajoutés en avant, en arrière et sur les côtés.

Ligament antérieur. — Le ligament antérieur est formé de deux trousseaux

fibreux, larges et forts qui s'insèrent tous deux sur la face antérieure du col
du grand os, et se portent de là, en divergeant : l'externe au scaphoïde et au trapézoïde ; l'interne, plus fort, au pyramidal ; il n'y a point de branche moyenne
pour le semi-lunaire.

Ce ligament en V doit être étudié par sa face profonde après que l'on aura
ouvert l'articulation par sa face dorsale. On voit, par ce mode de préparation,
des fibres transversales allant de l'une à l'autre branche du V, en dessous du
semi-lunaire qui reste libre (B).

Ligament dorsal. — Il comprend deux faisceaux. Tous les deux naissent de
la face postérieure du pyramidal ; l'un, *scapho-pyramidal,* se porte transversalement en dehors pour s'insérer sur la face postérieure du scaphoïde (V. fig.

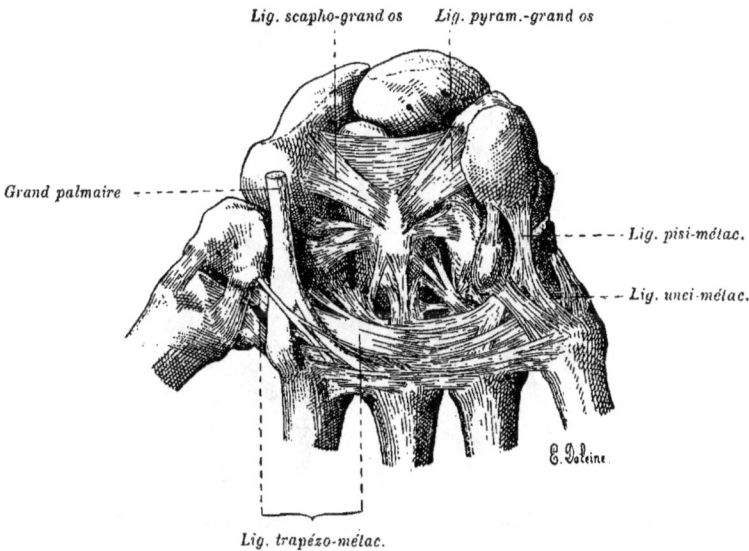

Fig. 523. — Articulations carpiennes et carpo-métacarpienne, vue antérieure.

524) ; l'autre descend obliquement en bas et en dehors, passant au niveau du
col du grand os, pour aller s'attacher à la face dorsale du trapèze et du trapézoïde ; au-dessous de ces ligaments, les fibres clairsemées de la capsule laissent
voir la synoviale fort lâche (V. fig. 518 et 520).

Le *faisceau scapho-pyramidal* est très remarquable autant par sa force que par
son rôle. Bien qu'il appartienne aux articulations des os de la première rangée,
puisqu'il va du scaphoïde au pyramidal, il doit être décrit à l'articulation médio-
carpienne, car il consolide et complète la mortaise dans laquelle se meut le condyle formé par la seconde rangée carpienne. Il va de la face postérieure du scaphoïde à la face postérieure du pyramidal, passant transversalement sous le bord
inférieur du semi-lunaire, sur le grand os. Lorsqu'on étudie ce ligament par sa
face interne après ouverture de l'article (V. fig. 524) on constate qu'il forme
une anse fibreuse, reliant solidement les deux os extrêmes de la mortaise antibrachiale et s'opposant très efficacement à l'écartement des parties latérales de
cette mortaise. On voit aussi que par sa face profonde il continue la surface de la

cavité articulaire; sur quelques sujets il prend même l'aspect fibro-cartilagineux que l'on rencontre ordinairement dans les fibro-cartilages glénoïdiens.

Ligament latéral interne. — Ce ligament rejeté vers la face dorsale va du pyramidal à l'apophyse de l'os crochu.

Le ligament latéral externe, court et fort, descend du tubercule du scaphoïde à la partie externe du trapèze.

Synoviale. — La synoviale de l'articulation médio-carpienne revêt la face interne du ligament capsulaire. Là où celui-ci est réduit à quelques fibres clairsemées, comme on le voit à la face dorsale sous le faisceau oblique du ligament postérieur, elle devient très lâche et envoie entre les faisceaux de nombreux

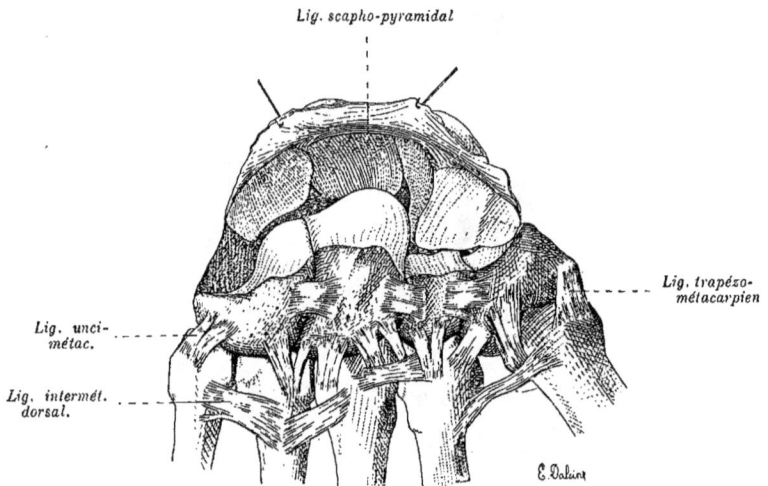

Fig. 524. — Articulations carpiennes et carpo-métacarpienne, vue postérieure.

L'articulation médio-carpienne a été ouverte et le ligament scapho-pyramidal a été relevé.

prolongements qui peuvent devenir le point de départ de ganglions synoviaux. Elle présente de nombreuses franges graisseuses : surtout au niveau des interlignes articulaires. Dans sa cavité s'ouvrent les synoviales des articulations qui réunissent les os de chaque rangée. La forme et la profondeur de ces prolongements synoviaux sont déterminées par la disposition des ligaments interosseux : il y en a deux en haut répondant aux interlignes de la première rangée, trois en bas répondant aux interlignes de la deuxième rangée (V. fig. 521). — Dans quelques cas très rares, la synoviale médio-carpienne communique avec la synoviale radio-carpienne.

ESSAI SUR LE MÉCANISME DES ARTICULATIONS DU POIGNET

La main, unie à l'avant-bras par l'intermédiaire du carpe, peut se fléchir et s'étendre sur l'avant-bras. On donne le nom de *flexion* au mouvement par lequel la face palmaire de la main s'incline vers la face antérieure de l'avant-bras ; l'*extension* est le mouvement contraire, par lequel la face dorsale de la main s'incline vers la face dorsale de l'avant-bras.

La main peut encore se porter en dedans et en dehors : ces mouvements d'inclinaison latérale sont qualifiés *adduction,* quand la main se rapproche du tronc, *abduction,* quand elle s'en éloigne ; il serait mieux de les appeler *inclinaison cubitale et inclinaison radiale,* car le mouvement d'inclinaison en dedans n'est un mouvement d'adduction que lorsque la main est en supination, et il devient un mouvement d'abduction si la main est mise en pronation ; je dirai donc avec Henle et d'autres : *inclinaison cubitale* et *inclinaison radiale.*

La combinaison et la succession de ces divers mouvements forment un mouvement de *circumduction.* — Enfin, il se passe dans ces articulations de légers mouvements de *rotation.*

Les deux articulations transversales du poignet, la radio-carpienne et la médio-carpienne prennent part à tous ces mouvements ; il n'en est pas un qui, dans le jeu physiologique du poignet, se passe dans l'une d'elles ; les mouvements de l'une sont toujours complémentaires de ceux de l'autre. Nous devons cependant essayer de déterminer la part qui revient à chacune d'elles.

Flexion et extension. — Dans l'articulation radio-carpienne, les mouvements de flexion et d'extension se font autour d'un axe transversal dont l'extrémité radiale s'incline en bas et en avant ; aussi la flexion n'est-elle point directe ; la main se fléchit, mais en même temps s'incline vers le bord radial de l'avant-bras.

Dans l'articulation médio-carpienne, la flexion s'accompagne d'une légère inclinaison vers le bord cubital de l'avant-bras. La combinaison du jeu des deux articulations est nécessaire pour produire la flexion directe.

Il en est de même, en renversant les termes, pour les mouvements d'extension.

Relativement à l'étendue des mouvements qui se passent dans ces articulations ou, en d'autres termes, à leur collaboration dans la flexion et l'extension de la main, voici ce qu'on observe : dans l'articulation radio-carpienne, le mouvement de flexion est assez vite limité par la tension des ligaments dorsaux ; par contre, le mouvement d'extension est assez étendu. Le contraire se passe dans l'articulation médio-carpienne où la flexion est plus grande que l'extension.

J'ai essayé de mesurer l'étendue exacte des mouvements de chaque articulation en immobilisant tour à tour l'une d'entre elles, pendant que des tiges, implantées perpendiculairement dans les os, accentuaient les mouvements et permettaient d'en mesurer l'étendue ; mes expériences n'ont pas été assez nombreuses pour me permettre de donner des résultats précis. Il est cependant un fait que ces expériences mettent bien en évidence, c'est que les mouvements de flexion et d'extension commencent dans l'articulation radio-carpienne et s'achèvent dans la médio-carpienne.

Les mouvements de flexion et d'extension s'accompagnent de mouvements dans le même sens de la tête cubitale qui s'abaisse dans la flexion et se relève dans l'extension ; le fait est constant et d'observation facile.

Inclinaison latérale. — Les mouvements d'inclinaison latérale se passent également dans les deux articulations ; ils sont limités par la tension des ligaments latéraux. Ils m'ont paru plus étendus dans l'articulation médio-carpienne que dans la radio-carpienne. Cependant, à première vue, il ne semble pas que des mouvements d'inclinaison latérale soient possibles dans la médio-carpienne, étant donné l'enclavement profond du grand os dans la mortaise formée par le scaphoïde, le semi-lunaire et le pyramidal ; mais ils sont rendus possibles par les modifications qui s'opèrent dans cette mortaise dont les trois segments glissent les uns sur les autres.

Les mouvements des os de la première rangée les uns sur les autres, sont des mouvements de glissement ; ils sont assez étendus. Ceux des os de la seconde rangée sont au contraire très limités. Ces mouvements partiels sont très intéressants ; sans leur existence le poignet serait peu mobile ; ils se produisent dans tous les mouvements du poignet, dont la forme se modifie à chaque instant ; mais c'est surtout au cours des mouvements d'inclinaison latérale et de rotation qu'ils s'effectuent.

Circumduction. — Dans le mouvement de circumduction, formé par la combinaison et la succession des mouvements autour de l'axe transversal et de l'axe antéro-postérieur, la main décrit un cône dont la base s'incline du côté cubital.

Rotation. — Il existe, dans les articulations du poignet, des mouvements de rotation ; ils sont très limités, ce qui se comprend, étant donnée l'étendue des mouvements de pronation et de supination. Toutes les articulations y prennent part, mais ils sont surtout manifestes dans l'articulation médio-carpienne où ils sont rendus possibles par les glissements des os de la première rangée les uns sur les autres.

Varia. — A. — Henle considère la première rangée du carpe comme une *tête articulaire* dont les parties latérales seules existent, et dont la partie moyenne est excavée pour recevoir un prolongement cylindrique né de la cavité formée par les os de la première rangée.

La tête se meut autour de ce prolongement comme autour d'un axe. — Cette conception fort originale n'est qu'en partie appuyée par les faits, car il est facile de reconnaître que la seconde rangée carpienne est plus condyle que cavité ; néanmoins elle est fort intéressante et sert à éclairer la physiologie de l'articulation.

B. — Quelques auteurs considérant que du grand os se détachent encore des ligaments qui vont du troisième au quatrième et quelquefois au cinquième métacarpien, ont décrit, à la face palmaire du carpe, sous le nom de *ligamentum radiatum*, le soleil ligamenteux dont le centre est sur le grand os ; les fibres supérieures de ce ligamentum radiatum vont au scaphoïde et au pyramidal ; les fibres inférieures aux métacarpiens moyens ; les fibres latérales au trapézoïde et à l'os crochu.

§ VI. — ARTICULATIONS DE LA MAIN

ARTICULATIONS CARPO-MÉTACARPIENNES.

L'articulation du carpe avec le métacarpe comprend trois articulations distinctes : 1° l'articulation commune aux trois métacarpiens moyens, deuxième, troisième, quatrième ; — 2° l'articulation carpo-métacarpienne du pouce, ou *trapézo-métacarpienne ;* — 3° l'articulation carpo-métacarpienne du petit doigt, ou *unci-métacarpienne.* Les articulations des métacarpiens extrêmes diffèrent des articulations des métacarpiens moyens, tant par leur constitution que par l'étendue de leurs mouvements.

ARTICULATION COMMUNE AUX TROIS MÉTACARPIENS MOYENS.

Les trois métacarpiens moyens sont unis au carpe par une série d'articulations serrées que l'on classe d'ordinaire parmi les arthrodies, bien qu'elles se rapprochent plus, par la forme de leurs surfaces articulaires, des articulations par emboîtement réciproque. Ces articulations, communiquant entre elles, se succèdent en plans brisés et forment un interligne articulaire fort complexe.

Surfaces articulaires. — Elles sont ainsi constituées de dehors en dedans : *a)* la face interne du trapèze présente une petite facette rectangulaire qui s'unit à angle droit avec une facette semblable du trapézoïde, formant avec elle un angle dièdre dans lequel vient se loger l'apophyse externe du deuxième métacarpien. — *b)* La face inférieure du trapézoïde conformée en dos d'âne entre en contact avec la selle creusée sur l'extrémité supérieure du deuxième métacarpien. — *c)* L'apophyse interne du deuxième métacarpien juxtaposée à l'apophyse externe du troisième vient se loger dans une rainure dont les parois sont formées par le trapézoïde et le grand os. — *d)* La face supérieure du troisième métacarpien entre en contact par une facette quadrangulaire avec la face inférieure du grand os. — *e)* La face inférieure de l'os crochu subdivisée en deux facettes s'articule avec la face supérieure des deux derniers métacarpiens. Il faut ajouter que l'apophyse externe du quatrième métacarpien s'articule aussi par son versant radial avec la face inférieure du grand os. Aucune de ces surfaces articulaires n'est parfaitement plane, toutes décrivent des courbes plus ou moins accentuées (V. fig. 521).

Considéré dans son ensemble et par la face dorsale, l'interligne carpo-métacarpien, assez simple dans sa partie interne, est surtout brisé dans sa partie externe par la pénétration dans le carpe de l'apophyse externe du deuxième métacarpien ; dans la première partie il décrit une courbe légère à concavité supérieure ; dans la seconde il représente assez bien un M très aplati.

Moyens d'union. — Les os de la seconde rangée du carpe sont unis aux trois métacarpiens moyens par une capsule qui s'insère sur le rebord cartilagineux des deux surfaces articulaires ; cette capsule est renforcée par des ligaments *palmaires, dorsaux* et *interosseux.*

Ligaments palmaires. — Les ligaments qui unissent en avant les os de la deuxième rangée du carpe aux trois métacarpiens moyens affectent la disposition suivante (V. fig. 523).

a) De la face palmaire du trapèze et non de la crête de cet os (A), part un faisceau large et puissant qui se dirige vers l'axe de la main et va s'insérer au deuxième et surtout au troisième métacarpien.

b) Un autre faisceau plus petit naît du trapézoïde et se rend au troisième métacarpien.

c) Du grand os se détachent trois faisceaux qui vont aux deuxième, troisième et quatrième métacarpiens ; ces faisceaux, courts et profonds, sont beaucoup moins forts que les précédents.

d) De la base de l'apophyse unciforme de l'os crochu se détachent quelques faisceaux qui descendent très obliquement vers le troisième et le quatrième métacarpien. Ces faisceaux sont assez faibles étant suppléés par le ligament pisi-métacarpien.

Il convient d'ajouter comme moyens d'union carpo-métacarpiens : en dedans, le tendon bifurqué du grand palmaire qui va s'insérer par son tendon principal au deuxième métacarpien et par une expansion au troisième ; — en dehors, le ligament pisi-métacarpien, dont j'ai déjà parlé, qui descend verticalement et se réfléchit sur l'apophyse unciforme pour aller se fixer par ses trois branches aux troisième, quatrième et cinquième métacarpiens ; le ligament pisi-métacarpien est recouvert par le faisceau qui va de l'os crochu au cinquième métacarpien.

Ligaments dorsaux. — Courts et résistants, ils prennent insertion très près des surfaces articulaires et s'étendent plus ou moins obliquement des os de la deuxième rangée du carpe à la base des quatre derniers métacarpiens (V. fig. 524).

a) Le deuxième métacarpien est uni par de petits ligaments au trapèze et au trapézoïde.

b) Le troisième métacarpien est uni au carpe par deux ligaments qui se détachent de son apophyse et divergent vers le trapézoïde et le grand os ; un autre ligament unit encore son extrémité supérieure au grand os. Ces ligaments sont recouverts par les tendons des deux radiaux.

c) Le quatrième métacarpien est uni au grand os et à l'os crochu par un ligament en V.

Ligament interosseux. — Le ligament interosseux situé entre le grand os, l'os crochu et le troisième métacarpien est, dit-on, une dépendance du ligament interosseux qui unit le grand os à l'os crochu ; ce n'est pas ainsi que les dissections le montrent.

Ce ligament est constitué par deux faisceaux qui s'insèrent à la face interne du grand os et à la face externe de l'os crochu, au-dessous du ligament interosseux qui unit ces deux os. De cette origine le ligament se porte directement en bas, se dégage de l'interligne des deux os sous la forme d'un cordon fibreux, et traverse l'interligne articulaire pour s'engager dans l'intervalle des troisième et quatrième métacarpiens ; là, il chemine dans le canal osseux que ménagent, en se juxtaposant, les quatre facettes adjacentes des deux os, et s'insère enfin sur la face externe de la base du troisième métacarpien.

Ayant pris à cœur d'élucider ce point trop négligé d'anatomie, j'en ai fait disséquer un certain nombre par M. Friteau ; au cours de nos dissections, nous avons observé fréquemment qu'une des branches du ligament contourne par

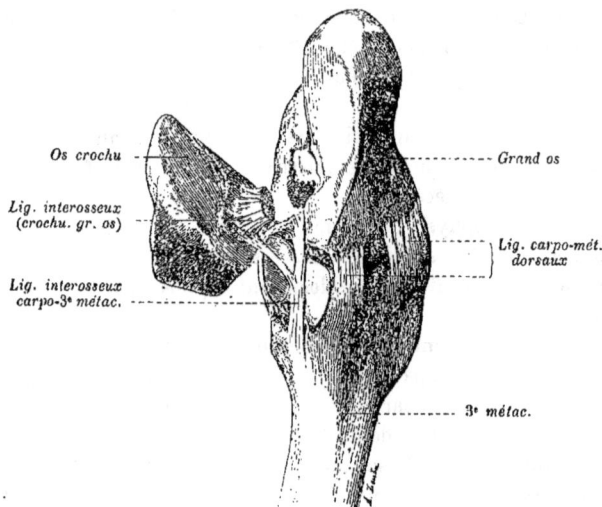

Fig. 525. — Ligament interosseux étendu entre le grand os, l'os crochu et le troisième métacarpien, vue postérieure.

Le ligament interosseux entre l'os crochu et le grand os a été sectionné pour permettre l'écartement des deux os.

un trajet curviligne la facette du troisième métacarpien. La figure 525 montre ce ligament sous sa forme ordinaire, en V à ouverture supérieure, telle que nous l'avons rencontré le plus souvent (B).

Synoviale. — La synoviale revêt la face interne de la capsule fibreuse : on la voit presque à nu entre les ligaments qui unissent les divers os : elle communique, entre le grand os et le trapézoïde, avec la synoviale médio-carpienne (C).

Les trois interlignes des os de la deuxième rangée carpienne, et les trois interlignes des quatre derniers métacarpiens forment autant de fentes s'ouvrant dans l'articulation carpo-métacarpienne, dont la cavité se prolonge entre ces différents os, jusqu'au niveau des ligaments interosseux qui les unissent.

Rapports. — Les articulations carpo-métacarpiennes moyennes sont en rapport en avant avec le contenu de la grande gouttière carpienne, en arrière avec les tendons extenseurs.

Mouvements. — C'est pour avoir rangé parmi les arthrodies les articulations carpo-métacarpiennes moyennes que l'on s'est accordé, chez nous du moins, à enseigner que ces articulations ne jouissaient que de mouvements de glissement peu étendus. Or, elles se rapprochent toutes, plus ou moins, de l'articulation par emboîtement réciproque. Les mouvements principaux que l'on y constate sont des mouvements de flexion et d'extension. Ces mouvements sont beaucoup plus étendus que ne le pourrait faire croire l'examen du cadavre, sur lequel les articulations apparaissent si serrées ; ils sont particulièrement étendus sur le quatrième métacarpien ; le médius est moins mobile ; l'index est presque immobile. On constate aussi des mouvements de latéralité qui permettent le rapprochement des deux métacarpiens voisins.

La combinaison des mouvements de flexion avec ceux de latéralité permet le mouvement dans lequel les métacarpiens extrêmes se portent en avant et en dedans : la paume de la main s'excave, ses bords se relèvent, ainsi qu'il arrive lorsque nous voulons puiser de l'eau dans cette coupe que Morris appelle la coupe de Diogène.

Varia. — A. — De la crête du trapèze partent seulement, quoi qu'on en ait dit, des faisceaux fibreux appartenant à la gaine du grand palmaire ; ils ne peuvent être comparés comme force au puissant ligament qui va de la face palmaire du trapèze aux deuxième et troisième métacarpiens en passant sous le tendon du grand palmaire.

B. — Le *ligament interosseux* unissant l'os crochu et le grand os au troisième métacarpien, ne doit pas être confondu avec une cloison celluleuse qui, de l'intervalle des grand os et os crochu, descend sur la base du quatrième métacarpien, subdivisant cette base en deux facettes cartilagineuses dont l'interne, de beaucoup la plus grande, s'articule avec l'os crochu. Cette cloison celluleuse contient quelques fibres ligamenteuses qui laissent la trace de leur insertion sur la base du quatrième métacarpien. Beaucoup d'auteurs ont confondu cloison et ligament. Un repli de la synoviale tapisse les deux faces de cette cloison cellulo-fibreuse et enveloppe en même temps le ligament interosseux en V. Les auteurs qui parlent du ligament interosseux sans l'avoir vu ne lui accordent d'autre importance que de cloisonner la grande articulation carpo-métacarpienne, il n'en est rien : le ligament existe bien avec la forme et les dispositions que je lui ai décrites.

Ce ligament en V a été fort bien décrit par Weitbrecht (Syndesmologia, 1742, sectio secunda, ligamenta artuum superiorum, page 71) : « soluto ac remoto osse metacarpi annularis, ad latus capituli ossis metacarpi medii internum, egregium *ligamentum rectum perpendiculare* conspicitur satis tenax et nonnunquam duplicatum ; etc. ».

C. — La cloison cellulo-fibreuse, dont j'ai parlé dans la remarque précédente, est très rarement complète, comme on l'admet généralement ; à ce niveau, la synoviale présente une frange rougeâtre qui va et vient dans les mouvements.

Depuis il n'en a plus été question si ce n'est dans le remarquable traité de Sappey ; les autres le mentionnent comme une cloison cellulaire négligeable ; d'aucuns représentent à sa place un ligament intermétacarpien transversal.

ARTICULATION CARPO-MÉTACARPIENNE DU POUCE (*Articulation trapézo-métacarpienne*).

C'est une articulation par emboîtement réciproque, complètement isolée des autres articulations carpo-métacarpiennes et remarquable par l'étendue de ses mouvements.

Surfaces articulaires. — La facette inférieure du trapèze, quadrilatère, allongée transversalement, regarde en bas, en dehors et un peu en avant ; elle présente une convexité antéro-postérieure très prononcée, et une concavité transversale beaucoup moindre.

La facette du premier métacarpien revêt la forme d'un triangle à base postérieure, dont les angles sont très arrondis ; elle présente une convexité transversale, notablement plus prononcée que la concavité transversale de la facette trapézienne ; tandis que sa concavité antéro-postérieure paraît appartenir à une courbe de même rayon que la convexité antéro-postérieure de la facette du trapèze. La facette métacarpienne est beaucoup plus étendue que celle du trapèze sur laquelle elle se meut.

Chaque surface articulaire est revêtue de cartilage hyalin.

Moyens d'union. — Un *ligament capsulaire* s'étend du pourtour de la facette trapézienne au pourtour de la facette métacarpienne. On ne décrit point de faisceaux de renforcement à cette capsule ; seuls, Morel et Mathias Duval disent qu'elle est plus forte aux parties antérieure et postérieure qu'aux parties latérales.

Il existe cependant un *ligament postéro-externe,* très fort et très long ; il va du tubercule de la face postérieure du trapèze au tubercule médian de la face dorsale du métacarpien (V. fig. 518) ; c'est lui qui limite le mouvement d'opposition du pouce. En dedans de ce ligament, la capsule très amincie est doublée par les tendons extenseurs.

La capsule est encore renforcée en avant par quelques fibres allant de la face antérieure du trapèze au tubercule médian de la face antérieure du métacarpien ; ce ligament antérieur se tend quand le pouce est porté en extension.

La partie interne de la capsule présente aussi quelques fibres de renforcement. En dehors, la capsule est mince, étant suppléée par le tendon du long abducteur du pouce ; ce tendon est séparé du ligament postéro-externe par une petite bourse séreuse qui communique quelquefois avec la synoviale articulaire.

Synoviale. — La synoviale qui double la capsule est lâche ; elle présente quelques franges au niveau de l'interligne articulaire.

Rapports. —L'articulation trapézo-métacarpienne est recouverte en avant par les insertions des muscles thénariens ; en arrière, par les tendons extenseurs du pouce ; en dehors, par le tendon du long abducteur ; en dedans, elle est en rapport avec l'insertion du premier interosseux dorsal et l'artère radiale qui traverse la base du premier espace interosseux pour gagner la paume de la main.

Mouvements. — Le premier métacarpien est de tous le plus mobile. Il peut se porter en dehors (abduction) et en dedans (adduction).

Le mouvement d'adduction, qui le rapproche du deuxième métacarpien est plus étendu que le mouvement d'abduction ; un muscle puissant, l'adducteur du pouce, y préside ; au cours de ce mouvement, le premier espace interosseux devient plus étroit et les muscles qui le remplissent viennent faire saillie à la face dorsale et à la paume de la main ; au contraire, l'abduction agrandit le premier espace interosseux.

Le pouce peut encore se porter vers la paume de la main (flexion), ou en sens opposé (extension). A première vue, la flexion paraît très étendue ; il n'en est rien si l'on considère ce qui se passe uniquement dans l'articulation trapézo-métacarpienne. En effet, la flexion ayant pour siège cette articulation, est assez vite limitée par la rencontre du tubercule antérieur du métacarpien avec la crête du trapèze ; la flexion du pouce s'achève par un mouvement additionnel se passant dans l'énarthrose scapho-trapézienne.

La flexion combinée avec l'adduction constitue le mouvement d'*opposition.*

La *circumduction* est le résultat de la succession de tous ces mouvements.

ARTICULATION CARPO-MÉTACARPIENNE DU CINQUIÈME DOIGT

L'articulation du cinquième métacarpien avec la facette interne de la face inférieure de l'os crochu, trop souvent confondue dans une description commune avec les autres, doit être mise à part : elle présente de grandes analogies avec l'articulation carpo-métacarpienne du pouce. Comme celle-ci c'est une articulation par emboîtement réciproque.

Surfaces articulaires. — A la convexité frontale de la facette de l'os crochu

répond une concavité frontale du cinquième métacarpien ; tandis qu'à la concavité sagittale de l'os crochu le métacarpien oppose une convexité sagittale.

Moyens d'union. — La capsule fibreuse de cette articulation est renforcée
en dedans par un ligament partant de la face postérieure de l'os crochu
pour gagner le tubercule interne du métacarpien (V. fig. 523 et 524). Le ligament pisi-métacarpien lui tient lieu de renforcement antérieur. En dehors, l'articulation communique largement avec l'articulation carpo-métacarpienne
commune aux trois métacarpiens moyens.

Synoviale. — Elle est commune avec la grande synoviale carpo-métacarpienne.

Rapports. — L'articulation unci-métacarpienne est recouverte en avant par les muscles
hypothénariens, en arrière par le tendon du cubital postérieur.

Mouvements. — Le cinquième métacarpien est, après celui du pouce, le plus mobile.
Tandis que les métacarpiens moyens ont des mouvements de flexion et d'extension très
limités, le cinquième peut se mouvoir dans tous les sens, sauf en dehors où ses mouvements sont limités par le contact avec le quatrième. Mais la flexion, l'extension, l'adduction et la circumduction ont une assez grande étendue.

CONNEXIONS DES MÉTACARPIENS ENTRE EUX

Les métacarpiens s'articulent entre eux par leurs bases ; leurs extrémités antérieures ou têtes sont unies à distance par des ligaments qui empêchent leur
écartement ; ces ligaments seront décrits avec les articulations métacarpo-phalangiennes.

ARTICULATIONS DES EXTRÉMITÉS CARPIENNES

Les bases des quatre derniers métacarpiens entrent en contact par des surfaces articulaires de forme et d'étendue variables. La ou les facettes par lesquelles les faces latérales des bases métacarpiennes s'articulent ont été décrites
en détail (V. Ostéologie, p. 176, 177). Le cartilage d'encroûtement qui les revêt
est continu avec le cartilage qui revêt les facettes carpiennes.

Des ligaments *dorsaux, palmaires* et *interosseux* s'ajoutent comme moyens
d'union à une capsule fibreuse allant du pourtour d'une surface articulaire au
pourtour de l'autre.

Les *ligaments interosseux*, au nombre de trois, sont très courts et très résistants.

Les *ligaments dorsaux* vont transversalement de la face dorsale des deuxième,
troisième et quatrième métacarpiens à la face dorsale des troisième, quatrième
et cinquième métacarpiens.

Les *ligaments palmaires* sont formés de trois petites bandelettes, allant de
la face antérieure d'un métacarpien à celle du métacarpien voisin ; l'un unit le
deuxième au troisième ; l'autre unit le troisième au quatrième, le dernier s'étend
entre le quatrième et le cinquième. L'interligne des 4e et 5e, celui du 3e et du 4e
sont dans des plans droits ; celui du 3e et du second est dans un plan curviligne
à concavité externe.

Chaque articulation métacarpienne possède une petite synoviale prolongement de la grande synoviale carpo-métacarpienne ; ce prolongement descend
jusqu'au ligament interosseux.

ARTICULATIONS MÉTACARPO-PHALANGIENNES

Ces articulations appartiennent au genre des énarthroses.

Surfaces articulaires. — *Chaque métacarpien* offre une tête en segment de sphéroïde, très aplatie sur les côtés; la surface articulaire est en forme de condyle à grand axe sagittal s'élargissant de la face dorsale vers la face palmaire, sur laquelle elle se prolonge davantage et où elle se termine par deux tubercules. De chaque côté cette tête aplatie offre un tubercule très saillant et au-dessous et en avant de celui-ci la large empreinte d'insertion des ligaments latéraux.

Du côté des phalanges, on trouve une cavité glénoïde, peu profonde, à contour ovalaire, à grand axe transversal; de chaque côté de celle-ci et vers la face palmaire, un gros tubercule qui marque l'insertion du ligament latéral.

En regardant de profil une tête de métacarpien on constate assez souvent

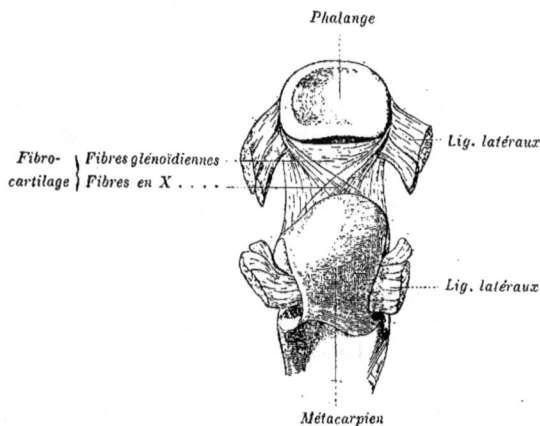

Fig. 526. — Articulation métacarpo-phalangienne.

La partie dorsale de la capsule a été réséquée et la phalange luxée pour montrer le fibro-cartilage par sa face articulaire.

qu'elle est décomposée en deux champs articulaires : l'un, qui répond à la cavité glénoïde de la phalange; l'autre à la portion glénoïdienne de la capsule. Cette conformation est parfois très accentuée, et l'arête qui sépare les deux territoires articulaires est très sensible. Le fait est intéressant pour la pathogénie de l'affection connue sous le nom de doigt à ressort.

Fibro-cartilage. — Un fibro-cartilage, décrit par Bichat et ses successeurs sous le nom de *ligament antérieur,* agrandit en bas et en avant la cavité de la phalange. Ce fibro-cartilage, en forme de croissant, circonscrit la partie palmaire de la cavité glénoïde; il s'insère sur les côtés de celle-ci par deux trousseaux fibreux très nets. En avant, il répond au bord palmaire de la glène, mais en reste séparé par un sillon profond dans lequel la synoviale envoie un prolongement.

Par sa face concave, il répond à la cavité articulaire ; — par sa face convexe, il répond à la gaine des tendons fléchisseurs et se fusionne de la manière la plus intime avec elle. — Sappey considère ce *ligament antérieur* comme un fibro-cartilage glénoïdien.

On peut concilier les opinions de Bichat et de Sappey ; en effet, s'il existe des fibres allant en anse d'un bord à l'autre de la cavité glénoïde, il en est d'autres, les plus externes, qui vont de la glène à la tête métacarpienne ; quelques-unes s'entrecroisent en X sur la ligne médiane et vont se joindre au ligament latéral du côté opposé (V. fig. 526).

Moyens d'union. — La *capsule* des articulations métacarpo-phalangiennes est lâche ; ses insertions, à la face dorsale, se font tout près du pourtour cartilagineux des surfaces articulaires ; à la face palmaire, elles se font à distance du revêtement, surtout sur le métacarpien ; sur les côtés, la ligne d'insertion s'arrête à l'empreinte des ligaments latéraux, c'est-à-dire à une notable distance du revêtement cartilagineux.

La capsule présente latéralement des faisceaux de renforcement dits *ligaments latéraux;* elle est doublée en avant par les tendons fléchisseurs et leur gaîne, en arrière par les tendons extenseurs.

Les *ligaments latéraux,* larges, épais et résistants, s'insèrent sur l'empreinte qui

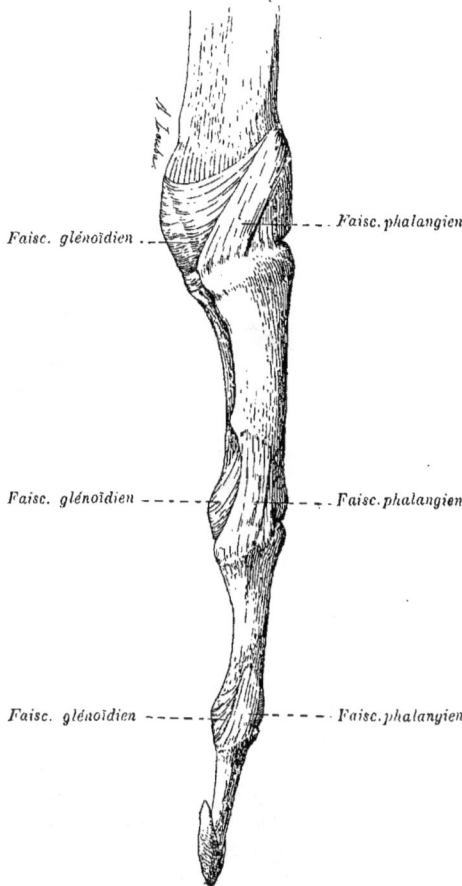

Fig. 527. — Articulations métacarpo-phalangienne et phalangiennes, ligaments latéraux.

creuse latéralement les têtes métacarpiennes et sur le tubercule qui surplombe cette empreinte, vers la face dorsale du métacarpien. Cette insertion extrêmement large et forte, empiète notablement sur la face dorsale du métacarpien à l'index et au médius. — De cette insertion supérieure les ligaments latéraux descendent obliquement d'arrière en avant et de haut en bas pour se terminer sur le tubercule latéro-palmaire de la première phalange.

De la même facette métacarpienne naissent des faisceaux d'abord obliques puis horizontaux qui viennent s'entrecroiser avec ceux du côté opposé au niveau

de la partie antérieure de la capsule ; quelques-uns se fixent sur l'appareil glénoïdien ; d'autres, les plus élevés, se continuent manifestement avec ceux du côté
opposé et forment une sorte de jugulaire qui enserre étroitement la partie antérieure de la tête métacarpienne. Cette partie de l'appareil fibreux est décrite d'ordinaire sous le nom de *faisceau glénoïdien* des ligaments latéraux.

Ainsi renforcée au niveau de sa partie antérieure par le ligament glénoïdien
et par le ligament transverse intermétacarpien palmaire, la capsule acquiert une
grande épaisseur. Assez souvent des os sésamoïdes se développent dans son épaisseur du côté palmaire : ceux de l'index et du petit doigt peuvent être regardés
comme constants ; il y en a toujours deux à l'articulation métacarpo-phalangienne du pouce. Ces os sésamoïdes développés dans l'épaisseur de la capsule
du côté palmaire ont une face articulaire revêtue de cartilage hyalin (V. Ostéologie, p. 262).

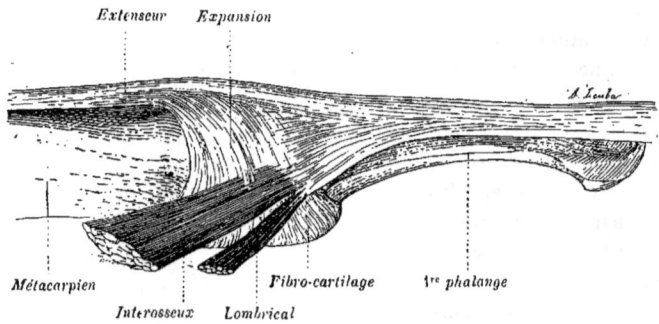

Fig. 528. — Articulation métacarpo-phalangienne, vue latérale.

En arrière, une lame épaisse, assez facile à séparer de la paroi capsulaire, et
résultant de l'épaississement de la mince aponévrose qui recouvre les interosseux dorsaux, vient renforcer encore la capsule. Cette lame est distincte du tendon épanoui de l'extenseur, dont elle est parfois séparée par une bourse séreuse,
jusqu'au point où elle descend se fixer sur la base de la première phalange.

Au niveau de l'espace interosseux, l'aponévrose dorsale se sépare en deux
feuillets ; l'un, prolongeant le revêtement aponévrotique des interosseux, va
d'un métacarpien au métacarpien voisin, formant ainsi un mince ligament intermétacarpien dorsal ; l'autre descend sur les côtés de l'articulation métacarpo-
phalangienne, sans contracter d'adhérences avec la capsule pour aller rejoindre
l'aponévrose palmaire profonde des interosseux, devenue, à ce niveau, ligament
transverse intermétacarpien palmaire. Les deux feuillets d'union des aponévroses
palmaire et dorsale qui descendent dans un espace interosseux, limitent un
canal dans lequel passent les muscles interosseux, séparés eux-mêmes par une
mince couche celluleuse (V. fig. 529).

En avant, la capsule est encore renforcée par l'aponévrose palmaire profonde,
ou aponévrose des muscles interosseux. Au niveau des articulations métacarpo-
phalangiennes, cette aponévrose est renforcée par un grand nombre de fibres
transversales, décrites sous le nom de *ligament transverse intermétacarpien*.

Ce ligament va du deuxième au cinquième métacarpien en passant sur la face antérieure des têtes métacarpiennes intermédiaires ; il s'unit intimement à la capsule par sa face postérieure, tandis que sa face antérieure, excavée en gouttière, fait partie de la gaine des tendons fléchisseurs. Au niveau des espaces interosseux, le ligament transverse intermétacarpien forme un trait d'union entre deux métacarpiens voisins ; il reçoit là les expansions latérales venues de l'aponévrose interosseuse dorsale. Les rapports du ligament intermétacarpien avec les *aponévroses palmaires* ont été décrits dans un récent travail de Legueu et Juvara (Société anatomique, 1892). J'ai représenté dans le schéma (fig. 529), le trajet un peu compliqué de ces divers feuillets aponévrotiques.

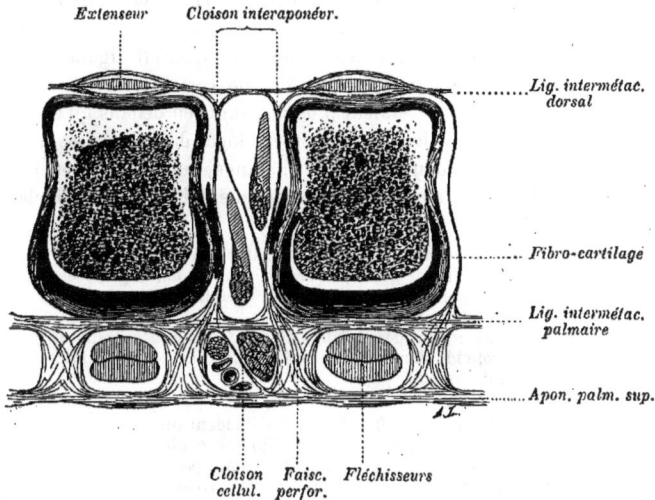

Fig. 529. — Articulation métacarpo-phalangienne.

Coupe frontale de deux métacarpiens passant par la tête métacarpienne, un peu au-dessous des tubercules d'insertion des ligaments latéraux.

Synoviale. — Chacune des articulations métacarpo-phalangiennes possède une synoviale, très lâche, surtout vers la face dorsale.

ARTICULATION MÉTACARPO-PHALANGIENNE DU POUCE

Semblable aux précédentes dans ses traits généraux, elle en diffère cependant par quelques détails.

La *surface articulaire du métacarpien* est en forme de trapèze à angles arrondis, dont la petite base est dorsale et la grande palmaire (Farabeuf). Ses tubercules palmaires, très prononcés, sont devenus des condyles, séparés par une échancrure intercondylienne ; chacun de ces tubercules est aplati par une facette répondant à un os sésamoïde. De cet aplatissement des tubercules résulte une sorte de crête mousse, divisant plus ou moins nettement la surface articulaire en deux territoires ou champs : un *champ phalangien* qui répond à la cavité glénoïde de la phalange, et un *champ sésamoïdien* répondant à la partie sésamoïdienne de la capsule. La décomposition de la tête phalangienne en deux champs se voit mieux en regardant le métacarpien de profil ; elle n'est pas constante.

Dans la partie antérieure de la capsule, on trouve constamment deux os sésa·· moïdes: l'externe est plus large et excavé ; Gillette l'a qualifié *scaphoïde ;* l'interne, plus épais, est *pisiforme.*

L'*appareil ligamenteux* présente ceci de particulier, qu'en raison de la présence et du volume des os sésamoïdes, les fibres latérales, que nous avons nommées faisceaux glénoïdiens de l'appareil latéral, sont devenues un véritable ligament, le *ligament métacarpo-sésamoïdien.* De telle sorte que l'on trouve sur chaque côté de l'articulation deux ligaments nettement dessinés, un *ligament métacarpo-phalangien,* et un *ligament métacarpo-sésamoïdien.* Weitbrecht a parfaitement décrit ces divers ligaments.

Farabeuf, qui a minutieusement étudié cet appareil ligamenteux pour en déduire la cause vraie de l'irréductibilité de certaines luxations du pouce, a montré que ces ligaments étaient plus résistants en dedans qu'en dehors. Il va sans dire cependant que les os sésamoïdes, logés dans l'épaisseur du ligament glénoïdien, qui est solidement fixé à la phalange, doivent être considérés comme inséparables de la phalange qu'ils accompagnent dans tous ses déplacements.

Rapports. — Les articulations métacarpo-phalangiennes sont en rapport en avant avec les tendons fléchisseurs et leur gaine ; en arrière avec les tendons extenseurs, sur les côtés avec les muscles interosseux et lombricaux qui glissent sur la capsule par l'intermédiaire d'un organe séreux plus ou moins développé.

Elles reçoivent leurs artères des collatérales des doigts et des branches descendantes de l'arcade palmaire profonde. Leurs nerfs sont fournis par les collatéraux des doigts et les nerfs des muscles interosseux.

Mouvements.— Les doigts se fléchissent et s'étendent sur les métacarpiens ; ils ont aussi des mouvements d'inclinaison radiale et d'inclinaison cubitale très prononcés. Par la succession et la combinaison de ces mouvements le doigt peut décrire un mouvement étendu de circumduction. Enfin on observe encore dans les articulations métacarpo-phalangiennes des mouvements de rotation.

Tous ces mouvements, à l'exception du dernier, ont une grande amplitude, en rapport avec la laxité de la capsule.

Les mouvements de flexion et d'extension sont les plus étendus. Dans la flexion, les phalanges glissent d'arrière en avant sur la tête du métacarpien correspondant ; elles parcourent ainsi un arc de 90° environ et deviennent perpendiculaires aux métacarpiens, abandonnant la plus grande partie de la surface articulaire du métacarpien qui se trouve presque complètement recouverte par le tendon des extenseurs. Pour le pouce, le mouvement de flexion est moindre et ne dépasse guère 70°.

Dans le mouvement de flexion, les ligaments latéraux se tendent fortement dans leur faisceau phalangien, tandis que le faisceau glénoïdien se relâche. Cette tension des ligaments latéraux dans la flexion rend impossibles les mouvements d'inclinaison latérale et de rotation.— J'ai fait remarquer que la tension maximum de ces ligaments ne répond pas à la fin de la flexion, mais au moment où la phalange passe sur la crête qui sépare la tête métacarpienne en deux territoires articulaires. Quand les surfaces articulaires sont déformées, ou lorsque l'appareil ligamenteux est plus serré qu'à l'ordinaire, le passage de la phalange sur la crête est marqué par un temps d'arrêt suivi d'une brusque reprise du mouvement : c'est là le phénomène dit du *doigt à ressort.* On attribuait autrefois le mouvement de ressort à l'accrochement d'une nodosité développée sur un tendon fléchisseur ; je crois avoir démontré (P. Poirier, le doigt à ressort, Arch. gén. de médecine, août-septembre 1889) que la cause de ce phénomène doit être cherchée dans la configuration même des surfaces articulaires, et que le doigt à ressort n'est pour ainsi dire que l'exagération d'un phénomène physiologique.

Dans l'extension normale, c'est-à-dire lorsque la phalange continue en ligne directe l'axe du métacarpien, les ligaments latéraux sont allongés, mais nullement tendus ; cela est si vrai que, si l'on vient alors à exercer une forte traction sur la phalange, sa face articulaire abandonne celle du métacarpien et s'en éloigne de quelques millimètres. On entend alors un bruit de claquement sec et la pression atmosphérique déprime les tissus dans le sillon qui sépare les surfaces articulaires. Il est évident que ce mouvement ne pourrait se produire si les ligaments latéraux avaient été tendus, comme on le dit, dans l'un ou l'autre de leurs faisceaux. Cependant, il ne faudrait pas croire que l'écart obtenu entre les deux surfaces résulte du seul relâchement des ligaments dans l'extension : il y faut joindre un déplacement de la totalité de la phalange, qui porte celle-ci sur un plan postérieur à celui qu'elle occupait primitivement, tandis que le métacarpien est attiré sur un plan antérieur; faites craquer par décollement vos articulations métacarpo-phalangiennes et vous assisterez à ce déplacement de la phalange. En exagérant ce mouvement d'extension, on peut voir les surfaces articulaires se séparer en bâillant par la face glénoïdienne : nombre d'individus obtiennent ainsi et très facilement, en forçant un peu l'extension, le bruit ou claquement sec qui accompagne la séparation des surfaces articulaires.

ARTICULATIONS PHALANGIENNES

Ce sont des articulations trochléennes.

Surfaces articulaires. — L'extrémité inférieure des premières et des secondes phalanges, aplatie d'avant en arrière, présente une gorge trochléenne unissant deux éminences ou condyles. La surface articulaire va en s'élargissant de la

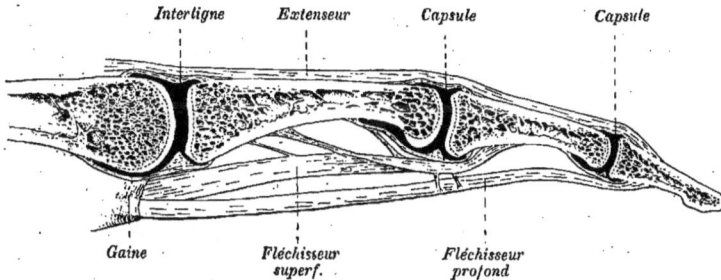

Fig. 530. — Coupe sagittale d'un doigt et de son métacarpien.

face dorsale à la face palmaire et la trochlée, à peu près demi-circulaire, s'étend plus vers la face palmaire que vers la face dorsale.

Sur les côtés, l'extrémité inférieure des premières et des secondes phalanges présente une empreinte d'insertion, analogue à celle que nous avons relevée sur les parties latérales des têtes métacarpiennes et répondant comme celle-ci à l'insertion des ligaments latéraux (V. Jarjavay, Archiv. de Méd., 1849).

L'extrémité supérieure des deux dernières phalanges également aplatie d'avant en arrière offre une surface articulaire formée de deux cavités glénoïdes séparées par une crête mousse, antéro-postérieure, répondant à la gorge trochléenne. Ces deux surfaces articulaires ont toutes les deux leur grand axe transversal; leurs dimensions dans ce sens sont sensiblement égales. Par contre le diamètre antéro-postérieur de la surface trochléenne est notablement plus grand que celui de la surface opposée; ainsi, dans l'extension, toute la portion palmaire des condyles entre en rapport avec le ligament capsulaire.

Moyens d'union. — Ils présentent la plus grande analogie avec ceux des articulations métacarpo-phalangiennes. La *capsule fibreuse* mince en arrière où elle est en quelque sorte suppléée par le tendon extenseur dont les languettes terminales viennent s'insérer à l'extrémité supérieure des deux dernières phalanges, se montre forte et épaisse en avant ; là elle présente un appareil glénoïdien qui sert à la fois de moyen d'union et de fibro-cartilage prolongeant le bord palmaire de la facette supérieure des seconde et troisième phalanges, et prenant part à la formation de la gaîne des tendons fléchisseurs.

Les *ligaments latéraux* présentent les mêmes dispositions que les ligaments latéraux des articulations métacarpo-phalangiennes. Là encore, des expansions venues des côtés du tendon extenseur descendent sur les parties latérales de l'articulation et vont rejoindre la gaîne du tendon fléchisseur. Jarjavay (loc. cit.) a bien étudié ces connexions de l'appareil ligamenteux avec les tendons.

Signalons la présence assez fréquente d'un os sésamoïde dans l'épaisseur du ligament glénoïdien de l'articulation des deux phalanges du pouce, et de l'articulation phalango-phalangienne de l'index.

Synoviale. — Il faut remarquer que sur la phalange supérieure les insertions de la capsule remontent très haut à la face palmaire ; en ce point, la *synoviale*, qui va du pourtour d'un revêtement cartilagineux au pourtour de la surface cartilagineuse opposée, forme un cul-de-sac.

Mouvements. — Les mouvements de flexion et d'extension sont tout à fait semblables à ceux des articulations métacarpo-phalangiennes. Les mouvements de latéralité existent également, mais très limités, car ces articulations sont beaucoup plus serrées que les précédentes.

ARTICLE DEUXIÈME

ARTICULATIONS DU MEMBRE INFÉRIEUR

§ 1. — ARTICULATIONS DU BASSIN

Les os iliaques, articulés en arrière avec la portion sacrée de la colonne vertébrale par l'*articulation sacro-iliaque*, sont encore réunis en avant sur la ligne médiane par l'*articulation bi-pubienne ;* — de plus deux ligaments, les *ligaments sacro-sciatiques* unissent à distance les os iliaques et les dernières portions de la colonne vertébrale.

ARTICULATION DES OS ILIAQUES AVEC LA COLONNE VERTÉBRALE

(Articulation sacro-iliaque)

Cette articulation, classée tour à tour parmi les articulations mobiles, semi-mobiles, et immobiles appartient aux diarthroses, classe des arthrodies.

surfaces articulaires. — Elles sont constituées par les *facettes auriculaires* du sacrum et de l'os coxal. Ces facettes n'ont point, sur l'os sec, l'aspect lisse que l'on est accoutumé de rencontrer dans les surfaces articulaires ; elles

sont mamelonnées, alternativement concaves et convexes ; d'étendue variable
elles présentent de grandes variétés individuelles.

Leur direction est intéressante à étudier ; elles sont dirigées de telle sorte
que les plans passant par les interlignes sacro-iliaques convergent en haut
et en arrière comme on peut le voir sur la coupe (fig. 531) et dans le schéma des
articulations du bassin (fig. 534). Si l'on achève par la pensée le coin compris
entre ces deux plans, le *coin sacré*, on voit qu'il s'enfonce entre les deux os
iliaques de bas en haut et d'avant en arrière. Ce n'est point la direction qui est
généralement attribuée au sacrum, mais c'est celle qu'il affecte en réalité sur

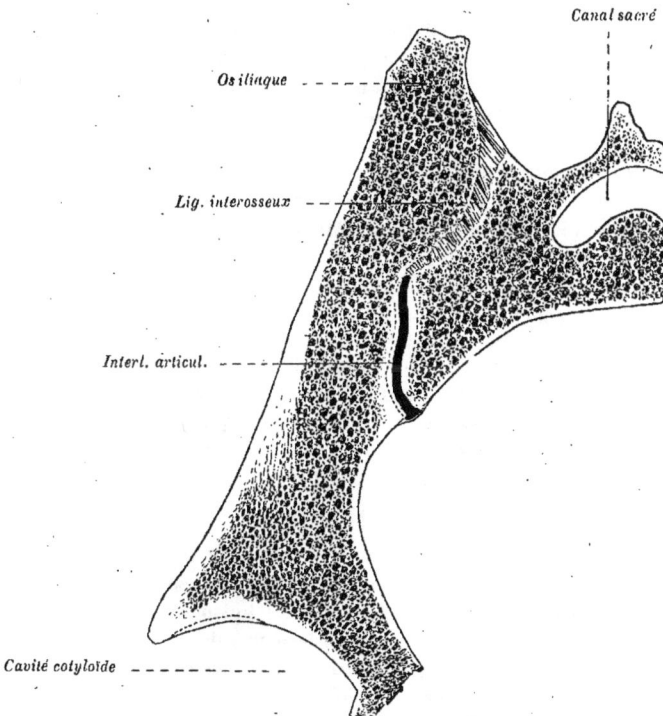

Canal sacré
Os iliaque
Lig. interosseux
Interl. articul.
Cavité cotyloïde

Fig. 531. — Coupe de l'articulation sacro-iliaque, faite parallèlement au plan du détroit
supérieur et passant par la deuxième vertèbre sacrée.

un bassin mis en bonne position. Conclusion : une pression agissant de haut en
bas sur la face postéro-supérieure du sacrum refoulerait dans la cavité pelvienne le coin sacré dont l'arête est tournée, je le répète, en arrière et en haut.

Indépendamment de cette direction générale des surfaces articulaires, il faut
noter un engrènement entre ces deux surfaces. La facette iliaque, convexe de
haut en bas et d'avant en arrière, pénètre dans la facette sacrée excavée dans ces
deux sens; d'autre part, l'angle antérieur de la facette sacrée est d'ordinaire
reçu dans une excavation de l'os iliaque, contre lequel il vient buter au niveau

de la ligne innominée. Cet engrènement des surfaces fait que les deux os s'appuient réciproquement l'un sur l'autre dans la station debout; dans la partie antérieure, c'est le sacrum qui s'appuie sur l'os iliaque, tandis que, dans la partie postérieure, c'est une avancée iliaque qui pénètre dans une concavité sacrée.

Le revêtement cartilagineux des surfaces articulaires est toujours beaucoup plus épais sur le sacrum que sur l'os iliaque : alors qu'il ne dépasse guère 1 mm. sur la facette iliaque, il n'est pas rare de le voir atteindre 2 et 3 mm. sur la face sacrée; c'est vers la partie antérieure de celle-ci que l'épaisseur atteint toujours son maximum.

La surface libre de ce revêtement cartilagineux ne prend que bien rarement l'aspect lisse et uni des cartilages diarthrodiaux; le plus souvent elle est d'un gris blanchâtre ou rougeâtre, mamelonnée, striée, et parfois munie de fins prolongements villiformes ; le revêtement cartilagineux de la facette iliaque est granuleux, comme formé d'une myriade de petits tubercules juxtaposés et transparents.

Au point de vue de leur structure ces cartilages doivent être rangés parmi les fibro-cartilages : celui de l'os iliaque présente des faisceaux fibreux ramifiés, anastomosés, perpendiculaires à sa surface et dont les extrémités libres flottent dans l'articulation. Le cartilage du sacrum comprend une couche adhérente à l'os, exclusivement cartilagineuse, et une couche fibro-cartilagineuse, plus superficielle, extrêmement mince (Sappey).

MOYENS D'UNION. — Capsule. — Une capsule fibreuse va du pourtour d'une facette au pourtour de l'autre, en continuité avec le périoste du sacrum et de l'os iliaque. Il faut noter que sur la partie du contour qui confine à la cavité pelvienne l'insertion de cette capsule se fait à 1 ou 2 mm. au delà du revêtement cartilagineux, d'où la formation d'un petit cul-de-sac articulaire, comme on peut le voir sur la coupe (fig. 531).

Ligaments. — La capsule est renforcée par de nombreux faisceaux allant transversalement ou obliquement du sacrum à l'os coxal : ce sont les *ligaments sacro-iliaques*. A la partie antérieure de l'article, les ligaments se confondent avec la capsule qu'ils renforcent; à la partie postérieure, ils en sont détachés et constituent des ligaments sacro-iliaques extrinsèques : tels sont les *ligaments ilio-lombaire* et *sacro-iliaque postérieur*. Enfin un ligament très fort, occupant en arrière l'interstice des deux os, est décrit depuis Bichat sous le nom de *ligament interosseux*, dénomination qu'il convient de conserver en raison de la situation profonde de ce ligament.

Ligament sacro-iliaque antéro-inférieur. — Communément décrit sous le nom de ligament sacro-iliaque antérieur, il est antéro-inférieur quand le bassin est mis en position. Il est constitué par de nombreux faisceaux rayonnant de la base et des côtés du sacrum vers la face interne de l'os iliaque ; au niveau des pièces costales du sacrum ses fibres se disposent en travées rayonnantes qui rappellent le ligament rayonné costo-vertébral.

L'épaisseur de ce ligament diminue de haut en bas. Il est, dans l'ensemble, peu fort et formé de fibres courtes surajoutées au périoste des deux os (A).

Après la symphyséotomie sur le cadavre, lorsqu'on écarte les pubis de 3 centimètres, ce ligament se décolle avec le périoste au pourtour de l'interligne ; lorsque l'écartement dépasse 4 centimètres, le ligament se déchire et l'interligne articulaire bâille en avant : c'est ce que j'ai vu au cours de quatre symphyséotomies faites dans mon laboratoire avec MM. Tarnier, Bar et Tissier.

Ligaments sacro-iliaques postéro-supérieurs. — A la partie postéro-supérieure de l'articulation, l'appareil ligamenteux comprend deux parties fort dis-

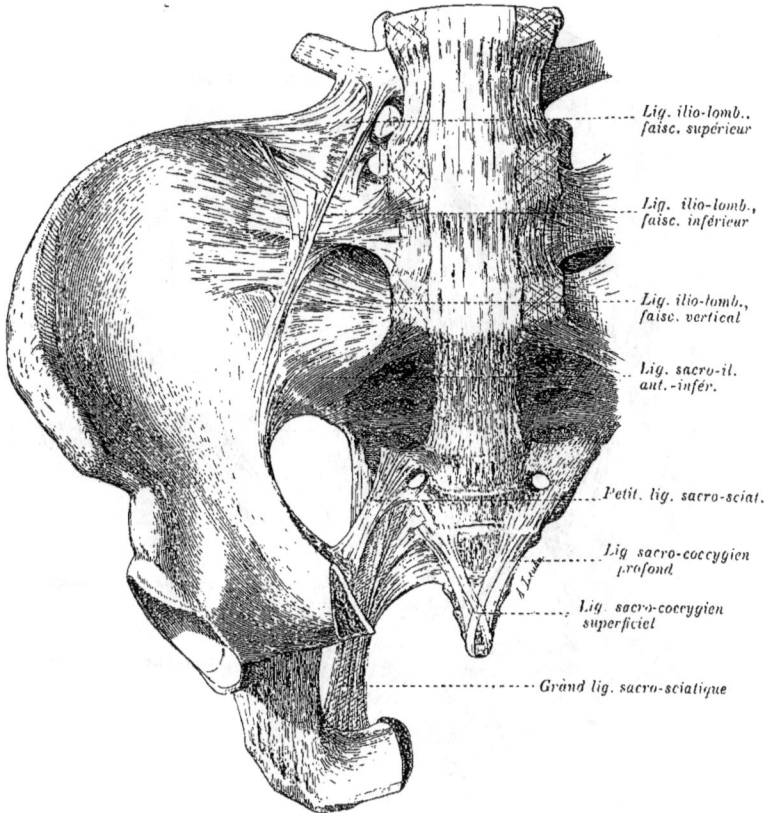

Fig. 532. — Articulation sacro-iliaque, vue antérieure.
Le pubis et l'ischion ont été en partie réséqués.

tinctes : 1° un *ligament sacro-iliaque postérieur* ; 2° un *ligament sacro-iliaque interosseux*.

Le *ligament sacro-iliaque postérieur* est un faisceau fibreux extrêmement fort, large au moins d'un centimètre. Il descend verticalement de l'épine iliaque postéro-supérieure vers un gros tubercule situé sur le bord latéral du sacrum en regard du troisième trou sacré. Ce faisceau superficiel, constant, très fort, est doublé d'un faisceau profond qui naît des deux épines iliaques postérieures et dont les fibres se portent obliquement en bas et en dedans pour aller se fixer aux tubercules sacrés postéro-externes répondant aux apophyses transverses des troisième, quatrième et cinquième vertèbres sacrées. Entre les insertions de ce faisceau profond aux deux épines iliaques existe toujours un conduit ostéo-fibreux par lequel s'engagent une artériole et de grosses veines.

Le faisceau superficiel, vertical, du ligament sacro-iliaque postérieur, a été décrit par Bichat sous le nom de *sacro-spinosum*. Sur le bord interne de ce

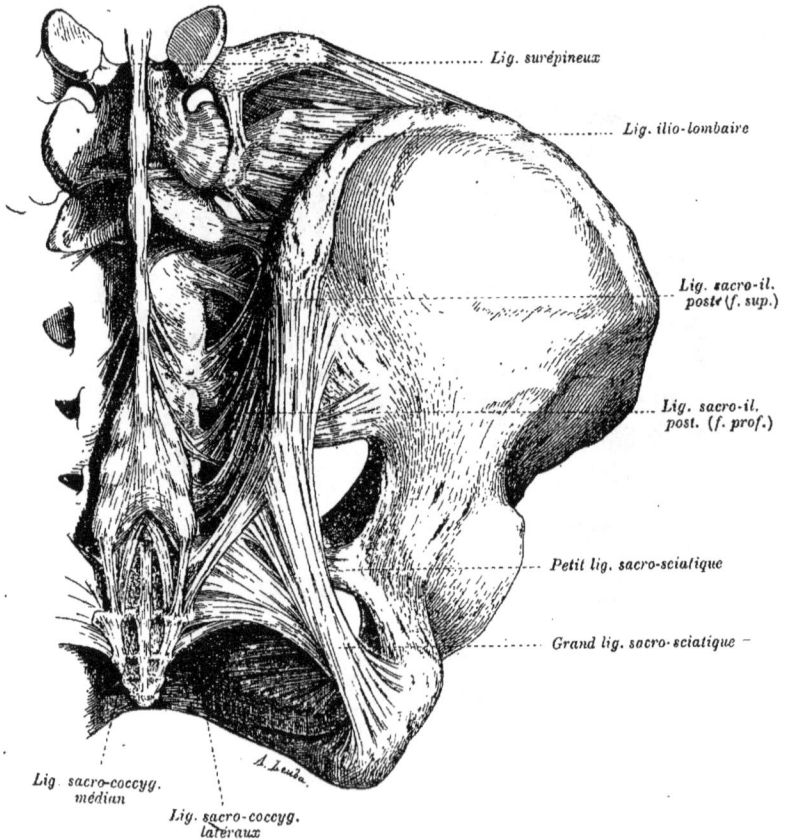

Lig. surépineux

Lig. ilio-lombaire

Lig. sacro-il. post (*f. sup.*)

Lig. sacro-il. post. (*f. prof.*)

Petit lig. sacro-sciatique

Grand lig. sacro-sciatique —

Lig. sacro-coccyg. médian

Lig. sacro-coccyg. latéraux

Fig. 533. — Articulation sacro-iliaque, vue postérieure.

ligament, ses fibres se continuent avec celles de l'aponévrose qui recouvre les muscles spinaux ; sur son bord externe viennent se perdre les fibres les plus élevées du grand ligament sacro-sciatique (C'est pour cette raison que quelques anatomistes décrivent, avec Henle, le ligament sacro-iliaque postérieur avec le grand ligament sacro-sciatique).

On trouve encore à la face postéro-supérieure de l'articulation quelques faisceaux fibreux qui, nés des apophyses articulaires des vertèbres sacrées, descendent obliquement vers la tubérosité iliaque; ils s'entrecroisent avec les fibres profondes du ligament sacro-iliaque postérieur.

Le *ligament interosseux*, difficile à séparer du précédent, dont il n'est, à vrai dire, que la couche profonde, occupe l'interstice qui sépare la face interne de la tubérosité de la face postéro-supérieure du sacrum; il est formé de trousseaux fibreux d'autant plus courts qu'ils sont plus profonds; ces trousseaux entrecroisés ménagent entre eux des espaces remplis d'une graisse rougeâtre. Les plus solides vont s'insérer dans une fossette du sacrum située immédiatement en arrière de la facette auriculaire.

On peut, au milieu de l'intrication de ces fibres, distinguer une direction principale : la plupart descendent obliquement de l'os iliaque vers le sacrum, comme les fibres profondes du ligament sacro-iliaque postérieur dont il est malaisé de les séparer. Nous verrons en faisant le mécanisme des articulations du bassin que cet ensemble ligamenteux forme un appareil d'attache et de *suspension* du sacrum à la tubérosité iliaque (B).

Ligament ilio-lombaire. — Ce ligament, qui répond à la partie supérieure de l'articulation, serait mieux appelé lombo-iliaque. Il s'étend transversalement des apophyses transverses des deux dernières vertèbres lombaires à la lèvre interne de la crête iliaque et à la face interne de cet os. Il est formé de deux faisceaux principaux : celui qui se détache de la quatrième lombaire est le moins fort; il se dirige en bas et en dehors vers la crête iliaque; le faisceau qui naît de l'apophyse transverse de la cinquième est plus important : pour la majorité des anatomistes ce dernier faisceau constitue seul le ligament ilio-lombaire (C).

Ce faisceau dont l'insertion interne coiffe le sommet de l'apophyse transverse de la cinquième vertèbre lombaire se dirige transversalement en dehors, non pas seulement vers la crête iliaque, mais vers une ligne rugueuse verticale qui descend de la crête iliaque vers le bord antérieur de la facette auriculaire et la face interne de la tubérosité.

Ce ligament, toujours très puissant, se présente le plus souvent sous la forme d'un cône fibreux dont le sommet tronqué engaîne le sommet de l'apophyse transverse de la cinquième vertèbre lombaire, tandis que la base, dirigée en dehors, en arrière et un peu en haut, gagne les parties postéro-supérieures de la tubérosité iliaque. L'intérieur du cône est rempli par un tissu cellulo-graisseux qui, dans les mouvements de l'article, vient émerger au niveau des trous dont est percé le ligament.

La forme et la longueur de ce ligament varient suivant la forme et la longueur de l'apophyse transverse de la cinquième lombaire. Il est rare de rencontrer deux bassins sur lesquels il offre une disposition identique. Ces variétés tiennent à ce fait, sur lequel j'ai déjà appelé l'attention, en traitant de la spondyloschise (V. Ostéologie, p. 329), que la cinquième vertèbre lombaire présente des caractères très inconstants.

Le ligament ilio-lombaire ménage entre ses deux faisceaux, dont le supérieur occupe un plan presque horizontal, une sorte de niche dans laquelle se font les insertions postéro-internes du muscle iliaque.

Au-devant du ligament ilio-lombaire on voit toujours descendre presque verticalement une lamelle mince qui vient se perdre sur le ligament sacro-iliaque antéro-inférieur ; ces fibres descendantes limitent en dehors les orifices par lesquels sortent les branches antérieures des quatrième et cinquième paires lombaires.

L'*aponévrose lombo-costo-iliaque* a été considérée par quelques anatomistes comme moyen d'union vertébro-iliaque (D).

SYNOVIALE. — La synoviale de l'articulation sacro-iliaque s'attache au pourtour des revêtements cartilagineux et recouvre la face interne de la capsule fibreuse. En avant de l'interligne, elle forme un petit cul-de-sac dont j'ai déjà parlé. Au niveau de l'interligne, on constate surtout en avant quelques petites franges synoviales.

Rapports. — L'articulation sacro-iliaque est en rapport en avant avec le psoas-iliaque, le pyramidal du bassin, les plexus lombaire et sacré. Son bord supérieur répond au carré des lombes ; sa face postérieure est recouverte par la masse sacro-lombaire.

Vaisseaux et nerfs — Les artères naissent des branches de l'iliaque interne par l'artère fessière, l'ilio-lombaire, et la sacrée latérale.
Les nerfs viennent des branches postérieures des premier et deuxième nerfs sacrés, du plexus lombaire par le nerf obturateur, du plexus sacré et du grand nerf lombo-sacré.

Mouvements. — L'articulation sacro-iliaque est le siège de mouvements peu étendus dont l'axe transversal passe vers le tiers postérieur des facettes auriculaires. On les a qualifiés mouvements de glissement ; je crois qu'il serait plus juste de dire que le *sacrum bascule*, son extrémité antérieure s'abaissant lorsque la postérieure se relève et inversement ; jamais cet os ne se meut en totalité dans le même sens, soit en bas, soit en haut ; c'est là du moins ce que l'on observe lorsque, le bassin étant fixé, on exerce des pressions par l'intermédiaire de la colonne vertébrale. — Ces mouvements sont peu étendus sur le cadavre ; nul doute qu'ils le soient davantage sur le vivant; ils paraissent en rapport avec la fonction de transmettre plus élastiquement les forces arrivant au bassin par le tronc ou les membres inférieurs ; on comprend, en effet, que lorsqu'un choc est transmis des membres inférieurs au tronc, ou inversement, les articulations du bassin absorbent, en le décomposant, une partie du mouvement.

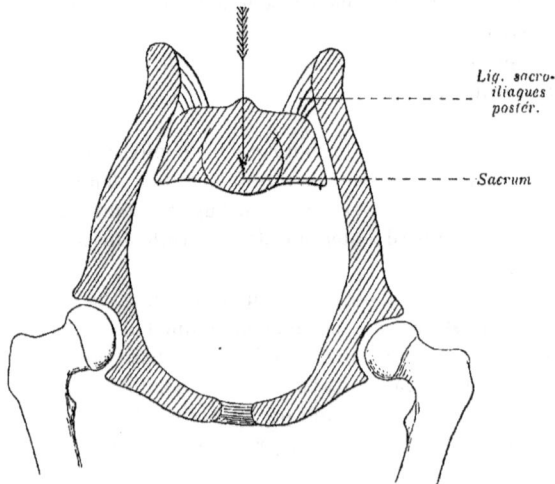

Lig. sacro-
iliaques
postér.

Sacrum

Fig. 534. — Schéma des articulations du bassin, d'après Morel et Mathias Duval.

Mode de transmission du poids du tronc à la ceinture pelvienne. — C'est par le sacrum articulé avec la colonne vertébrale que le poids du tronc est transmis au bassin et aux membres inférieurs. A en croire la majorité des auteurs, le sacrum est enfoncé entre les deux os iliaques comme un coin de haut en bas et d'avant en arrière, jouant ainsi l'office d'une clef de voûte interposée aux os iliaques. J'ai déjà rectifié, en décrivant les surfaces articulaires, la direction du coin sacré. Morel et Mathias Duval ont parfaitement décrit et représenté la disposition vraie du sacrum et le mode de transmission des forces du tronc à la ceinture pelvienne ; ils ont insisté sur ce fait que les nombreux et puissants ligaments sacro-iliaques postérieurs représentent de véritables liens *suspenseurs* du sacrum ; je reproduis ci-contre le schéma de ces auteurs.

Je dirai à propos de la symphyse pubienne ce que nous savons sur les mouvements des articulations du bassin à la fin de la grossesse et sur leur rôle pendant l'accouchement.

Développement. — Luschka a trouvé la cavité articulaire nettement formée sur un fœtus de vingt semaines ; il a constaté que, chez le nouveau-né, l'articulation est achevée et présente le même type que chez l'adulte. Très souvent il a constaté chez le nouveau-né un arrêt de formation caractérisé par ce fait que les surfaces articulaires sont réunies par des travées fibro-cartilagineuses.

Varia. — A. — Quelques anatomistes subdivisent le *ligament sacro-iliaque antéro-inférieur* en deux faisceaux : un sacro-iliaque antérieur allant de la base du sacrum à la partie attenante de l'os iliaque (ils disent, sacro-iliaque supérieur), et un autre inférieur (ils disent antérieur) allant des côtés du sacrum à l'os iliaque. — En raison de l'impossibilité de séparer nettement ces deux ligaments, il m'a paru préférable de les réunir en un seul sous le nom de ligament antéro-inférieur.

B. — J'ai déjà insisté sur l'engrènement des surfaces articulaires, j'ai montré la partie centrale convexe de la facette iliaque pénétrant dans l'excavation centrale de la facette sacrée. Cet engrènement des surfaces en rend la séparation très difficile ; on ne peut arriver à l'effectuer avec un bistouri ordinaire ; il faut procéder partie par section, partie par écartement ; or, en écartant les surfaces il arrive toujours que l'on arrache les insertions du ligament interosseux ; cet arrachement se produit même chez les jeunes sujets ; il est utile d'être prévenu de ces faits pour juger la méthode de cure par rapprochement des pubis, conseillée dans certains cas d'extrophie de la vessie.

C. — Bien qu'il soit en continuité par son faisceau supérieur avec l'aponévrose antérieure du carré des lombes, *le ligament ilio-lombaire* ne doit pas être considéré seulement comme une partie renforcée de cette aponévrose. Il sépare le carré des lombes du muscle iliaque et reçoit quelques insertions de ces deux muscles.

D. — *Ligament costo-lombo-iliaque.* — On comprend sous ce nom un solide feuillet aponévrotique tendu entre la dernière côte, les apophyses transverses des vertèbres lombaires et la crête de l'os iliaque : ce feuillet aponévrotique est formé de faisceaux verticaux qui continuent en dehors les ligaments intertransversaires, et de faisceaux transversaux irradiant en éventail du sommet des apophyses costales lombaires. En bas ce feuillet s'épaissit et, sur certains sujets, le trousseau qui se détache de la quatrième lombaire devient un véritable faisceau ligamenteux.

LIGAMENTS SACRO-SCIATIQUES.

Au nombre de deux de chaque côté, un grand et un petit, les ligaments sacro-sciatiques répondent à la face postérieure du bassin.

GRAND LIGAMENT SACRO-SCIATIQUE (*Sacro-tuberosum*). — Le grand ligament sacro-sciatique a la forme d'un éventail fibreux, dont le sommet s'attache à la tubérosité de l'ischion, et dont la base s'étend de la partie postérieure de l'os iliaque aux bords du sacrum et du coccyx. Par son sommet, le grand ligament sacro-sciatique s'insère à la lèvre interne de la tubérosité ischiatique, relevée en crête par cette insertion, immédiatement en dedans des tendons réunis du demi-tendineux et du biceps ; cette insertion ischiatique est plus étendue qu'elle ne le paraît à première vue ; elle se prolonge le long de la branche horizontale de l'ischion, sous la forme d'un repli falciforme à concavité supérieure, continu avec l'aponévrose du muscle obturateur interne.

Immédiatement au-dessus de cette large insertion, le ligament se rétrécit et condense ses fibres en un cordon épais, large d'un centimètre environ ; puis il

42

monte en arrière en haut, et s'épanouissant en éventail, va s'insérer par ses fibres les plus élevées : 1° à l'extrémité postérieure de la lèvre externe de la crête iliaque et à l'épine iliaque postéro-supérieure ; — 2° aux bords du ligament sacro-iliaque postérieur ; — par ses fibres moyennes, au bord libre du sacrum ; — par ses fibres inférieures, au bord des deux premières vertèbres coccygiennes. L'étendue de cette large base d'insertion est assez variable : parfois elle ne dépasse pas les bords du sacrum ; dans d'autres cas, elle s'étend plus ou moins sur la lèvre externe de la crête iliaque.

Des trois bords de ce grand triangle fibreux : l'antérieur, vertical, aminci, se continue avec la mince lamelle celluleuse qui recouvre le pyramidal à sa sortie du bassin ; l'inférieur, mousse, concave, fait arcade du coccyx à l'ischion : il contribue à former le détroit inférieur de l'excavation pelvienne ; le bord interne, ou base ilio-sacro-coccygienne, nous est connu.

Au niveau du sommet un grand nombre de fibres du grand ligament se continuent directement avec les fibres du demi-tendineux et du biceps (A).

PETIT LIGAMENT SACRO-SCIATIQUE (*Sacro-Spinosum*). — Situé en avant du précédent dont il croise la direction, il est comme lui aplati et de forme triangulaire, mais moins grand et moins épais. Il est essentiellement constitué par des faisceaux mi-partie musculaires, mi-partie tendineux, qui du sommet de l'épine sciatique irradient vers les bords du sacrum, du coccyx et la face antérieure du grand ligament sacro-sciatique.

La face antérieure du petit ligament sacro-sciatique se confond avec le muscle ischio-sacro-coccygien dont il est impossible de la séparer nettement dans la plupart des cas. Sa face postérieure fusionnée avec la face antérieure du grand ligament sacro-sciatique, sur la plus grande partie de son étendue, devient libre seulement dans son tiers antérieur, où elle forme avec la face antérieure du grand ligament une gouttière fibreuse dans laquelle glisse le bord inférieur du muscle pyramidal.

La constitution et la force du petit ligament sacro-sciatique sont des plus variables : assez souvent il est formé en grande partie par les fibres et les tendons des muscles ischio-sacro-coccygiens. Dans d'autres cas, il est constitué par un plan nettement fibreux (B).

Rapports. — Le *grand ligament sacro-sciatique* ferme en bas la vaste échancrure comprise entre le bord postérieur de l'os iliaque, et les bords latéraux du sacrum et du coccyx ; le grand orifice ainsi formé est lui-même subdivisé en deux par le petit ligament sacro-sciatique. L'orifice supérieur, répondant à la grande échancrure sciatique, est de forme ovalaire, il livre passage aux vaisseaux et nerfs fessiers, au muscle pyramidal, au grand et au petit nerf sciatique, aux vaisseaux et nerfs ischiatiques et honteux internes. Par l'orifice inférieur, répondant à la petite échancrure sciatique, s'engagent l'obturateur interne et les vaisseaux et nerfs honteux internes.

La face postérieure du grand ligament sacro-sciatique donne insertion au muscle grand fessier, elle apparaît comme feuilletée par une multitude de lamelles qui s'en détachent pour se perdre dans l'épaisseur du muscle grand fessier. Dans son ensemble, le ligament est formé de feuillets fibreux superposés, séparés par des lames graisseuses et percés d'orifices qui donnent passage à un grand nombre de vaisseaux.

La face antérieure du grand ligament est en rapport dans ses deux tiers supérieurs avec le petit ; dans son tiers inférieur elle est libre.

Varia. — A. — Chez certains mammifères l'insertion supérieure des muscles biceps et demi-tendineux remonte jusqu'au sacrum et à la tubérosité iliaque ; d'où l'opinion soutenue par quelques auteurs (Macalister, Albrecht) que le grand ligament sacro-sciatique

représente la portion supérieure de ces muscles devenue fibreuse par atrophie. En fait il
est fort malaisé de séparer dans la masse fibreuse du grand ligament sacro-sciatique ce
qui appartient en propre au ligament.

B. — Schwegel, cité par Henle, a vu un petit ligament sacro-sciatique naître d'une
épine sciatique accessoire dont l'existence est rare (V. Ostéologie, page 197).

L'ossification partielle ou totale des ligaments sacro-sciatiques est loin d'être rare ; je l'ai
rencontrée un certain nombre de fois et je la retrouve sur plusieurs bassins de ma collection ayant appartenu à des sujets morts à un âge avancé. Les lésions de même nature
présentées par ces bassins dans leurs autres parties permettent d'affirmer qu'il ne s'agit
point dans ces cas d'anomalies ataviques par réapparition de ces pièces osseuses que l'on
rencontre normalement dans le petit ligament sacro-sciatique chez certains animaux.

DU MODE D'UNION DES PUBIS ENTRE EUX

(ARTICULATION BI-PUBIENNE, SYMPHYSE PUBIENNE)

L'articulation des pubis entre eux, *articulation bi-pubienne*, a été classée
tour à tour dans des genres très différents : *symphyse parfaite* pour les uns,

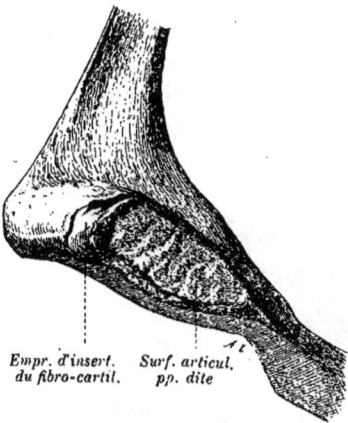

Empr. d'insert.   Surf. articul.
du fibro-cartil.   pp. dite

Fibro-cartilage   Revêt.
interpubien   cartil.

Fig. 535. — Surface articulaire pubienne,   Fig. 536. — Surface articulaire pubienne,
          sur l'os sec.   sur l'os frais.

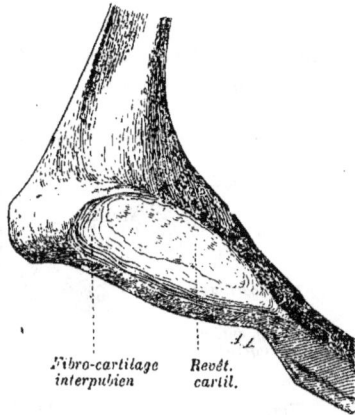

arthrodie pour d'autres, elle est à la fois l'une et l'autre, car on peut la rencontrer à des degrés divers d'organisation.

Je résumerai dans une note l'histoire de cette articulation qui ne manque
pas d'intérêt ; toutefois je tiens à dire dès maintenant que c'est à partir du remarquable mémoire que Tenon lut à l'Institut en 1774 que l'anatomie de l'articulation pubo-pubienne, sujet de tant de controverses, a été fixée. En effet,
Tenon a établi le premier que cette articulation se présentait dans l'espèce humaine sous deux types différents : « l'un où l'article est à un seul cartilage, l'autre où il est à deux, et qu'il ne faut donner aucun de ces modes comme unique ».

L'articulation bi-pubienne se présente en effet à des états divers allant de la
symphyse parfaite à l'*arthrodie parfaite*, en passant par des degrés intermédiaires.

SURFACES ARTICULAIRES. — Les deux pubis s'unissent par une *surface ovalaire*, à grand axe antéro-postérieur, obliquement dirigé en arrière et en bas. (V. Ostéologie, p. 201). Cette surface, mamelonnée sur l'os sec, est assez souvent parcourue par des crêtes ou collines parallèles, obliquement dirigées de haut en bas et d'arrière en avant. — Elle n'est point exactement dans le plan sagittal ; par son bord antérieur et son extrémité inférieure, elle est légèrement déjetée en dehors, d'où il résulte que les deux facettes, très rapprochées en haut et par leur bord postérieur, qui fait saillie dans le bassin, sont séparées en avant et en bas par un espace triangulaire que le cartilage d'union vient occuper. Autour de cette facette, qui mesure en moyenne 30 mm. de hauteur sur 10 de largeur, on peut voir une *zone osseuse, rugueuse*, beaucoup plus obliquement dirigée en dehors que la facette elle-même ; c'est l'empreinte d'insertion du ligament interpubien. — Cette conformation des extrémités pubiennes se retrouve à peu près identique sur tous les os iliaques à l'état sec ; elle a été bien décrite et figurée par Tenon.

La nature du revêtement de ces surfaces et la constitution de leurs moyens d'union établissent les types articulaires que l'on rencontre dans l'espèce humaine.

1er type : articulation constituée en arthrodie. — Dans cette variété, chaque facette articulaire est revêtue en totalité ou en partie d'un cartilage d'encroûte-

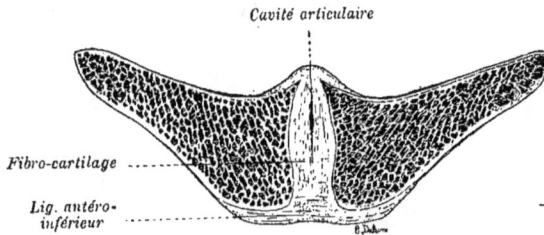

Fig. 537. — Articulation bi-pubienne, coupe transversale et horizontale.

ment qui appartient à la variété hyaline ; la surface de ce cartilage est lisse, brillante, humide.

Un *fibro-cartilage interpubien* va d'une empreinte d'insertion à l'autre. Sa constitution rappelle celle des fibro-cartilages qui unissent entre eux les corps vertébraux ; il se compose, comme ceux-ci, de lamelles concentriques, inclinées en sens divers ; sa substance devient plus molle dans les couches profondes.

Le fibro-cartilage limite, avec les facettes articulaires, une cavité centrale, sorte de fente très étroite, à parois irrégulières ; il est beaucoup plus épais en avant qu'en arrière, où il est seulement représenté par une mince lamelle, laquelle peut même ne pas exister. Sa forme est celle de l'interstice qu'il occupe ; étroit là où il s'interpose aux facettes articulaires, il s'élargit en avant entre les empreintes, prenant ainsi une forme conique.

La cavité articulaire est, comme les facettes cartilagineuses qui la circonscrivent, plus rapprochée de la face pelvienne de l'article ; elle échappe assez souvent à l'examen sur des coupes, lorsque celles-ci n'ont point passé assez près de la face postérieure du pubis. Ses dimensions sont des plus variables ; le plus ordinairement, ce n'est qu'une fente ; toutefois, dans certains cas, les surfaces peuvent s'écarter de 2 ou 3 millimètres.

On a constaté assez souvent des travées fibro-cartilagineuses traversant obliquement la cavité articulaire ; Tenon, Luschka ont rencontré sa division en deux chambres distinctes par un fibro-cartilage vertical et médian ; Barkow l'a vue divisée en deux moitiés, l'une supérieure, l'autre inférieure, par un fibro-cartilage ; sur une femme morte au septième mois de grossesse, j'ai noté un dédoublement imparfait de la cavité articulaire par un fibro-cartilage vertical et médian.

Henle, Luschka, Sappey, ont constaté que les parois de la cavité sont parfois inégales, anfractueuses et présentent notamment au niveau du bord postérieur des prolongements irréguliers qui résultent de la destruction partielle du fibro-

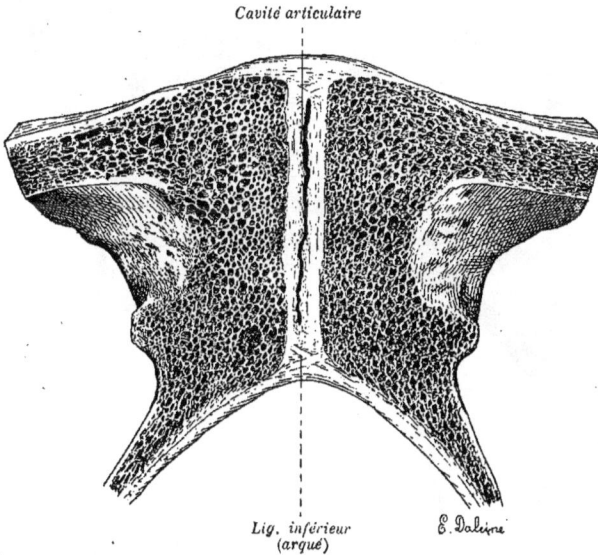

Fig. 538. — Articulation bi-pubienne, coupe transversale parallèle à la direction de la symphyse.

cartilage par fonte des cellules cartilagineuses, et rappellent assez par leur aspect les procès synoviaux. — Ces états divers représentent des degrés de cette transformation qui amène la symphyse à l'état d'arthrodie vers la fin de la grossesse.

2me type : articulation constituée en symphyse. — Un autre type, plus fréquent chez l'homme, est caractérisé par la disparition progressive du cartilage hyalin et l'envahissement du fibro-cartilage. Souvent le cartilage hyalin a complètement disparu, et les deux os sont réunis par un fibro-cartilage qui occupe toute l'épaisseur de l'interligne. Si l'on écarte alors les pubis sur une coupe transversale ou horizontale pour rechercher la fente articulaire, on obtient très facilement *le décollement* du fibro-cartilage, implanté directement sur les facettes osseuses. Dans ces cas, la cavité articulaire n'est plus représentée que par une sorte de fente médiane, irrégulière, quelquefois bifurquée; ou bien elle est remplie d'une matière jaunâtre; ou bien encore elle n'existe pas du tout.

Tels sont les deux types sous lesquels se présente le plus souvent l'union des deux pubis. C'est chez les femmes mortes peu après l'accouchement que l'on rencontre le type parfait de l'arthrodie, avec une cavité articulaire bien circons-

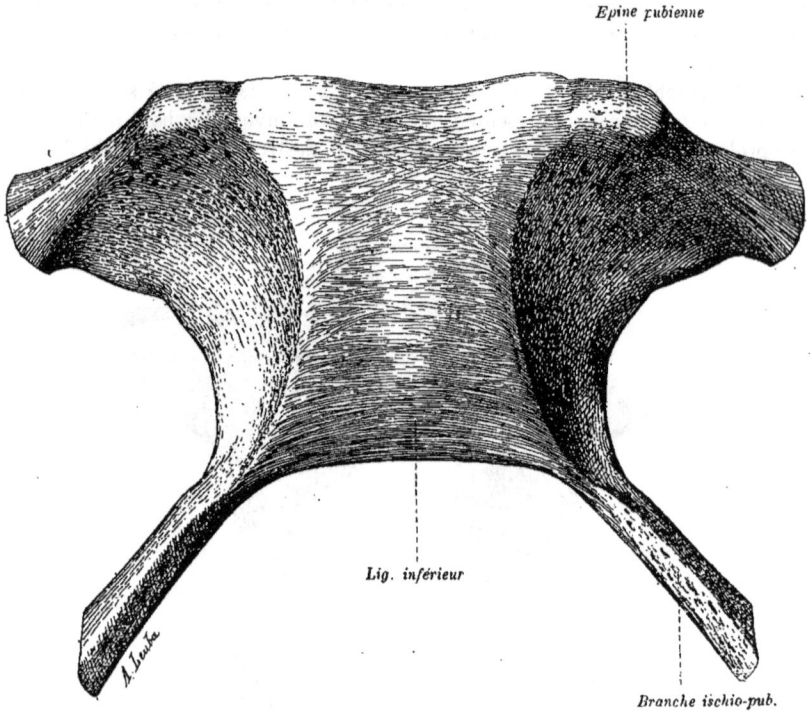

Fig. 539. — Articulation bi-pubienne, face antéro-inférieure.

crite et une synoviale munie de villosités. Lenoir et après lui Luschka, ont certainement exagéré en décrivant le type arthrodie, comme unique et constant. — Ayant examiné vingt-deux articulations bi-pubiennes chez des sujets des deux sexes et de tout âge, j'ai trouvé sept fois seulement le type arthrodie; il est vrai que mes recherches ont porté sur des sujets âgés.

MOYENS D'UNION. — Le principal moyen d'union est représenté par le *fibro-cartilage* que nous avons déjà étudié. De plus, l'articulation est enveloppée d'une *gaîne fibreuse* complète, plus épaisse en avant qu'en arrière, dans laquelle on trouve des *points renforcés* ou *ligaments*. Ceux-ci sont décrits sous les noms de ligaments antérieur, supérieur et inférieur, comme si la symphyse pubienne

occupait un plan vertical. Etant donnée l'inclinaison de la symphyse, on doit
donner à ces ligaments des noms en rapport avec leur situation véritable.

Ligament antéro-inférieur (lig. antérieur). — On rencontre au-devant de
la symphyse pub'enne une couche fibreuse dont *l'épaisseur atteint près d'un
centimètre*. Cette couche est formée par l'entrecroisement des fibres tendineuses des muscles qui viennent s'attacher à cette portion du pubis ; on y reconnaît facilement les faisceaux descendants émanés du tendon des droits et pyramidaux de l'abdomen, les faisceaux du grand oblique qui viennent s'entrecroiser sur la ligne médiane et, plus profondément, une couche transversale
appartenant à l'entrecroisement des adducteurs et du droit interne, enfin une
couche formée par le périoste passant d'un os à l'autre. — La séparation de

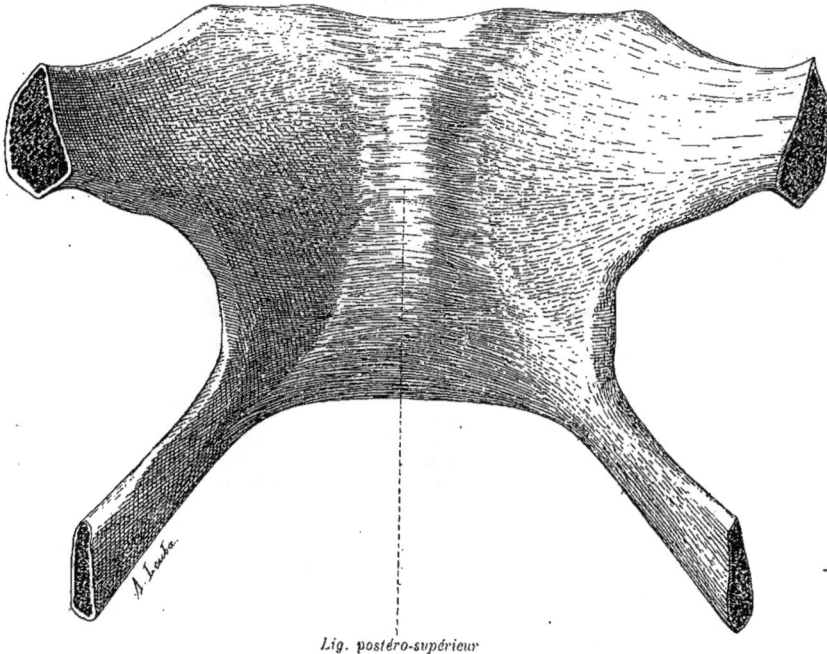

Lig. postéro-supérieur

Fig. 540. — Articulation bi-pubienne, face postéro-supérieure.

ces diverses couches n'est pas impossible, bien qu'elles forment un feutrage
dense et épais.

Ligament postéro-supérieur (lig. postérieur). — La face postéro-supérieure
de l'articulation n'est guère recouverte que par le périoste ; celui-ci est cependant renforcé au niveau de l'interligne par des faisceaux transversaux, parfois
un peu obliques, qui s'étendent d'un pubis à l'autre en passant sur la saillie
que fait le bord postérieur des surfaces articulaires dans la cavité pubienne. Ce
ligament répond immédiatement à la cavité articulaire ; sur quelques sujets, il

présente deux ou trois trous par lesquels sortent et rentrent de petits lobules graisseux, quand on imprime des mouvements à l'articulation.

Ligament supérieur. — Prolongement du précédent, il est aussi formé par le périoste renforcé de fibres transversales ; il s'épaissit graduellement et se confond avec le ligament antéro-inférieur. L'extrémité inférieure de la ligne blanche abdominale vient se perdre sur lui en s'épanouissant.

Ligament inférieur. — C'est le plus fort de tous les ligaments périphériques ; il a été décrit sous des noms divers : *ligament sous-pubien, ligament triangulaire, ligamentum arcuatum, ligament arqué,* etc. Il se présente sous l'aspect d'un croissant fibreux prolongeant en arrière et en bas la symphyse pubienne qu'il sous-tend. Fixé par ses bords latéraux à la partie supérieure et interne de l'arcade pubienne, il se continue par son bord supérieur avec le fibro-cartilage, tandis que son bord inférieur, mince, tranchant, s'arrondit en arcade, l'arcade pubienne fibreuse. Ce ligament est formé par des faisceaux étendus obliquement d'un pubis à l'autre et entrecroisés à angle aigu.

Rapports. — La *face antéro-inférieure* de la symphyse est, comme je l'ai dit, revêtue d'une couche fibreuse, épaisse de près d'un centimètre, formée par l'entrecroisement des fibres tendineuses des muscles grands droits, pyramidaux, grands obliques, moyen adducteur, et droit interne. — Plus bas, dans la partie excavée formée par le ligament arqué, elle répond à la couture des racines des corps caverneux chez l'homme et à celles du clitoris chez la femme. Dans l'écartement de ces racines, on trouve, chez la femme, les veines qui font communiquer les veines clitoridiennes avec celles du bulbe du vagin.

Le ligament suspenseur de la verge et celui du clitoris rattachent à la face antérieure de la symphyse ces organes qui en sont séparés par un tissu conjonctif lâche. — Superficiellement, la symphyse répond à la peau doublée d'un très épais pannicule graisseux et à la commissure supérieure des grandes lèvres chez la femme.

La *face postéro-supérieure* répond à la face antéro-inférieure de la vessie qui repose et se meut sur elle par l'intermédiaire d'une couche celluleuse lâche, sillonnée par de nombreuses veines. Près du bord inférieur de la symphyse cette loge prévésicale est fermée par la réflexion des fibres tendineuses de la vessie ; dans les interstices de ces fibres tendineuses passent de nombreuses veines. — Sur la face postéro-supérieure de la symphyse on voit la crête médiane formée par la rencontre du bord postérieur des deux facettes articulaires, entre lesquelles est interposée une couche cartilagineuse en général très mince. Cette crête m'a paru plus constante et plus accentuée chez la femme que chez l'homme ; je me suis assuré qu'elle augmentait beaucoup vers la fin de la grossesse ; on la sent facilement par le toucher vaginal en explorant la face postérieure de la symphyse avec la pulpe de l'index ; — elle constitue un point de repère précieux dans la symphyséotomie.

Dans sa partie antérieure le bord supérieur de la symphyse répond aux tendons des droits et des pyramidaux, et, entre ces derniers, à un triangle fibreux, attache inférieure de la ligne blanche ; en arrière, il est libre.

Le bord inférieur formé par le ligament arqué est continué par l'aponévrose moyenne du périnée. Son bord tranchant est en rapport avec la paroi supérieure de l'urèthre au moment où ce canal perfore l'aponévrose moyenne du périnée. Ce rapport est intéressant pour la pathogénie de certaines ruptures de l'urètre qui sont en réalité des *coupures par le tranchant ligamenteux.*

Vaisseaux. — De nombreuses artérioles se répandent sur les deux faces de la symphyse pubienne, et viennent anastomoser leurs fins rameaux sur la ligne médiane. En avant, ces artères viennent surtout des honteuses externes et quelques-unes, profondes, de l'obturatrice. En arrière, les artères viennent surtout de l'obturatrice qui donne toujours un rameau transversal cheminant plus ou moins haut sur la face postérieure du pubis pour s'anastomoser sur la ligne médiane avec le rameau semblable venu de l'obturatrice de l'autre côté ; cette arcade rétro-pubienne immédiatement accolée à l'os est constante et parfois d'un calibre tel qu'elle peut nécessiter l'application de deux ligatures après sa section sur la ligne médiane. Une autre arcade artérielle, sus-pubienne, également constante, est formée par deux rameaux transversaux venus de l'épigastrique : ces rameaux passent parfois par le canal inguinal. De ces vaisseaux partent des branches qui s'enfoncent dans l'épaisseur du fibro-cartilage. Le volume de ces arcades doit augmenter dans les derniers mois de la grossesse, par un processus en rapport avec les modifications dont la symphyse est alors le siège. — Il faut encore signaler une arcade veineuse, de calibre notable, suivant d'ordinaire le bord supérieur de la symphyse.

Aperçu historique. — Les médecins de l'antiquité connaissaient le relâchement de l'articulation bi-pubienne que l'on observe chez la femme dans les derniers mois de la grossesse et après l'accouchement; Hippocrate, Avicenne, Aetius en parlent. — Dans des temps plus rapprochés, Pineau, Morgagni, Paré, Riolan, Santorini, Spiegel, Duverney, Harvey, Louis, etc. ont constaté ce relâchement et en ont donné le mécanisme. Cependant Vésale, Colombus, Rodericus, Ménard, Voigt, Mauriceau ont nié l'écartement et même le relâchement des pubis au moment de l'accouchement.

L'articulation bi-pubienne fut longtemps mal connue; avec Vésale et Weitbrecht on la considérait comme une symphyse parfaite. Tenon, au travail duquel j'ai emprunté en partie les éléments de cet aperçu historique, donna le premier (février 1874) une description de cette articulation; par de nombreuses dissections et coupes, faites avec l'aide de Pelletan et de Mme La Chapelle, il montra que chaque extrémité du pubis, parcourue par des sillons et des languettes parallèles, était *encrouée* d'une lame cartilagineuse. Il reconnut qu'il existe dans l'espèce humaine deux modes différents d'articulation des os pubis : l'un où l'articulation est à un seul cartilage, l'autre où elle est à deux et, que le *panneau de joint* était quelquefois renflé à sa partie centrale ou divisé en deux ou trois panneaux. — Dans un second mémoire lu à l'Institut national les 6 et 11 floréal an IX, Tenon conclut : qu'il ne faut donner aucun de ces modes comme unique et il applique ces données anatomiques à « l'*opération Sigaultienne* ».

Bonn publia en 1777 sur cette articulation un travail que je n'ai pu me procurer. Depuis, la plupart des anatomistes ont considéré l'articulation bi-pubienne comme une synchondrose en tout semblable aux synchondroses vertébrales.

Cependant Lenoir (mémoire lu à l'Académie de médecine, 1849 et reproduit dans le texte de l'atlas complémentaire de tous les traités d'accouchement), a rangé franchement cette articulation parmi les arthrodies, affirmant qu'il l'a trouvée ainsi sur les vingt-un sujets qu'il a disséqués. — Luschka (in Halbgelenke) a confirmé cette manière de voir par de nombreuses recherches histologiques. — Depuis, je ne crois pas qu'il ait paru d'autre travail original sur la question. A l'heure actuelle, les classiques, à l'exception de Henle, décrivent un seul type articulaire qu'ils qualifient symphyse.

Etant donné le regain de faveur qui vient de se produire en l'honneur de l'*opération Sigaultienne,* comme disait Tenon, j'ai essayé de présenter une anatomie aussi exacte que possible de l'articulation bi-pubienne. On a pu voir que les conclusions auxquelles m'ont conduit mes recherches sont identiques à celles de Tenon ; une reprise complète de l'étude, faite surtout au point de vue histologique, serait en ce moment nécessaire.

Développement. — D'après Luschka, la formation de la cavité articulaire commence dès l'âge fœtal ; elle existe déjà chez le nouveau-né. En fait, je l'ai constatée sur deux sujets âgés de quelques mois, si l'on doit donner le nom de cavité à une lacune, de contour peu précis, dans le fibro-cartilage qui unit les deux os.

D'après Henle, jusqu'à la septième année, les deux surfaces articulaires sont unies dans toute leur étendue par une substance fibreuse, dans laquelle le microscope seul peut déceler des lacunes qui se réunissent plus tard pour former la fente de l'articulation adulte.

Différences sexuelles. — Comme nous l'avons déjà dit, la symphyse pubienne est plus haute mais moins large chez l'homme que chez la femme. Le cartilage d'union est moins épais chez l'homme. La présence d'une cavité est plus fréquente chez la femme, et la tendance à prendre l'aspect d'une articulation véritable est aussi beaucoup plus fréquente chez les sujets du sexe féminin.

De l'articulation bi-pubienne vers la fin de la grossesse, pendant et après l'accouchement. — Il a été de tout temps admis par la majorité des médecins accoucheurs que les articulations propres du bassin, qui ne permettent que de légers glissements dans l'état ordinaire de la vie, deviennent très mobiles pendant la grossesse et même s'écartent pendant l'accouchement dans le but de faciliter le passage du fœtus. Paré, Hunter, Morgagni, Riolan, Spiegel, Duverney, pour ne point parler des modernes, ont vu sur des femmes récemment accouchées « les pubis chevauchants et mobiles. » — Paré a constaté « l'écartement des os pubis en une femme qui avait été pendue quinze jours après être « accouchée. » — Tenon a trouvé « une articulation véritable, très mobile, sur une femme de « 35 ans morte le dix-neuvième jour après ses couches ».

Barkow dit n'avoir constaté la cavité que chez des femmes récemment accouchées.

Cruveilhier a vu chez une femme de 79 ans qui avait eu dix-neuf enfants une articulation véritable avec cartilage d'encroûtement et capsule fibreuse périphérique.

Les modifications subies par la symphyse pubienne au cours et à la fin de la grossesse sont bien décrites par Luschka (loc. cit), je ne sache point que de nouvelles études aient été faites sur ce sujet qui serait à reprendre. On trouve dans la thèse de Gotchaux (de la Symphyséotomie, Paris, 1892) les indications bibliographiques relatives aux constatations faites sur la femme et sur les femelles de divers animaux.

La très grande majorité des accoucheurs admettent aujourd'hui le relâchement des articulations du bassin à la fin de la grossesse ; ils l'attribuent à une infiltration de sérosité qui ramollit et gonfle les ligaments et les cartilages de ces articulations ; les causes de ces modifications doivent être cherchées, non pas dans l'imbibition du cartilage par les eaux de l'amnios, comme le prétendait Fabrice d'Aquapendente, mais dans le mouvement fluxionnaire, qui active la nutrition de l'utérus et de ses annexes pendant tout le temps de la grossesse (Lenoir). — Luschka et Henle attribuent les modifications que subit la symphyse à une fonte progressive du fibro-cartilage, résultant apparemment des congestions périodiques dont le bassin est le siège chez la femme ; apparaissant avec la puberté, cette disposition s'accentue avec l'âge.

Le mécanisme de cet élargissement naturel du bassin a été diversement interprété : Louis, dans un mémoire à l'Académie de chirurgie (tome IV) pense que les cartilages gonflés par infiltration de sérosité agissent à la manière des coins de bois sec que l'on place dans les fentes des rochers pour les faire éclater. Baudelocque nie l'épaississement des cartilages pendant la grossesse et place dans l'intérieur du bassin l'agent de cet écartement ; pour lui, c'est l'utérus distendu par le produit de la conception, ou la tête même du fœtus pendant l'accouchement qui détermine l'écartement des surfaces de l'arthrodie. Lenoir pense qu'à un degré peu avancé ce relâchement tient uniquement à l'infiltration séreuse des ligaments du bassin, et l'infiltration à l'état de grossesse lui-même ; cette infiltration rend l'écartement possible, et l'écartement se fait quand « la tête du fœtus ou toute autre cause vient à agir excentriquement sur les os qui forment les articulations ». A un degré plus avancé une hypersécrétion de synovie distend la cavité articulaire et écarte les os.

Quoi qu'il en soit des explications données, un fait est certain : c'est l'assouplissement, le relâchement qui se produisent dans les articulations du bassin pendant les derniers temps de la grossesse. Tous les accoucheurs l'ont constaté ; j'ai eu l'occasion de m'entretenir à ce sujet avec le Professeur Tarnier, avec lequel j'ai fait souvent des expériences sur la symphyséotomie et ses résultats ; le savant maître m'a appris que, sur la vivante, cette mobilité était variable, assez facile à reconnaître et qu'on la rencontrait sur la très grande majorité des femmes dans les derniers temps de la grossesse, mais qu'on ne l'observait point sur toutes. — Assez souvent, il est possible d'introduire la première phalange de l'index entre les pubis écartés : et c'est au moment des contractions utérines que l'écartement atteint le maximum.

Cependant des faits négatifs ont été présentés. Hunter a noté l'absence de cavité sur une femme récemment accouchée. Tenon, sur une femme de 34 ans, morte le trentième jour après l'accouchement, trouva les pubis unis par un fibro-cartilage, sans fente articulaire. Aeby prétend que le relâchement de la synchondrose pubienne ne doit pas être rangé parmi les faits qui accompagnent la grossesse et précèdent l'accouchement. Quelle est la proportion des exceptions ?

Le relâchement s'opère également dans les articulations sacro-iliaques où il a été moins étudié. Il faut tenir compte de ces modifications préparatoires dans l'appréciation des résultats cherchés par la symphyséotomie. Les limites assignées, d'après des expériences sur le cadavre, m'apparaissent comme limites minima. Car, comme je l'ai dit au début de cette arthrologie, le ligament du cadavre ne ressemble guère plus au ligament *en vie* que le muscle mort au muscle vivant.

Ossification des articulations du bassin. — J'ai lu, non sans étonnement, dans nombre d'observations de symphyséotomies, que l'opérateur avait été arrêté par l'ossification de la symphyse. Je pense, avec Hergott et d'autres, que cette ossification est très rare ; je ne l'ai jamais rencontrée bien que j'aie examiné un grand nombre de bassins.

Il n'en va pas de même pour l'articulation sacro-iliaque dans laquelle l'ankylose par ossification des ligaments périphériques paraît être assez fréquente. Sur dix bassins de la collection que j'ai rassemblée à l'Ecole Pratique, les articulations sacro-iliaques sont ankylosées par ossification des ligaments antérieur et inférieur ; sur ces mêmes bassins, les pubis sont écartés de 2 à 4 millimètres par disparition du fibro-cartilage qui les réunissait.

§ II. — ARTICULATION COXO-FÉMORALE.

C'est le type des énarthroses.

SURFACES ARTICULAIRES. — **Tête fémorale.** — La tête du fémur, arrondie, représente à peu près les deux tiers d'une sphère (A). Sa surface articulaire, lisse, limitée par une ligne sinueuse, se prolonge en avant et en arrière sur le col fémoral. L'angle qu'elle forme sur la face postérieure du col est arrondi ; l'angle ou prolongement qui s'avance sur la face antérieure est variable ; il répond à cette empreinte osseuse à laquelle j'ai donné le nom d'*empreinte iliaque,* parce qu'elle résulte du contact de l'avancée osseuse qui supporte l'épine iliaque antéro-inférieure avec cette partie de la face antérieure du col, dans la flexion de la cuisse sur le bassin (V. fig. 549 et Ostéologie, p. 210 et rem. C, p. 220).

Le *cartilage d'encroûtement* qui revêt la tête fémorale s'avance plus ou moins sur cette empreinte. Il atteint son maximum d'épaisseur à la partie supérieure de la tête.

Au-dessous et en arrière de sa partie la plus saillante, la tête est creusée d'une fossette ovalaire ; cette fossette qui donne insertion dans sa partie antéro-supérieure au ligament rond est échancrée dans sa partie postéro-inférieure, plus large et moins profonde par le frottement de ce ligament (B).

Cavité cotyloïde. — A peu près hémisphérique, la cavité cotyloïde est limitée sur l'os sec par un bord saillant, presque tranchant, le *sourcil cotyloïdien,* avec ses deux dépressions, l'ilio-pubienne et l'ilio-ischiatique, et sa large échancrure ischio-pubienne (V. Ostéologie, p. 186). — A l'intérieur de cette cavité, un croissant articulaire, lisse, dont les extrémités ou *cornes* répondent aux bords de l'échancrure, entoure en fer à cheval l'arrière-fond, excavé à trois ou quatre millimètres au-dessous du niveau du croissant articulaire. Cet arrière-fond, *loge iliaque du ligament rond,* présente par places des orifices vasculaires plus ou moins nombreux.

A l'état frais, le *fer à cheval articulaire* est revêtu d'une couche de cartilage hyalin dont l'épaisseur augmente de la partie centrale vers la partie périphérique et atteint son maximum vers le pôle supérieur de la cavité. Sur ce cartilage on voit parfois (V. fig. 541), en continuité avec les dépressions du sourcil cotyloïdien, deux étranglements ou deux traînées grisâtres, vestiges de la réunion des trois os qui ont contribué à la formation de la cavité (ilion, ischion, pubis).

L'*arrière-fond* est tapissé par un périoste mince, assez facile à détacher et recouvert d'une masse graisseuse rougeâtre, presque fluide.

Bourrelet cotyloïdien. — Un bourrelet fibro-cartilagineux prismatique et triangulaire, le *bourrelet cotyloïdien,* s'applique au sourcil cotyloïdien qu'il surélève, augmentant ainsi de toute sa hauteur la profondeur de la cavité. Ce bourrelet, en forme d'anneau prismatique, répond et s'insère par l'une de ses faces, dite face adhérente ou base, au pourtour du sourcil ; par sa face interne, concave et unie, il continue la surface articulaire de la cavité cotyloïde, et entre ainsi en contact avec la tête fémorale ; par sa face externe, il donne insertion à la capsule articulaire.

Au niveau des dépressions ilio-pubienne et ilio-ischiatique, le bourrelet reste en général séparé de l'os par un sillon plus ou moins profond. J'ai vu ce sillon s'étendre à toute la moitié supérieure du bourrelet qui apparaissait détachée et flottante.

Au niveau de l'échancrure ischio-pubienne, le bourrelet s'insère aux deux extrémités de l'échancrure par deux trousseaux larges et épais, immédiatement en dehors des cornes du croissant articulaire ; quelques fibres, arciformes, allant

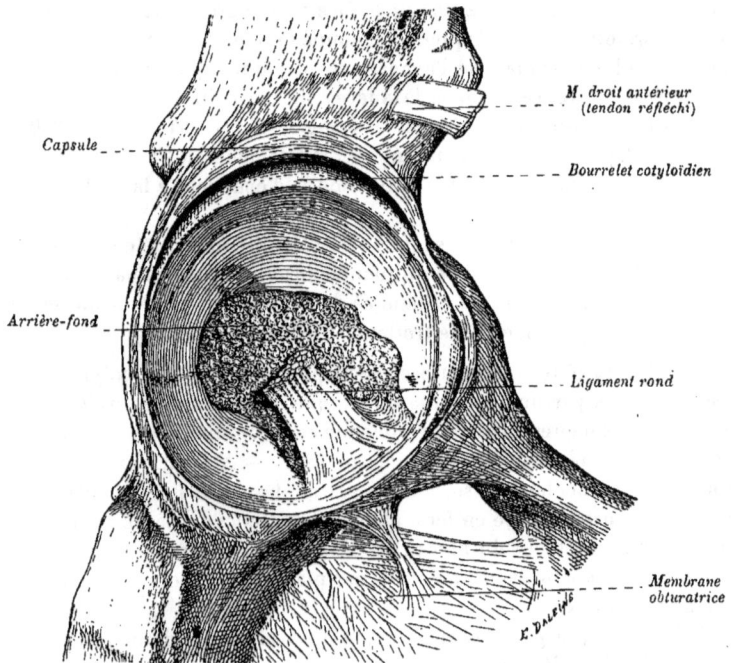

Fig. 541. — Cavité cotyloïde, vue de face, avec le bourrelet cotyloïdien entouré par la capsule articulaire.

d'une corne à l'autre, achèvent le pont fibreux qui transforme l'échancrure en trou, et qui porte le nom de *ligament transverse de l'acetabulum*.

Le bourrelet cotyloïdien est formé de faisceaux fibreux qui s'insèrent très obliquement sur tout le pourtour cotyloïdien, et s'incurvent pour décrire un trajet plus ou moins circulaire. A ces fibres, qui forment la partie principale du bourrelet, s'ajoutent des fibres annulaires; on rencontre surtout ces dernières vers la face articulaire du bourrelet (C).

La hauteur du bourrelet cotyloïdien varie de 5 à 10 millimètres ; inégale sur les divers points du pourtour, elle est toujours plus grande en arrière et en haut qu'en avant et en bas.

Il faut remarquer que le tissu fibro-cartilagineux du bourrelet envahit la surface articulaire cotyloïdienne dans sa partie supérieure. Cet envahissement, analogue à celui que nous avons constaté dans le tiers inférieur de la cavité glénoïde de l'omoplate, n'est pas constant, bien qu'il se présente dans la majorité

des cas. Sur l'os sec, les traces de cet envahissement sont indiquées par une différence d'aspect et de niveau de la région envahie.

J'ai vu sur un grand nombre de pièces le tissu fibro-cartilagineux s'avancer jusqu'à l'arrière-fond et même s'unir à celui-ci par l'intermédiaire d'une tache arrondie, au niveau de laquelle le revêtement n'est plus cartilagineux mais fibro-cartilagineux. J'ai fait représenter (V. fig. 542)

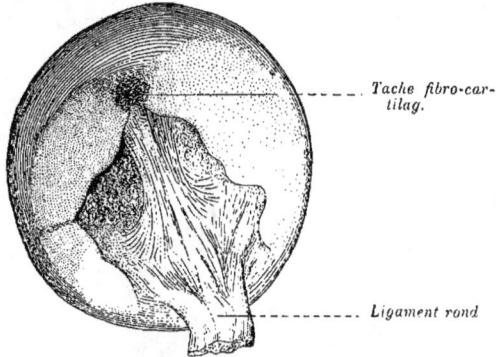

Fig. 542. — Cavité cotyloïde, vue de face, avec son revêtement cartilagineux.

L'arrière-fond est recouvert par la synoviale soulevée par le ligament rond.

cette disposition qui n'a point encore été signalée bien qu'elle soit assez fréquente.

MOYENS D'UNION. — Le fémur et l'os iliaque sont unis par une capsule fibreuse, présentant des faisceaux de renforcement; cette capsule forme un manchon épais ou mieux un cône fibreux tronqué, à sommet cotyloïdien. Accessoirement les deux os sont encore unis par un ligament, dit *ligament rond ou interarticulaire.*

Capsule. — Du côté de l'os iliaque, la capsule s'insère au pourtour osseux du sourcil cotyloïdien et à la face externe du bourrelet, dont elle laisse libre le bord tranchant, surtout à la partie postérieure de l'articulation. Au niveau de l'échancrure ischio-pubienne la capsule s'insère à la face externe et sur le bord libre du bourrelet; elle laisse ainsi libre le trou ostéo-fibreux qui donne accès dans l'arrière-fond de la cavité cotyloïde.

Du pourtour de la cavité articulaire, la capsule fibreuse se dirige en bas et en dehors pour aller prendre son insertion inférieure autour du col fémoral. En avant, elle vient s'insérer à l'angle antéro-supérieur du grand trochanter et de là à toute l'étendue de cette large ligne rugueuse, dite à tort *ligne intertrochantérienne antérieure,* car elle n'atteint pas le petit trochanter dont elle reste toujours séparée par une dépression, la *fossette prétrochantinienne* (D).

De l'extrémité inférieure de cette ligne, l'insertion capsulaire se recourbe à angle aigu et remonte suivant une ligne oblique qui passe en avant du petit trochanter pour gagner la face postérieure du col, qu'elle suit parallèlement à la *ligne intertrochantérienne postérieure,* mais à un travers de doigt en dedans de celle-ci, pour regagner l'angle antéro-supérieur du grand trochanter. — C'est

une erreur bien répandue de dire que la capsule ne *s'insère pas* à la face postérieure du col, mais qu'elle s'y termine par un bord libre formant demi-anneau
sur la surface postérieure du col auquel elle n'adhère que par l'intermédiaire
de la synoviale. En effet, l'insertion à la face postérieure du col est réelle et constante ; assez faible d'ordinaire, pour que le scalpel, suivant le bord très net
de la zone orbiculaire, la détache facilement, elle est parfois assez forte pour
laisser sur l'os une empreinte linéaire.

Comme on le voit, l'insertion fémorale de la capsule se fait ou paraît se
faire à une assez grande distance du revêtement cartilagineux de la tête ;
cependant on peut voir que ses fibres profondes se réfléchissent sur le col
et remontent sur lui en
certains points jusqu'au
pourtour de la surface
articulaire. Ces faisceaux
récurrents (V. fig. 543)
soulèvent la synoviale,
formant ainsi des replis,
visibles surtout le long
des bords du col ; les anciens anatomistes ont
décrit ces replis sous les
noms de *plica, retinacu-
la, frenula capsulæ.* C'est
sur le bord inférieur du
col que l'on rencontre les
principaux de ces replis ;
l'un d'eux, principal et
constant, mérite particu-
lièrement l'attention ; j'en
parlerai plus loin à pro-
pos du ligament rond.

Dans l'ensemble, la
capsule, remarquable par
sa force et son épaisseur,
représente un cône à base
cotyloïdienne, dont le
sommet tronqué enserre

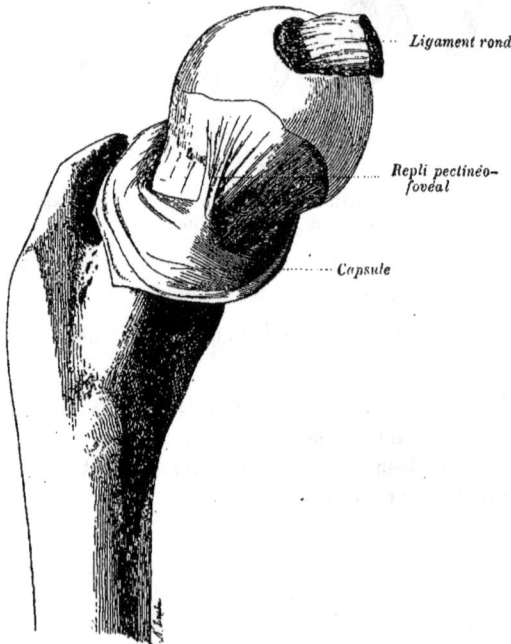

Fig. 543. — Extrémité supérieure du fémur avec sa
collerette capsulaire, et le repli pectinéo-fovéal.

le col fémoral. Une disposition inverse se présente à l'épaule où la capsule forme
un cône tronqué à base humérale, à sommet glénoïdien. Remarquons encore que
la capsule fibreuse est moins lâche à la hanche qu'à l'épaule ; cependant il faut se
garder d'affirmer, comme on le fait communément, que cette capsule, très serrée,
maintient solidement la tête du fémur dans la cavité cotyloïde. Cela n'est vrai
que dans l'extension extrême, qui *tord* et par conséquent raccourcit la capsule ;
dans la flexion *moyenne*, la capsule coxo-fémorale est assez lâche pour permettre un écart d'un à deux centimètres entre les surfaces articulaires ; à la
hanche comme à l'épaule, la pression atmosphérique et la tonicité musculaire
interviennent pour maintenir le contact (E).

Envisagée au point de vue de sa constitution, la capsule comprend un plan profond, mince, de *fibres annulaires* ou très obliques, et un plan superficiel beaucoup plus important, composé de *faisceaux longitudinaux* allant de l'os iliaque au fémur; les faisceaux longitudinaux sont décrits sous le nom de *ligaments* ou *faisceaux de renforcement;* la couche profonde forme la *zone orbiculaire.*

Ligaments ou faisceaux de renforcement longitudinaux. — Ils se détachent des trois parties de l'os iliaque et portent par suite les noms d'*ilio-fémoral, ischio-fémoral* et *pubo-fémoral.*

Ligament ilio-fémoral ou *ligament de Berlin.* — C'est le plus fort des liga-

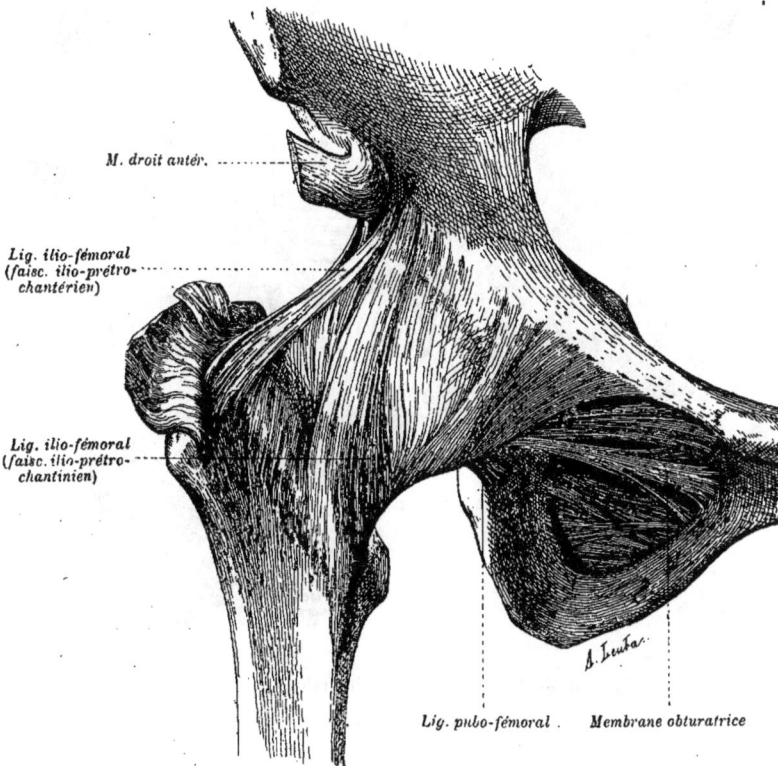

M. droit antér.

Lig. ilio-fémoral (faisc. ilio-prétro-chantérien)

Lig. ilio-fémoral (faisc. ilio-prétro-chantinien)

Lig. pubo-fémoral .   Membrane obturatrice

Fig. 544. — Articulation coxo-fémorale, vue antérieure.

ments de la hanche; il revêt la forme d'un éventail fibreux dont le sommet se fixe au-dessous de l'épine iliaque antéro-inférieure, et dont la base élargie s'attache à la ligne dite intertrochantérienne antérieure (F).

Dans cet éventail fibreux, il faut distinguer deux faisceaux :

1° Le *faisceau supérieur,* qui se porte en dehors, presque parallèlement à l'axe du col, et va s'attacher à un tubercule, situé en avant du grand trochanter, immédiatement en dedans de l'empreinte du petit fessier; c'est le *fais-ceau ilio-prétrochantérien*, le plus court, le plus fort, le plus épais des ligaments de la hanche. La largeur de son insertion iliaque au-dessous et en arrière de l'épine iliaque antéro-inférieure, au-dessus et au-dessous de la gouttière osseuse qui loge le tendon réfléchi du droit antérieur, la saillie toujours très accentuée du tubercule prétrochantérien, témoignent de la force de

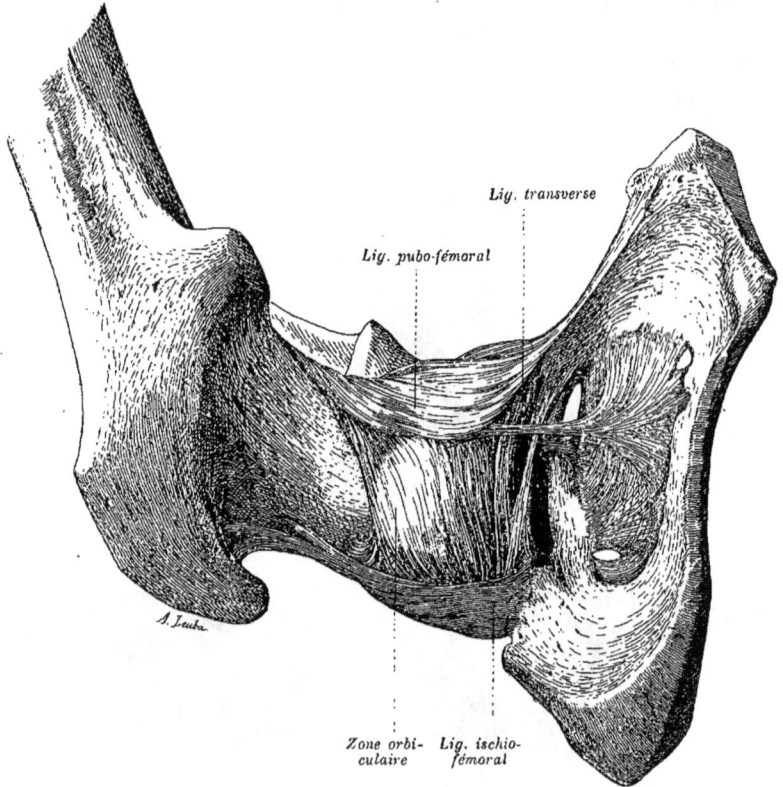

Fig. 545. — Articulation coxo-fémorale, vue d'en bas.
Le fémur est fléchi à angle droit sur l'os iliaque.

ce faisceau dont l'épaisseur atteint souvent et parfois dépasse un centimètre (de 7 à 14 mm.)

L'insertion iliaque de ce ligament s'étend presque toujours à 2 ou 3 centimètres en arrière sur le contour supérieur du sourcil cotyloïdien, où elle englobe le tendon réfléchi du droit antérieur.

Ce faisceau supérieur, ilio-prétrochantérien, du ligament ilio-fémoral limite l'adduction et la rotation en dehors; il contribue à limiter l'extension de la cuisse.

Souvent ce faisceau supérieur reçoit des expansions tendineuses, soit du petit fessier, soit du droit antérieur ; parfois l'expansion tendineuse du droit antérieur va jusqu'au fémur et celle du petit fessier jusqu'au grand trochanter ; je ne vois pas qu'il y ait lieu de décrire comme ligaments spéciaux ces expansions qui ne sont point d'ailleurs constantes.

2° Le *faisceau inférieur* du ligament ilió-fémoral (lig. anterius de Welcker, superius de Henke?) descend presque verticalement de l'insertion iliaque vers le

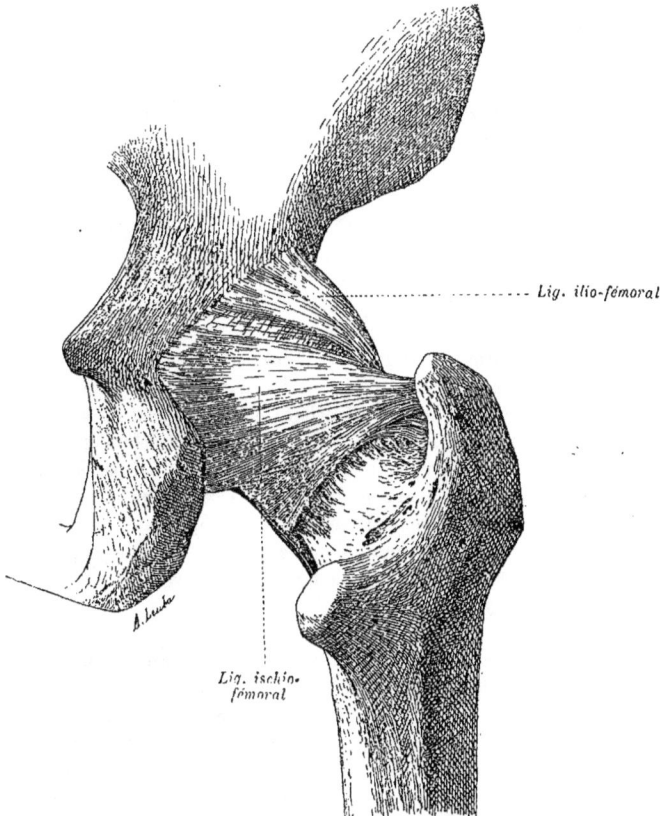

Lig. ilio-fémoral

Lig. ischio-fémoral

Fig. 546. — Articulation coxo-fémorale, vue postérieure.

tubercule inférieur de la ligne dite intertrochantérienne antérieure; comme ce tubercule est situé en avant du petit trochanter dont il est séparé par une fossette, j'appelle ce faisceau *ilio-prétrochantinien*. — Plus long que le faisceau supérieur, il est moins épais; son épaisseur ne dépasse guère un demi-centimètre ; — il limite l'extension.

Entre ces deux faisceaux de renforcement, l'éventail ilio-fémoral, aminci, montre quelques faisceaux appartenant au système des fibres circulaires.

43

Ligament pubo-fémoral. — Il naît de la portion pubienne du rebord cotyloïdien, de l'éminence ilio-pectinée, et du bord inférieur de la branche horizontale
du pubis ; de là, il se dirige en bas, en dehors et un peu en arrière, pour aller
s'attacher dans la partie antérieure de la fossette prétrochantinienne ; il est donc
pubo-prétrochantinien. — Il se tend dans l'abduction.

Il forme avec le faisceau vertical, ilio-prétrochantinien, du ligament ilio-fémoral, un V à pointe trochantinienne, ouvert en haut et en dedans. Welcker
remarque que le ligament pubo-fémoral forme, avec les deux faisceaux de l'ilio-
fémoral, un N.

Le ligament pubo-fémoral, recouvert en partie par le muscle pectiné, est renforcé par des faisceaux de l'aponévrose de ce muscle, et par d'autres faisceaux
intermédiaires au pectiné et au psoas-iliaque. Son insertion se prolonge plus ou
moins sur le bord inférieur de la branche horizontale du pubis, parfois jusqu'à
l'épine pubienne ; son bord tranchant, formé de feuillets superposés et séparés
par des pelotons adipeux, donne insertion au tendon du muscle obturateur
externe.

Entre les ligaments ilio et pubo-fémoral, la capsule, fort mince, est représentée par quelques faisceaux qui se détachent de la partie du sourcil cotyloïdien
placée en regard de l'éminence ilio-pectinée. Là, la capsule répond au muscle
psoas-iliaque : le frottement du tendon de ce muscle sur la capsule soulevée par
la tête fémorale a déterminé la formation d'une large bourse séreuse qui se
prolonge jusque vers l'insertion trochantinienne du psoas. Chez certains sujets
l'amincissement de la capsule peut aller jusqu'à la perforation ; alors la synoviale articulaire et la séreuse musculaire communiquent par un orifice arrondi
plus ou moins grand ; j'ai recherché sur une centaine de sujets cette communication ; je l'ai rarement rencontrée chez les enfants au dessous de 10 ans ; elle
devient d'autant plus fréquente qu'on la cherche chez des sujets plus avancés
en âge ; à mon avis, elle résulte de l'usure de la capsule par la répétition des
frottements.

Ligament ischio-fémoral. — De la partie du sourcil cotyloïdien qui répond
à l'ischion et particulièrement de la gouttière sous-cotyloïdienne se détachent
des faisceaux fibreux qui se portent très obliquement (presque horizontalement)
en dehors, en haut et en avant, par-dessus le bord supérieur du col fémoral et
vont s'attacher au-dessus et en avant de la fossette digitale, immédiatement
en avant de l'insertion commune de l'obturateur interne et des deux jumeaux.
Ce ligament, large à sa base ischienne, se rétrécit progressivement, et prend
ainsi une forme triangulaire. — En raison de ce fait qu'il croise et contourne
le bord supérieur du col fémoral, sur lequel il s'applique comme une bretelle
sur une épaule, ce ligament peut être dit *ischio-sus-cervical.*

Quelques-uns des faisceaux du ligament ischio-fémoral, les inférieurs surtout,
se terminent dans la couche des fibres circulaires (V. fig. 546) ; ces faisceaux
sont décrits sous le nom d'*ischio-zonulaires* ou *capsulaires.*

Ces faisceaux ischio-zonulaires, plus ou moins nombreux, sont toujours beaucoup moins forts que les faisceaux qui se rendent au fémur, par-dessus le col
de celui-ci ; Henle a certainement exagéré en décrivant le ligament ischio-fémoral comme ischio-capsulaire (G).

Le ligament ischio-fémoral, en rapport immédiat avec le tendon de l'obturateur interne, limite la rotation en dedans du fémur.

Entre le bord inférieur du ligament ischio-fémoral et le ligament pubo-fémoral, la capsule très amincie montre ses fais-
ceaux circulaires. Ce-
pendant quelques fais-
ceaux longitudinaux,
sans importance, ve-
nant des membranes
obturatrices, viennent
se perdre sur cette
partie de la capsule
que recouvre l'obtura-
teur externe (V. fig.
545.)

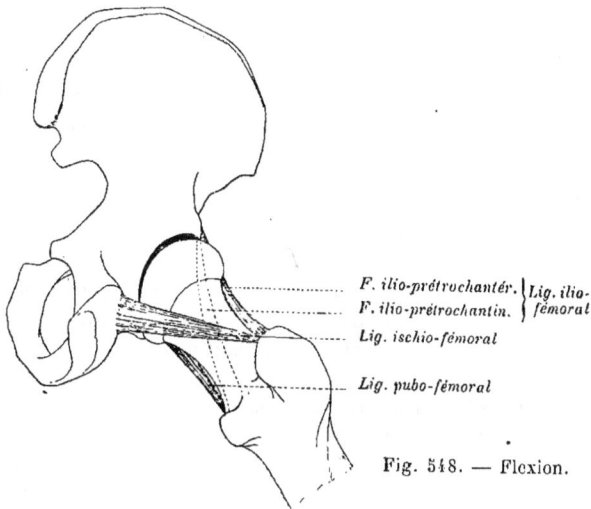

F. ilio-prétrochantin. ⎫ Lig. ilio-
F. ilio-prétrochantér. ⎭ fémoral
Lig. ischio-fémoral

Lig. pubo-fémoral

Fig. 547. — Extension.

Je crois devoir répé-
ter, en finissant cette
courte description des
renforcements ou liga-
ments longitudinaux,
que, dans l'extension
qui est la position
normale de la cuisse,
tous ces ligaments lé-
gèrement tordus et ten-
dus (V. fig. 547), vont
de l'os iliaque au fémur
en décrivant sur le col
un trajet en spirale,
et appliquent l'une
contre l'autre les sur-
faces articulaires d'au-
tant plus que l'exten-
sion est plus grande ;
tandis que, dans une
flexion modérée, ils se
relâchent, se redres-
sent (V. fig. 548), de-
viennent presque pa-
rallèles et permettent
l'écartement des sur-
faces articulaires.

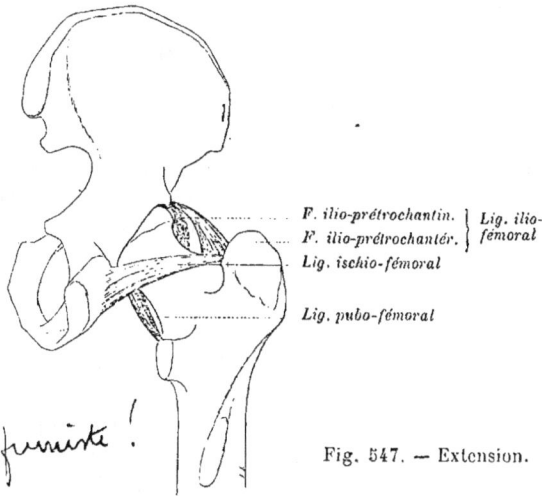

F. ilio-prétrochantér. ⎫ Lig. ilio-
F. ilio-prétrochantin. ⎭ fémoral
Lig. ischio-fémoral

Lig. pubo-fémoral

Fig. 548. — Flexion.

Schémas des ligaments de l'articulation coxo-fémorale, vue postérieure (imités de Welcker).

Faisceaux annulaires; zone orbiculaire. — Les faisceaux circulaires qui occupent la face profonde du ligament capsulaire ont été décrits de bien des façons diverses. A l'heure actuelle la disposition suivante, décrite par les Weber, est à peu près admise par tous : un trousseau fibreux se détache du sourcil et du bourrelet cotyloïdien, immédiatement au-dessous de l'insertion du ligament ilio-fémoral ; dès son origine ce faisceau se bifurque en deux branches qui, descendant l'une en avant, l'autre en arrière du col, enserrent celui-ci dans un véritable lacs (schlinge) fibreux dont le point d'attache est, comme je l'ai dit, à la partie supérieure du sourcil cotyloïdien ; ou, en d'autres termes, un faisceau fibreux parti du sourcil cotyloïdien fait le tour du col et revient s'attacher à son point de départ (II). — Henke, Langer ont donné des descriptions fort différentes. — Henle et, après lui, Welcker envisagent la zone orbiculaire comme formée de faisceaux annulaires propres, sans insertion osseuse. C'est ainsi qu'il faut, à mon avis, l'envisager en remarquant toutefois que, si les faisceaux annulaires sont indépendants et continuent sur la face profonde de la capsule la disposition des fibres annulaires profondes du bourrelet, il en est d'autres qui s'insèrent obliquement sur le sourcil cotyloïdien ; Welcker a bien vu ces derniers faisceaux auxquels il a donné le nom de *fibres accessoires*.

La partie amincie de la capsule, comprise entre les ligaments pubo et ischio-fémoral, est presque uniquement constituée par les fibres annulaires (V. fig. 545) ; quand la cuisse est en flexion, ces fibres unissent transversalement les deux ligaments devenus parallèles ; dans l'extension, elles s'appliquent à la face postérieure du col. Là, le bord de la zone orbiculaire est nettement visible, n'étant recouvert que par les fibres capsulaires, clairsemées, qui vont s'insérer à la face postérieure du col (1).

Ligament dit rond. ²— Le ligament interarticulaire si improprement appelé
ligament rond, est en réalité un *ligament triangulaire* qui s'attache par sa base à l'échancrure cotyloïdienne et va se fixer par son sommet dans la fossette de la tête fémorale.

Ce n'est point sous cette forme de lame fibreuse triangulaire que l'on décrit d'ordinaire ce ligament, cylindre creux pour quelques anatomistes, cône fibreux ou prisme pour d'autres, frange synoviale pour Henle.

Ces divergences s'expliquent par ce fait qu'en pénétrant dans l'articulation le ligament rond soulève la synoviale en une sorte de tente dont la base s'attache au pourtour de l'arrière-fond de la cavité cotyloïde ; mais si l'on a soin, par une dissection, que la pince procédant par simple arrachement suffit à accomplir, de détacher la graisse et le repli synovial, on réduit vite le ligament à ce qu'il est réellement : une épaisse lame triangulaire qui se détache de la fossette fémorale, descend en s'enroulant et s'élargissant sur la tête fémorale pour gagner l'échancrure cotyloïdienne où elle se fixe de la façon que je vais dire.

A l'état normal, quand les surfaces articulaires sont en contact, le ligament rond occupe l'arrière-fond de la cavité cotyloïde, arrière-fond qui n'a d'autre raison d'être que l'existence du ligament.

Parti de son insertion à la portion antéro-supérieure de la fossette fémorale, le ligament, d'abord arrondi et épais, devient une lame triangulaire : les bords de cette lame, *racines* ou *branches* du ligament rond, vont se fixer aux deux extrémités ou cornes qui limitent l'échancrure cotyloïdienne, *en dehors de l'articulation.*

La *branche supérieure* ou *pubienne*, assez grêle, se dirige obliquement en

bas et en avant et se fixe à la corne supérieure de l'échancrure, immédiatement
en dehors du cartilage ; *la branche inférieure ou ischienne,* lame fibreuse très
forte, sort de l'articulation et vient se fixer sur la face externe de l'ischion (V.
fig. 549). La portion moyenne du ligament triangulaire plus mince s'attache à
cette portion du bourrelet qui forme le pont acétabulaire.

Telle est l'insertion péri ou extra-articulaire du ligament rond. Je ne saurais
consentir avec quelques auteurs à lui décrire une insertion au pourtour de l'arrière-fond de la cavité cotyloïde ; il n'y a là que quelques travées fibreuses,
soulevant un repli synovial, que la pince arrache facilement.

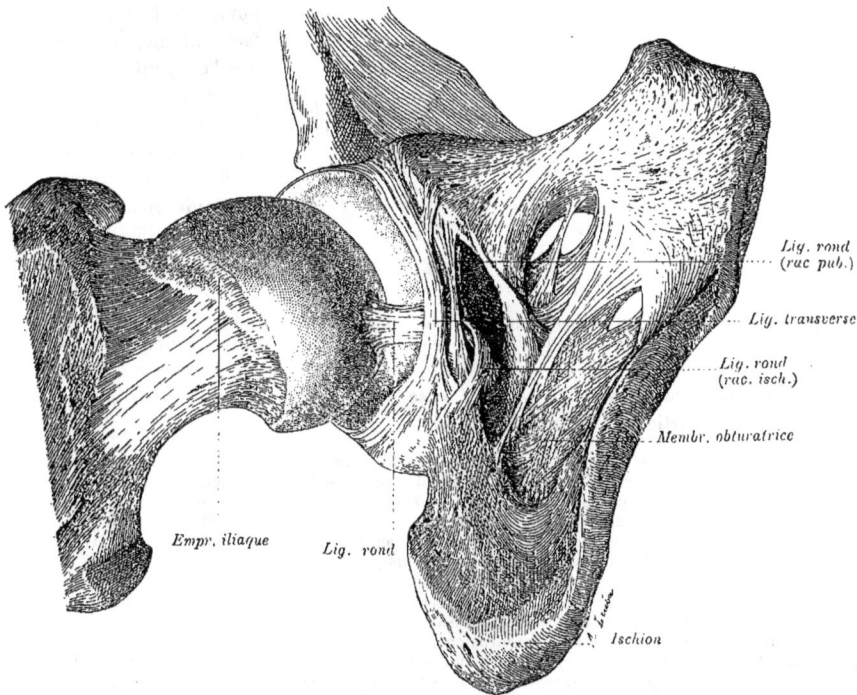

Fig. 549. — Articulation coxo-fémorale, vue d'en bas.

La capsule a été réséquée pour permettre l'écartement des surfaces articulaires. Le fémur
a été placé en extension à angle droit sur l'os iliaque, de façon à montrer la face antérieure
du col fémoral.

Cette lame triangulaire s'applique à la tête fémorale par sa face externe concave, tandis que par sa face interne convexe elle répond à la graisse qui capitonne l'arrière-fond de la cavité cotyloïde. Ces deux faces sont revêtues par la
synoviale qui s'insère au pourtour de l'arrière-cavité.

La force du ligament rond est des plus variables : dans quelques cas rares
c'est une simple bride fibreuse doublée d'une frange synoviale que la moindre
traction peut arracher. D'ordinaire c'est un ligament assez fort pour résister à

des tractions de 30 à 50 kilogrammes ; les deux réunis peuvent supporter une traction dans l'axe variant de 60 à 70 kilogrammes (expériences faites avec Gilis).

La *structure* du ligament rond, ainsi réduit à ce qu'il est réellement, ne diffère en rien de celle des autres ligaments articulaires.

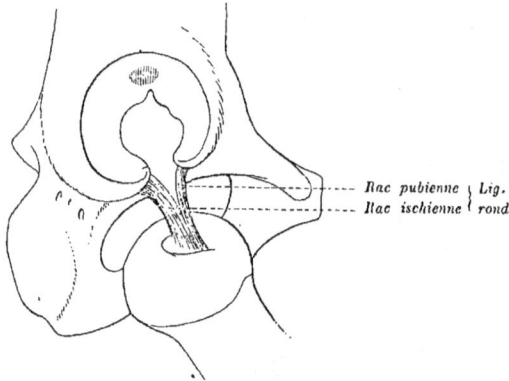

Dans la frange synoviale qui double sa face interne, frange que l'on peut comparer au ligament adipeux de l'articulation du genou, on trouve de gros vaisseaux en continuité ou non avec ceux de la tête fémorale ; le ligament proprement dit contient des vaisseaux comme tous les ligaments et ces vaisseaux sont en continuité avec ceux de l'os au point où se fait l'insertion ligamenteuse : il n'y a là rien de particulier au ligament rond.

Iliac pubienne) Lig.
Iliac ischienne (rond

Fig. 550. — Figure schématique destinée à montrer les deux racines du ligament rond.

Rôle du ligament rond. — Le mode d'action du ligament rond a été bien différemment apprécié. Considéré autrefois comme un agent mécanique limitant le mouvement d'adduction, ou comme suspenseur du tronc au fémur (Gerdy), le ligament rond devint plus tard avec Henle, Cruveilhier, Luschka, Sappey, etc , « une sorte de canal fibreux ayant pour usage principal de protéger les vaisseaux qui se portent à la tête du fémur. » — Les travaux modernes nous ont ramené à une conception plus juste du rôle et de la signification de ce ligament.

On ne saurait nier toutefois que des vaisseaux gagnent la tête du fémur par le ligament rond. A l'assertion de Hyrtl disant (Top. Anat., II, p. 121) que les injections fines lui ont démontré que les vaisseaux se recourbaient en anse près de l'insertion fémorale du ligament, on peut opposer les injections mieux réussies de Luschka (Anat. des Menschen, III, p. 364) et de Sappey ; ces auteurs ont vu les vaisseaux pénétrer dans la tête fémorale.

L'existence de ces anastomoses, d'ailleurs inconstantes, puisqu'elles manquent dans un tiers des cas environ, n'est point suffisante pour nous convaincre que le ligament rond est « un porte-vaisseau ». La dissection nous a montré que c'était un ligament semblable en tout aux autres ligaments articulaires : c'est donc dans les phénomènes mécaniques que nous devons chercher sa raison d'être.

L'opinion de Welcker qui fait du ligament rond une sorte de balai ou de pinceau destiné à étendre la synovie sur les surfaces articulaires, est à rejeter. Je ne puis accepter davantage l'opinion de Tillaux qui le considère comme un *ligament d'arrêt* « s'opposant à ce que la tête fémorale vienne presser et défoncer le fond de la cavité cotyloïde dans une chute sur le grand trochanter ». Il suffit de réfléchir que la sphère fémorale logée dans la demi-sphère cotyloïdienne de même rayon ne peut en aucun cas, même en l'absence du ligament, entrer en contact avec la partie excavée de cette demi-sphère avant d'avoir fait éclater celle-ci. La figure 230 de l'excellent traité de Tillaux montre à l'évidence que le contact de la tête avec l'arrière-fond n'est possible qu'après éclatement de la cavité.

C'est vers l'opinion ancienne d'un ligament rond se tendant au cours de certains mouvements que nous ramènent les travaux récents : les expériences de Morris, répétées par Gilis et par moi, expériences dans lesquelles une large fenestration de la cavité cotyloïde permet de vérifier la tension du ligament rond sous-tendu par un fil dans les divers mouvements de la hanche, ont mis hors de doute les faits suivants :

1° Le ligament rond, simplement allongé dans la station verticale, se tend lors de la flexion de la cuisse sur le bassin.

2° Dans la flexion, et seulement dans cette position, il contribue à limiter les mouvements d'adduction et de rotation en dehors.

J'ajouterai une restriction capitale : cette action mécanique est faible ; en effet je me suis assuré que la section du ligament rond ne modifie ni la forme ni l'étendue des mouvements de la hanche. — D'ailleurs l'extrême variabilité dans le développement et la force de ce ligament, son absence congénitale parfois observée (Palletta, Moser) tendent à faire croire que le ligament rond de l'homme est en train de s'atrophier et de disparaître.

A l'appui de cette remarque, l'étude comparative du ligament rond chez les vertébrés nous montre ce ligament très développé et en partie musculaire chez un grand nombre de mammifères et d'oiseaux. Les travaux de Welcker, de Sutton, de Moser et de beaucoup d'autres prouvent que le ligament rond doit être considéré comme une partie de la capsule invaginée dans l'articulation, modification produite par le changement d'attitude. Moser (Uber das Ligamentum teres des Hüftgelenkes, Anat. Anz. 1892, n° 3, p. 82), montre, en conformité avec cette opinion, que le ligament rond de l'homme présente au cours de l'évolution embryonnaire les états divers sous lesquels on le retrouve dans la série : capsulaire d'abord, il proémine sur la face articulaire de la capsule, et reste pendant un certain temps sessile avant de s'isoler comme il se montre chez l'adulte.

Chez l'adulte même, on retrouve des traces de l'extériorité antérieure du ligament rond. Dans un travail récent, Amantini (di una men nota ripiegatura synoviale dell' articulazione dell' anca ; Instituto anat. dell' Univ. di Perugia) rattache au ligament rond le repli constant qui soulève la synoviale sur le bord inférieur du col ; il le montre situé sur la ligne unissant la fossette fémorale au petit trochanter ; il considère ce repli qu'il appelle *repli pectinofovéal* comme un vestige d'un muscle pubo-fémoral que l'on retrouve chez certains animaux et dont le ligament rond représente le tendon (V. fig. 543).

SYNOVIALE. — La synoviale, née du pourtour du bourrelet cotyloïdien, revêt la face articulaire de la capsule, se réfléchit au niveau des insertions fémorales de celle-ci pour tapisser la partie intra-articulaire du col et vient se terminer au pourtour de la surface cartilagineuse de la tête fémorale.

A cette grande synoviale il faut ajouter la tente synoviale que soulève le ligament rond. Le sommet de cette tente entoure la partie fémorale du ligament rond et tapisse cette partie de la fossette sur laquelle frotte le ligament dans les mouvements de la hanche ; la base de la tente s'insère au pourtour de l'arrière-fond. C'est cette synoviale du ligament rond qui ferme le trou cotyloïdien par lequel on voit, après une injection réussie, émerger quelques bourgeons synoviaux. Ces bourgeons sont liés au jeu d'un peloton adipeux que l'abduction chasse de l'arrière-fond et que l'adduction y fait rentrer.

Parmi les culs-de-sac synoviaux, il faut signaler le bourrelet semi-annulaire que forme la synoviale débordant les fibres zonulaires sur la face postérieure du col. Au niveau de ce bourrelet, le mince feuillet synovial n'est doublé que par quelques fibres longitudinales ; c'est invariablement en ce point que crève la synoviale quand l'injection est poussée avec trop de force.

Au point de sa réflexion de la capsule sur le col, la synoviale, soulevée par les fibres récurrentes (replis) de la capsule, forme des logettes de dimensions variables. L'une d'elles est constante et remarquable par son étendue ; elle s'enfonce sous ce repli capsulaire qui suit le bord inférieur du col, *repli pectinéo-fovéal d'Amantini*.

Au niveau des dépressions du sourcil cotyloïdien, la synoviale s'enfonce dans le sillon intermédiaire au bourrelet et à la dépression ; j'ai vu assez souvent un gros cul-de-sac synovial s'engager sous la partie supérieure décollée du bourrelet. A ces détails se rattache la formation de ces petits kystes ou ganglions synoviaux dont la présence n'est point rare en cette articulation ; j'en ai présenté des exemples à la Société anatomique.

Lorsqu'on injecte la synoviale, on constate que la cuisse se place en flexion, position qui répond au maximum de contenance de la cavité articulaire ; c'est la position des arthrites avec épanchement, au moins à leur début.

Sur des pièces dont la synoviale a été injectée, on constate toujours un étran-

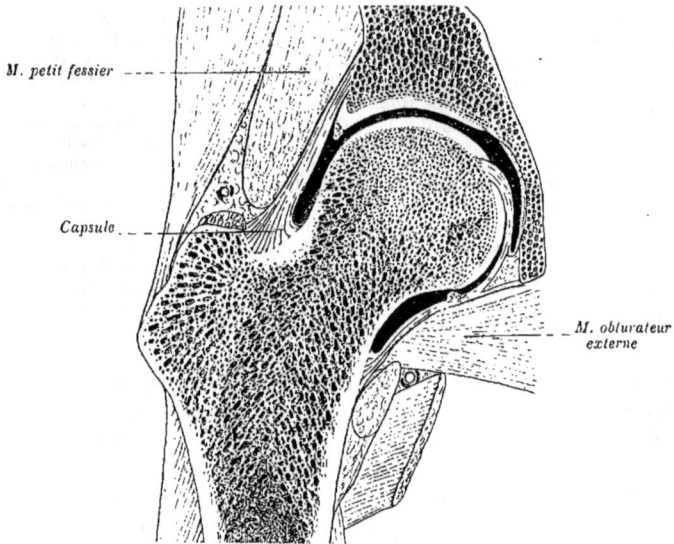

Fig. 531. — Articulation coxo-fémorale, coupe frontale passant au niveau de la fossette du ligament rond.

glement annulaire, qui donne à la synoviale injectée la forme d'un sablier bas ; cet étranglement, qui répond aux fibres zonulaires, témoigne de la force de celles-ci.

J'ai déjà signalé la communication qui s'établit parfois entre la synoviale articulaire et la bourse séreuse du psoas.

Rapports. — Un manchon musculaire, plus complet que celui de l'articulation scapulo-humérale, double la capsule fibreuse de l'articulation de la hanche.

Sur la *face antérieure*, le psoas glisse sur la capsule amincie, parfois même perforée ; le pectiné, placé en dedans, recouvre l'origine du ligament pubo-fémoral, tandis que le tendon direct du droit antérieur descend parallèlement au bord externe du psoas, contractant d'intimes adhérences avec le faisceau vertical du ligament de Bertin. Au fond de la gouttière formée par la rencontre du psoas et du pectiné cheminent l'artère et la veine fémorale. — A la *partie supérieure*, s'applique le petit fessier dont quelques fibres tendineuses se perdent dans la capsule articulaire. — Sur la *face postérieure*, s'épanouit un éventail musculaire formé par le pyramidal, l'obturateur externe, les jumeaux, et plus bas par le carré crural ; en arrière de ces muscles, le grand nerf sciatique, le petit nerf sciatique et l'artère ischiatique descendent dans la gouttière ischio-trochantérienne. — L'obturateur externe croise obliquement la *face inférieure* de l'articulation suppléant à la minceur de cette partie de la capsule dans laquelle on ne voit guère que des fibres annulaires ; le tendon de ce muscle bride la face postérieure du col sur laquelle il laisse parfois son empreinte.

Artères. — La fémorale profonde et l'iliaque interne fournissent toutes les artères articulaires de la hanche.

Les deux artères circonflexes, antérieure et postérieure, branches de la fémorale profonde, qui s'anastomosent autour du col en formant une véritable arcade artérielle, donnent à l'articulation de nombreuses branches. — La circonflexe postérieure donne une branche qui pénètre sous le ligament transverse et gagne le ligament rond. — La circonflexe antérieure donne une branche qui perfore le ligament ilio-fémoral, vers sa partie moyenne.

Les autres artères articulaires sont fournies par l'obturatrice, la fessière et l'ischiatique, branches de l'iliaque interne. — Celle qui naît de l'obturatrice passe sous le ligament transverse de l'acetabulum, et se divise en nombreuses branches dans le tissu adipeux qui tapisse l'arrière-fond de la cavité cotyloïde. — La fessière fournit quelques rameaux qui pénètrent la capsule après avoir traversé le petit fessier, près de son insertion trochantérienne. — Une branche de l'ischiatique donne quelques artères articulaires au moment où elle passe sous les jumeaux et l'obturateur interne.

Nerfs. — Les nerfs de l'articulation coxo-fémorale, bien décrits dans Beaunis et Bouchard, ont été l'objet de deux travaux récents.

D'après Chandelux (Lyon Médical, avril 1886, t. 51), la partie antérieure de la capsule est innervée par un rameau de la branche musculo-cutanée interne du nerf crural, ce rameau n'étant autre qu'une bifurcation de la branche qui va au pectiné ; — la partie postérieure est innervée, tantôt par un rameau qui se détache du premier nerf sacré, tantôt par un rameau qui naît tout près de l'origine du petit nerf sciatique, tantôt par un filet de la branche du muscle crural. Chandelux n'a jamais rencontré de filet nerveux fourni par l'obturateur.

Pour R. Duzéa (Lyon Médical, mai 1886, t. 52), les choses sont plus complexes. — La partie antérieure de la capsule reçoit ses nerfs du plexus lombaire : 1° *directement* par les branches articulaires et lombaires interne et externe ; — 2° *indirectement* par un rameau de l'obturateur et un rameau du crural. — L'obturateur donne encore une autre branche qui se rend, par l'échancrure ischio-pubienne, dans le ligament rond. — La partie postérieure de la capsule est innervée par le nerf ischiatique ou par le grand nerf sciatique ; la branche du sciatique vient tantôt du tronc même du nerf, tantôt du filet du muscle carré crural.

Essai de mécanique articulaire. — « La tête du fémur est un globe qui tourne sur lui-même, et le corps du fémur est une manivelle dont les muscles se servent pour faire tourner le globe osseux sur le centre de la cavité cotyloïde ; ce centre est aussi celui du mouvement de la tête du fémur. Quand le fémur est fixé, chaque cavité cotyloïde tourne alors autour du fémur, à peu près comme la roue d'une voiture tourne autour de son essieu. » C'est en ces termes que Bertin résume la physiologie mécanique de l'articulation de la hanche ; il me paraît difficile de mieux dire en moins de mots. En effet, l'articulation coxo-fémorale dans laquelle la tête fémorale, sphère pleine, se meut en tous sens dans la cavité cotyloïde, sphère creuse, est une véritable *articulation en genouillère* dont le fémur est bien *la manivelle*.

J'ai déjà dit que la cavité cotyloïde, surélevée par le bourrelet cotyloïdien, représente un peu plus d'une demi-sphère, si bien que la tête fémorale est réellement *contenue,* et, en quelque sorte, *retenue* dans la cavité cotyloïde. Henle fait remarquer que le rayon de la circonférence formée par le bord libre du bourrelet étant de 2 mm. plus petit que le rayon de la sphère fémorale, si le bourrelet cotyloïdien était osseux, on ne pourrait séparer les surfaces articulaires et les moyens d'union seraient par ce seul fait inutiles.

Le bourrelet étant au contraire élastique et extensible, on peut se demander quel est son rôle dans l'articulation. A mon avis, son rôle est celui de tous les appareils glénoïdiens : il agrandit les surfaces de contact et protège, contre les pressions, les bords de la cavité. Pourquoi chercher au bourrelet cotyloïdien un rôle différent du rôle joué par le bourrelet glénoïdien à l'articulation de l'épaule ? Cependant l'opinion unanime est que le bourrelet cotyloïdien est une soupape circulaire allant du sourcil à la tête fémorale pour empêcher l'air de pénétrer dans l'articulation. Il y a longtemps déjà que le regretté professeur Richet l'a comparé au manchon de caoutchouc qui termine la ventouse de Junod et s'applique étroitement sur le membre pour fermer l'entrée à l'air. Après lui, Henle le regarde comme une sorte de caoutchouc qui enserre le col fémoral et empêche l'entrée du liquide et de l'air dans l'articulation ; car il est bien entendu que c'est la pression atmosphérique qui est l'agent principal chargé de maintenir le contact des surfaces articulaires. A l'appui, tout le monde cite l'expérience fameuse des Weber : sur un cadavre suspendu, coupez les muscles péri-articulaires, les ligaments et le bourrelet cotyloïdien, les surfaces articulaires resteront en contact ; percez alors avec une vrille l'arrière-fond de la cavité cotyloïde, de façon à permettre à l'air de pénétrer dans la cavité, le membre inférieur tombera à l'instant même ; réarticulez, bouchez le trou avec la pulpe d'un doigt, le contact est rétabli et se maintient ; — levez le doigt, le membre tombe. — Évidemment l'expérience est très ingénieuse : elle démontre que deux surfaces correspondantes restent en contact solide tant qu'on ne permet pas l'accès de l'air entre elles, c'est-à-dire tant que la pression atmosphérique ne s'exerce que sur leurs faces externes. Mais je ne vois pas pourquoi on l'invoque à propos de l'articulation de la hanche plutôt que pour toute autre articulation, et je ne vois pas davantage ce que le bourrelet vient faire là-dedans. Répétez l'expérience à l'épaule, dans les mêmes conditions, répétez-la avec une articulation métacarpo-phalangienne ; elle réussira toujours.

Évidemment la pression atmosphérique intervient pour le maintien du contact entre les surfaces articulaires, mais pas plus à la hanche qu'ailleurs. Et à la hanche, comme à l'épaule, les ligaments et les muscles interviennent également pour assurer ce contact.

Mouvements. — Le fémur se fléchit et s'étend sur le bassin ; il se rapproche de la ligne médiane (adduction) ou s'en écarte (abduction) ; de plus il effectue des mouvements de rotation et de circumduction.

Dans tous ces mouvements la *bille* fémorale se meut dans la *boîte* cotyloïdienne.

L'étendue des mouvements du fémur varie suivant l'état de tension ou de laxité de la capsule ; j'ai déjà dit que, dans l'extension, la capsule tordue appliquait énergiquement les surfaces articulaires l'une contre l'autre, et qu'au contraire, dans la flexion, par le fait du relâchement de la capsule, un écartement de 1 à 2 cent. était possible entre les surfaces articulaires. On comprend dès lors que les mouvements de rotation, par exemple, presque impossibles sur la hanche en extension, deviendront possibles et acquerront une certaine amplitude quand elle sera en flexion. De même que leur étendue, les axes de ces mouvements, on le comprend sans peine, varieront presque à l'infini. — Ceci dit, nous n'étudierons que les mouvements principaux.

Flexion. — Dans le mouvement de flexion qui rapproche la face antérieure de la cuisse de la paroi abdominale antérieure, la partie antérieure de la capsule se relâche, la partie postérieure se tend : la tête fémorale tend à sortir du cotyle. C'est la flexion extrême que conseille Lannelongue pour explorer la tête fémorale en arrière ; c'est dans la flexion extrême que se font certaines luxations postérieures. En effet, dans sa partie postérieure et inférieure, la capsule, devenue mince, ne tarde pas à se déchirer, si l'on force la flexion. L'étendue du mouvement de flexion est considérable ; toutefois en étudiant ce mouvement, on verra qu'il serait arrêté à angle droit par le contact du sourcil cotyloïdien avec la face antérieure du col, si une légère rotation en dehors ne permettait au sourcil de glisser sur le col fémoral.

Extension. — C'est le mouvement inverse. Si l'on part de la position normale, celle de la station debout, on peut dire que l'extension est extrêmement limitée. En effet dans l'extension normale, sur l'individu debout, le ligament de Berlin est déjà très tendu, surtout dans son faisceau vertical. Paul Richer vient de démontrer (Société de Biologie, 1892) par l'étude du nu, que, contrairement à l'opinion généralement adoptée, les gros muscles extenseurs (fessiers) n'intervenaient point dans le maintien de l'attitude *debout* et que celle-ci était maintenue par la résistance élastique des ligaments à l'action de la pesanteur. Le mouvement d'extension est très vite limité par la tension du faisceau vertical ilio-prétrochantinien. Dès qu'on vient à forcer l'extension on voit s'accentuer la torsion de la capsule, appliquant l'une contre l'autre les surfaces articulaires, les soudant presque, rendant tout mouvement impossible, *ankylosant la hanche.*

L'axe de ces mouvements est transversal et légèrement oblique comme celui du col. D'après les calculs des Weber, corrigés par les expériences de Henke, l'étendue de ces mouvements serait d'environ 130°.

Abduction. — Dans ce mouvement la tête fémorale se meut de haut en bas dans la cavité cotyloïde ; tandis qu'en haut elle s'engage dans cette cavité, en bas elle en sort et vient se mettre en contact avec la partie inférieure si mince du ligament capsulaire, sous lequel on voit sa saillie se dessiner. Les mouvements d'abduction sont, dit-on, limités par la rencontre du col avec la partie supérieure du sourcil cotyloïdien ; je ne le crois pas.

Je vois bien que les auteurs invoquent souvent la rencontre de deux surfaces osseuses pour expliquer l'arrêt d'un mouvement articulaire, mais la démonstration de cette commode assertion me paraît encore à donner. Il resterait certainement sur l'os, si malléable, quelque trace d'un contact si fréquemment renouvelé ; et sur le col fémoral, pas plus qu'en bien d'autres points où semblable contact a été invoqué, je ne vois rien. J'ai décrit sur la face antérieure du col une empreinte, l'empreinte iliaque, qui m'a paru répondre au contact fréquent de l'os iliaque avec le fémur ; on chercherait en vain quelque chose d'analogue sur le bord supérieur du col.

En réalité les limites de l'abduction sont très variables dans les diverses positions que le fémur peut occuper : dans l'extension extrême l'abduction est à peine possible, tant la capsule est tordue.

Dans l'extension normale l'abduction est vite limitée par la tension du faisceau ilio-prétrochantinien. Dans la flexion qui relâche ce faisceau, le mouvement d'abduction prend une grande étendue et il est limité par la tension du ligament pubo-fémoral, bien avant que les os aient pu se rencontrer.

Adduction. — La tête fémorale glisse de bas en haut dans la cavité cotyloïde. Ce mouvement, impossible dans l'extension normale, à cause du contact des deux membres inférieurs, reste d'ailleurs très limité quelle que soit la position donnée au fémur. Il est arrêté par la tension du faisceau supérieur, ilio-prétrochantérien, du ligament de Bertin suppléé, dans la flexion, par le ligament rond. — D'après les Weber, l'excursion du fémur de l'adduction à l'abduction serait de 90°. — L'axe antéro-postérieur passe par le centre de la tête fémorale.

Rotation. — Elle s'effectue soit en dehors, soit en dedans. L'étendue de ces mouvements est variable, un peu plus grande dans la flexion.

La *rotation en dehors* est rapidement limitée par la tension du faisceau supérieur du ligament de Bertin. La *rotation en dedans*, limitée dans l'extension extrême par la tension du faisceau inférieur du ligament de Bertin, est limitée dans la flexion par le ligament ischio-fémoral doublé de l'obturateur interne.

Circumduction. — Dans ce mouvement résultant de la succession des mouvements précédents, le fémur circonscrit un cône moins vaste que le cône décrit par le membre supérieur dans le même mouvement. Bertin a fait remarquer que dans ces mouvements la tête du fémur ne se meut point sur elle-même, qu'elle n'est pas le centre de ce mouvement en fronde, qu'elle décrit elle-même un petit cercle pendant que le membre en décrit un grand, et que le centre de ces mouvements répond à peu près au centre de la cavité cotyloïde.

Dans l'étude expérimentale des mouvements de l'articulation coxo-fémorale il faut prendre garde que la flexion et l'extension du genou modifient ces mouvements : on comprend que la corde solide formée par la tension des muscles qui s'insèrent à la grosse tubérosité arrête certains mouvements qui continueront dès que la flexion du genou aura relâché ces muscles.

Varia. — A. — La *tête fémorale* n'est pas régulièrement hémisphérique ; dans la plupart des cas, son diamètre vertical l'emporte de 1 mm. sur son diamètre transversal ; plus rarement, c'est le diamètre transversal qui est le plus grand. Ayant fait un grand nombre de mensurations, j'ai remarqué que, lorsque le diamètre transversal l'emporte sur le vertical, la tête a été déformée, soit par arthrite, soit par une cause fonctionnelle.

B. — Il faut distinguer dans la *fossette du ligament rond :* 1° la véritable fossette d'insertion ; — 2° une large échancrure creusée par les frottements du ligament. Cette dernière *loge* l'extrémité fémorale du ligament rond quand les surfaces articulaires sont en contact, comme l'arrière-fond de la cavité cotyloïde *loge* l'extrémité iliaque de ce même ligament. Ainsi est rendu possible le contact parfait de la *sphère pleine* et de la *sphère creuse*.

Le revêtement cartilagineux manque dans toute la fossette du ligament rond, aussi bien dans la partie qui répond à l'insertion que dans l'encoche produite par les frottements du ligament ; cette dernière partie est revêtue d'une couche cellulo-fibreuse avec de rares cellules cartilagineuses.

A l'état sec, on trouve, sur la plupart des fémurs, 3 sur 4 environ, au fond de la fossette, des orifices qui donnent passage à des veines.

C. — Les insertions des trousseaux fibreux superficiels du *bourrelet cotyloïdien* sont faciles à constater, bien que la plupart des auteurs considèrent avec Henle le bourrelet cotyloïdien comme formé pour la plus grande partie de fibres annulaires.

D. — La largeur réelle de l'*insertion capsulaire* en avant ne me permet d'admettre qu'avec les plus grandes restrictions l'assertion classique que les fractures du col sont plus souvent intra-capsulaires en avant qu'en arrière ; je serais heureux que quelques autopsies vinssent confirmer cette affirmation des auteurs.

E. — A l'encontre de certaines idées courantes dans la physiologie pathologique des arthrites coxo-fémorales, je pense que l'allongement du membre par écartement des surfaces articulaires est impossible, tant que le membre reste dans l'extension. Nous verrons, en étudiant la synoviale, que le premier effet d'un épanchement articulaire est de détordre la capsule et de placer la cuisse en flexion; dans cette position, la capsule étant détendue, ou mieux détordue, les surfaces articulaires peuvent s'écarter l'une de l'autre; en d'autres termes, l'allongement réel du membre, sous l'influence d'épanchement ou de fongosités, n'est possible que dans la flexion.

F. — La plupart des auteurs français réservent au *faisceau vertical du ligament ilio-fémoral* le nom de *ligament de Bertin* (Cruveilhier, Sappey); quelques-uns (Dict. encycl.) appellent ligament de Bertin le *faisceau supérieur, presque horizontal*, de ce même ligament. En fait, il faut comprendre sous le nom de *ligament de Bertin tout le ligament ilio-fémoral*. — Voici, en effet, ce que je trouve dans le traité d'ostéologie de Bertin (t. IV, p. 23) : « le ligament orbiculaire de la hanche est fortifié antérieurement par un ligament que j'appelle *antérieur* et *supérieur*. Ce ligament est attaché au-dessous de l'épine antérieure et inférieure de l'os des îles et un peu plus inférieurement que cette épine, et s'insère à une ligne oblique placée sur la base du col du fémur. » Cela me paraît clair; l'éventail fibreux y est tout entier avec ses deux faisceaux : les Weber, Henke, Welcker n'ont fait que répéter en latin « ligamentum superius et anterius » la description de Bertin. Je trouve Bigelow assez peu fondé à affirmer « que le faisceau interne a seul été décrit par les anatomistes sous le nom de ligament de Bertin ». Bigelow a eu seulement le grand mérite de démontrer, après que Malgaigne et Tillaux eurent montré la voie, le rôle du ligament de Bertin dans les luxations, mais les deux branches de *son ligament ilio-fémoral en Y* avaient été nettement décrites par Bertin. — Déjà, avant Bertin, Winslow avait signalé « la force des deux portions ligamenteuses qui vont de l'épine iliaque antéro-inférieure aux deux bouts de la ligne rugueuse qui unit les trochanters et signalé l'arrangement en triangle qu'elles forment avec la ligne raboteuse qui termine la base du col ».

G. — Il n'est pas très rare d'observer une sorte de division du *ligament ischio-fémoral ;* on voit alors les faisceaux inférieurs se séparer des *faisceaux sus-cervicaux*, qui poursuivent leur trajet ordinaire, et se porter isolément vers la partie moyenne de la face postérieure du col où ils s'insèrent *au-dessous* de la fossette digitale. Macalister a constaté cette division, qui est loin d'être rare, puisque je la retrouve sur trois des quinze pièces disséquées qui sont sous mes yeux.

H. — Luschka, Hyrtl, Heitzmann reproduisent la description de Weber. — Henke, dans une description qui ne brille point par la clarté et dans un dessin malaisé à comprendre, insère la *zone orbiculaire* aux parties antérieure et postérieure du sourcil cotyloïdien par deux branches qui contournent le col et viennent se rejoindre en avant de lui pour aller s'attacher à la partie inférieure de la ligne intertrochantérienne antérieure. — Langer envisage la zone orbiculaire comme une annexe des ligaments ischio et pubo-fémoraux, sorte de lacs suspenseur allant du pubis à l'ischion en passant sous le bord inférieur du col.

I. — Parfois, les *fibres annulaires* se rassemblent en faisceaux ; un de ces faisceaux est presque toujours visible à la partie postérieure de l'articulation, lorsqu'on étudie la capsule par sa face articulaire. Au-dessus du col, les fibres annulaires forment d'ordinaire un autre faisceau, assez nettement dégagé et visible sous la synoviale.

§ III. — ARTICULATION DU GENOU

C'est une articulation étendue et compliquée qui met en contact des surfaces articulaires appartenant à trois os : le fémur, le tibia, la rotule.

A y regarder de près, on trouve dans la grande articulation du genou trois articulations : *une fémoro-rotulienne* qui est une *trochléenne*, et *deux fémoro-*

tibiales, qui sont des *condyliennes avec ménisques*. — Mais, par le fait de la continuité des surfaces articulaires que le fémur oppose à la rotule d'une part, aux cavités glénoïdes du tibia d'autre part, ces trois articulations se trouvent réunies en une articulation unique.

SURFACES ARTICULAIRES. — 1° **Fémoro-rotuliennes.** — *a)* *Fémur.* — L'extrémité inférieure du fémur présente en avant une *gorge* ou *trochlée;* en bas et en arrière, elle se renfle en deux saillies, les *condyles,* séparés par l'échancrure intercondylienne. Je ne puis reproduire ici la description de ces parties : on la trouvera aux pages 213, 214 et 215 de l'Ostéologie, qu'il est indispensable de relire.

Je rappelle seulement que la joue ou lèvre externe de la trochlée est plus large, plus saillante en avant et plus haute que l'interne ; j'ajoute que le revêtement cartilagineux de la trochlée est beaucoup plus épais au fond que sur les faces.

b) *Rotule.* — A la trochlée fémorale la rotule oppose la partie cartilagineuse de sa face postérieure, divisée en deux versants ou facettes par une crête médiane verticale; la facette externe est plus grande et plus concave que l'interne; cette dernière offre sur son bord libre un méplat plus ou moins accentué (troisième facette rotulienne) qui répond au contact de cette partie avec le bord du condyle quand la rotule vient s'enfoncer entre les condyles, comme il arrive dans l'extrême flexion.

Le cinquième inférieur de la surface articulaire rotulienne, revêtu par une couche très mince de cartilage, s'incline légèrement en avant : il n'entre pas en contact avec la trochlée fémorale, mais en reste toujours séparé par une grosse frange graisseuse, dépendance du ligament adipeux ; dans l'extrême flexion, il entre largement en rapport avec le ligament adipeux qui s'interpose alors entre lui et le tibia (A).

2° **Fémoro-tibiales.** — *a)* *Fémur.* — Les *surfaces condyliennes* qui continuent en arrière la trochlée fémorale, et s'articulent avec les surfaces glénoïdes du tibia, analogues à première vue, sont en fait assez dissemblables.

Le condyle interne, plus long que l'externe, est également plus déjeté en dedans : chez un homme de taille moyenne, la surface articulaire du condyle interne mesure environ 10 centim. d'avant en arrière, de la rainure intercondylienne au bord postérieur du cartilage; la surface articulaire du condyle externe ne mesure que 8 centim. D'où une intéressante conclusion qui dominera la physiologie de l'articulation du genou : le segment de roue représenté par le condyle interne, plus déjeté en dedans, plus excentrique que l'externe, aura un chemin de 2 centim. de plus à parcourir sur le plateau tibial.

Les condyles ne sont point parallèles, mais vont en divergeant d'avant en arrière, d'où il suit que l'axe transversal de l'articulation est plus grand en arrière qu'en avant.

Les surfaces condyliennes s'enroulent suivant une courbe spirale dont les rayons décroissent d'avant en arrière ; de 53 mm. au début, le rayon de courbure diminue jusqu'à 17 mm. d'après Weber. Non seulement la surface spiroïde décrite par le condyle interne est plus longue que celle du condyle externe, mais encore le rayon de courbure de ce dernier décroît plus vite d'avant en arrière que celui du condyle interne. — Dans le sens transversal les surfaces condyliennes sont convexes, et la courbe du condyle externe dans ce sens est de rayon un peu plus petit que celle du condyle interne.

Les deux condyles ne sont donc point de conformation identique ; ils ne peuvent pas être superposés exactement, ainsi que l'on peut s'en assurer par des coupes sagittales.

Crêtes et rainures intertrochléo-condyliennes. — Je détache ce titre pour mieux attirer l'attention sur ce détail important dans l'anatomie de l'extrémité articulaire du fémur. En effet, nos classiques n'ont point encore mentionné les rainures précédées d'une crête qui séparent les portions trochléenne et condylienne sur l'extrémité fémorale ; il en est qui vont jusqu'à dire que ces surfaces se continuent sans ligne de démarcation aucune. Il suffit cependant d'un coup d'œil jeté sur une extrémité inférieure du fémur (V. Ostéologie, fig. 205) pour voir la rainure à concavité postérieure, précédée d'une crête mousse, qui limite en avant chaque surface condylienne, séparant sur l'extrémité inférieure du fémur le territoire rotulien des territoires tibiaux. Rainure et crête, mieux marquées en général sur le condyle interne que sur l'externe, répondent à la pression du fémur sur le bord antérieur du fibro-cartilage dans l'extension de l'articulation (B).

Le cartilage d'encroûtement qui revêt les surfaces condyliennes atteint son maximum d'épaisseur (2 à 3 mm.) sur leur partie la plus saillante.

b) Tibia. — Des deux surfaces articulaires sur lesquelles le tibia reçoit les condyles fémoraux, l'interne, ovalaire, est plus longue que l'externe ; celle-ci, légèrement concave transversalement, présente d'ordinaire une convexité notable dans le sens antéro-postérieur, surtout en arrière, où elle descend à quelques millimètres sur la face postérieure du tibia. Terminées par un bord arrondi au pourtour du plateau tibial, ces deux surfaces *se relèvent en pointe vers le centre de ce plateau et forment ainsi ce qu'on appelle les épines du tibia.* Il faut cesser, en dépit des descriptions, de considérer ces épines, éminences pyramidales, comme tubérosités répondant à quelque insertion ; elles appartiennent bien à la surface articulaire qui devient ainsi concave transversalement par le relèvement de sa partie interne.

Si l'on articule un fémur avec le plateau tibial (V. fig. 552) on voit les épines s'engager entre les condyles et s'articuler par celle de leurs faces qui est tournée vers la périphérie de l'articulation, avec la face correspondante de chaque condyle. L'épine tibiale interne et le condyle interne entrent en contact par une *surface verticale,* sorte de *heurtoir* qui empêche le glissement du fémur en dehors du tibia ou en dedans ; l'épine tibiale externe et la face correspondante du condyle externe entrent en contact par une *surface convexe* appartenant à une section de cône, et c'est sur cette partie de l'épine tibiale externe que le condyle externe *roule* dans les mouvements de rotation de l'articulation.

Réunies, les deux épines tibiales forment une sorte de pivot conique autour duquel tournent les condyles fémoraux, en tout semblables aux roues conju-

guées des anciens moulins à blé tournant autour d'un pivot horizontal en même
temps qu'elles roulent autour d'un pivot vertical.

Le revêtement cartilagineux des surfaces tibiales atteint l'épaisseur de 4 à 5
millimètres au centre de ces surfaces ; il reste très épais sur la face articulaire
des épines, puis diminue peu à peu vers la périphérie.

Fibro-cartilages semi-lunaires. — Le défaut de concordance entre les condyles fémoraux convexes et les cavités glénoïdes du tibia, l'une plane, l'autre
plutôt convexe, est corrigé en partie par la présence de fibro-cartilages annexés
à chacune de ces cavités. Il y a ainsi deux fibro-cartilages : un interne, l'autre

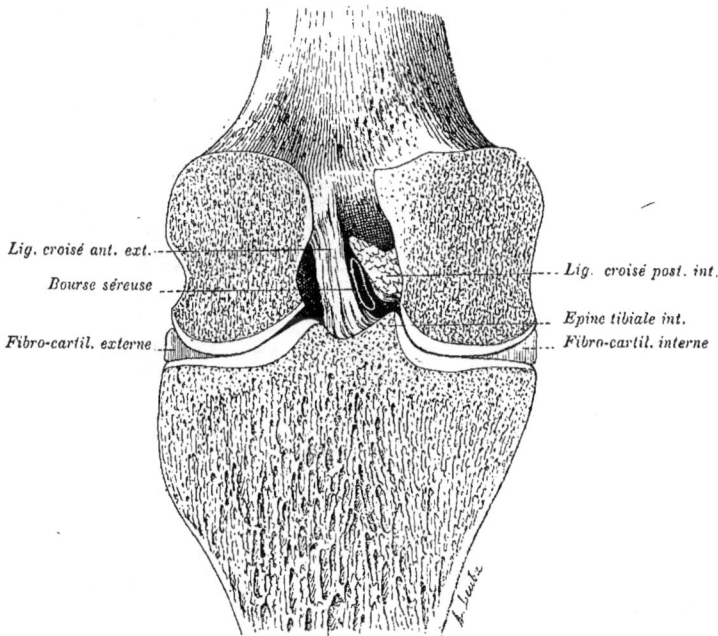

Fig. 552. — Articulation du genou, coupe frontale passant par les épines du tibia.

externe. Tous deux affectent la forme de lamelles prismatiques, triangulaires,
curvilignes, dont l'arête confine à la partie centrale de chaque cavité, tandis
que le bord externe ou base, épais, répond à la périphérie de la cavité dont
elle relève les bords. Des deux faces de ces prismes, la supérieure, concave,
s'adapte exactement à la surface convexe des condyles ; — l'inférieure, à peu
près plane, s'adapte exactement au segment périphérique des surfaces glénoïdes du tibia.

La base ou face externe du prisme, convexe, adhère plus ou moins à la
capsule fibreuse de l'articulation, qui vient s'insérer sur ses bords, tandis que
le bord interne ou crête, concave, tranchant, répond à la région centrale de
chaque cavité. Une coupe frontale de l'articulation du genou montre bien

la surface de section triangulaire de ces prismes fibro-cartilagineux et les rapports de leurs faces (V. fig. 552).

La forme des deux fibro-cartilages n'est point identique : tandis que l'interne demi-circulaire, de grand rayon, affecte la forme d'un croissant très ouvert, l'externe décrit une circonférence presque complète, de rayon plus petit, interrompue seulement au niveau de l'épine tibiale. L'interne est un C très ouvert ; l'externe un C très fermé, presque un O.

L'épaisseur de ces fibro-cartilages, mesurée au niveau de leur face externe, varie de 6 à 8 millimètres ; elle est d'ordinaire un peu plus grande pour le cartilage semi-lunaire externe que pour l'interne.

Par leurs extrémités ou *cornes*, divisées en antérieure et postérieure, les fibro-cartilages interarticulaires sont fixés au tibia par des trousseaux fibreux souples et forts.

Les *ligaments des cornes du ménisque externe* viennent s'insérer immédia-

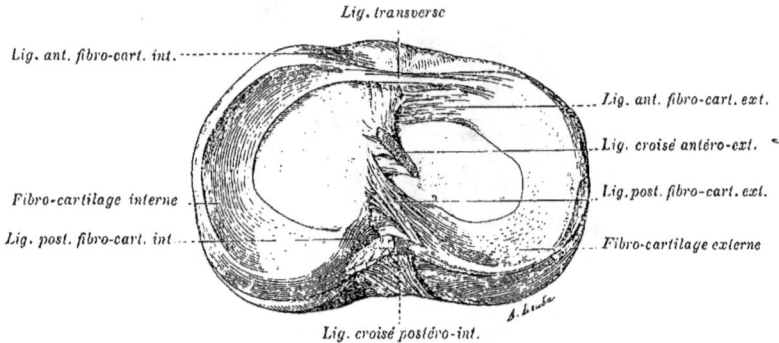

Fig. 553. — Cavités glénoïdes du tibia, avec les fibro-cartilages semi-lunaires.

tement en avant et en arrière des épines tibiales, dont la saillie seule interrompt le cercle fibro-cartilagineux. De la partie postérieure de ce fibro-cartilage externe se détache un gros trousseau fibreux qui monte obliquement sur la face postérieure du ligament croisé postérieur pour aller se fixer au condyle fémoral interne (C) (V. fig. 560).

Le *fibro-cartilage semi-lunaire interne*, beaucoup plus ouvert, s'attache par le ligament de sa corne antérieure au bord antérieur du plateau tibial, vers l'angle interne de la surface triangulaire antérieure ; le ligament de sa corne postérieure va s'insérer sur la surface triangulaire, entre l'attache postérieure du ménisque externe et l'insertion du ligament croisé postérieur (V. Ostéologie, fig. 230).

Les deux cartilages semi-lunaires sont réunis en avant par une bandelette fibreuse ; cette bandelette, *ligament jugal* ou *transverse*, large de 2 à 3 millimètres, longue de 4 à 5 centimètres, est recouverte par la masse adipeuse antérieure ; elle manque quelquefois.

Solidement attachés aux plateaux du tibia par leurs extrémités, adhérents par leur bord externe à la capsule, les fibro-cartilages ne doivent point être regardés comme des *organes de forme fixe;* ils sont au contraire remarquables par leur souplesse, leur mobilité et leur malléabilité. Nous verrons que la forme de ces cartilages varie à chaque temps des mouvements du genou.

MOYENS D'UNION. — L'appareil ligamenteux, très complexe, comprend une *capsule fibreuse* et des *ligaments.*

Capsule. — La capsule fibreuse unit les trois os en présence, formant à l'articulation un véritable surtout. Comme les autres capsules articulaires, c'est un manchon fibreux ; mais, au genou, la gaine est interrompue ou plutôt remplacée en avant par la rotule au pourtour de laquelle elle s'insère ; elle est de nouveau interrompue sur les parties latérales par les ménisques qui divisent l'articulation en deux étages, troublant et compliquant le trajet de la gaine fibreuse (D). — J'étudierai d'abord les insertions de la capsule, ensuite la disposition de ses fibres.

Insertions. — L'*insertion fémorale* de la capsule fibreuse se fait à une certaine distance du revêtement cartilagineux. — En *avant*, elle s'éloigne à plus d'un centimètre du cartilage qui revêt le fond de la trochlée, tandis qu'au niveau des angles elle s'en rapproche jusqu'à devenir contiguë au cartilage. — *Sur les côtés*, la ligne d'insertion (V. fig. 554, 555) se rapproche du cartilage au fur et à mesure que l'on descend sur la face externe des condyles, de telle sorte que, au niveau des tubérosités condyliennes, elle n'est guère à plus de 5 à 6 millimètres du revêtement cartilagineux. — *En arrière,* l'insertion capsulaire se fait à plus d'un centimètre au-dessus du bord postérieur de chaque condyle ; là, elle se confond avec l'insertion des jumeaux qui renforcent la capsule. Entre les deux condyles, la capsule ne franchit point l'espace intercondylien à la façon d'un pont, comme on le dit souvent, *elle descend dans l'échancrure intercondylienne* et va se continuer avec la partie externe de chacun des ligaments croisés ; ces ligaments représentent la portion la plus profonde de l'invagination intercondylienne de la capsule.

L'*insertion tibiale* de la capsule se fait, *sur les côtés*, à 4 ou 5 millimètres au-dessous du revêtement cartilagineux des cavités glénoïdes du tibia : — *en avant,* elle s'avance un peu sur la surface triangulaire antérieure du plateau tibial, où elle se perd dans la masse adipeuse ; — *en arrière,* la capsule s'avance en suivant exactement le bord cartilagineux des cavités glénoïdes jusqu'aux insertions des ligaments croisés avec lesquels elle se continue ; ainsi la surface triangulaire postérieure du plateau tibial se trouve placée toute entière en dehors de l'articulation. Notons encore qu'au niveau du plateau tibial externe, l'insertion capsulaire descend très bas jusqu'au ligament interne de l'articulation péronéo-tibiale supérieure.

L'*insertion rotulienne* de la capsule se fait immédiatement au contact du revêtement cartilagineux sur les bords de la rotule, tandis qu'au niveau de la base de l'os, elle se fait à quelques millimètres du bord cartilagineux.

Constitution. — Ce manchon capsulaire est formé en majeure partie de fibres se dirigeant du fémur vers le tibia (V. les fig. 554, 555, où certaines portions de la capsule ont été ménagées). Ces fibres, très apparentes sur les côtés de l'articulation, sont plus malaisées à retrouver en avant et en arrière, où elles

44

sont masquées par des renforcements ou perdues dans des masses adipeuses. De plus, la capsule présente de nombreux orifices par lesquels une communication s'établit entre la cavité articulaire et des bourses séreuses primitivement indépendantes.

En avant, la capsule fibreuse est fort lâche ; au-dessus de la rotule, elle est formée par un feuillet distinct, appliqué à la face postérieure du tendon qua-

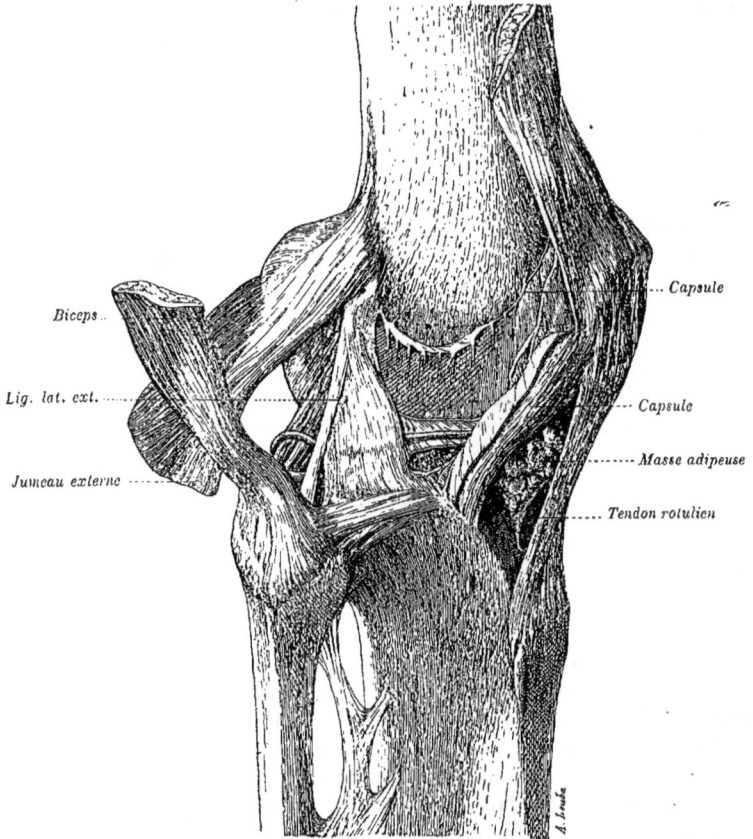

Fig. 554. — Articulation du genou, vue externe.

La capsule articulaire a été réséquée en partie pour montrer ses insertions.

dricipital, mais facile à séparer de ce tendon ; ce feuillet ne tarde pas à se réfléchir vers le fémur ; le vaste cul-de-sac sous-quadricipital ainsi formé est d'ordinaire perforé par un large orifice établissant une communication entre la synoviale articulaire et la grande bourse séreuse du quadriceps. Quelques fibres du muscle crural viennent se perdre sur ce cul-de-sac, formant le *muscle sous-crural* dit *tenseur de la synoviale*. — Au-dessous de la rotule, la capsule est formée de fibres qui se portent en bas vers le bord antérieur du plateau tibial ; ces fibres sont noyées dans la masse graisseuse dite ligament adipeux.

Sur les côtés de l'articulation, la capsule est représentée par des fibres descendant du fémur vers le tibia ; le trajet de ces fibres est interrompu par la face externe des ménisques sur lesquels elles se fixent, pour reprendre au-dessous leur trajet descendant vers le tibia. Ces parties latérales de la capsule sont masquées en partie par les ailerons rotuliens et les ligaments latéraux ; en dehors, la capsule est renforcée par le tendon du poplité.

Sur *la face postérieure de l'articulation*, la capsule est formée de deux *coques épaisses qui coiffent* les condyles fémoraux ; chacune de ces coques est recouverte et renforcée par le muscle jumeau correspondant. Dans la coque condylienne externe, on trouve d'ordinaire un noyau osseux, arrondi, saillant, du volume d'un pois ; il donne insertion à des fibres du muscle jumeau externe et est décrit sous le nom d'*os sésamoïde du jumeau externe*.

Entre les deux condyles, la capsule s'invagine dans l'échancrure intercondylienne pour atteindre les bords des ligaments croisés ; au niveau de ces derniers, elle cesse d'exister, étant remplacée par les ligaments croisés eux-mêmes. Cette invagination de la capsule dans l'espace intercondylien est facile à mettre en évidence par une dissection attentive sur une articulation insufflée ou injectée : toutefois, pour arriver au feuillet capsulaire proprement dit, il faut débarrasser peu à peu l'espace intercondylien de la masse cellulo-graisseuse qui le remplit : pour les uns, ce feutrage cellulo-graisseux représente la capsule ; d'autres le décrivent comme ligament postérieur ; en réalité, c'est un tissu de remplissage.

Ligaments. — *Tendon rotulien* (ligament antérieur). On décrit sous le nom assez impropre de ligament rotulien ou antérieur, le très large et très épais tendon du quadriceps qui, du sommet de la rotule, descend vers la tubérosité du tibia. Très légèrement oblique de haut en bas et de dedans en dehors, ce tendon, aplati d'avant en arrière, mesure 5 à 6 centimètres de longueur ; sa largeur, égale à 3 centimètres vers la rotule, se réduit à 25 mm. vers l'insertion tibiale ; aminci vers ses bords, il présente dans sa partie moyenne une épaisseur variant entre 6 à 8 mm. Logé dans un dédoublement de l'aponévrose fémorale, il répond à la peau par sa face antérieure, et par sa face postérieure à la masse dite ligament adipeux, et au-dessous de celle-ci, à l'extrémité supérieure du tibia sur laquelle le tendon glisse par l'intermédiaire d'une bourse séreuse.

Au niveau de l'extrémité rotulienne du ligament, on saisit nettement la continuité de ses fibres latérales et de quelques-unes de ses fibres antérieures avec la partie supérieure du tendon quadricipital ; ainsi, la rotule apparaît nettement comme un os sésamoïde, interrompant plus ou moins le tendon de l'extenseur de la jambe.

La structure du tendon rotulien est celle de tous les tendons ; elle ne rappelle en rien celle des ligaments ; c'est une raison de plus pour nous déterminer à conserver le nom de tendon rotulien.

Ligament latéral externe. — Le ligament latéral externe, isolé de ses connexions avec les feuillets fibreux voisins, apparaît sous la forme d'un cordon arrondi, long de 5 à 6 cent., épais de 3 à 5 mm., descendant de la tubérosité du

condyle externe, sur laquelle son insertion frappe une empreinte intermédiaire
à l'empreinte triangulaire du jumeau externe et à la fossette ovoïde du poplité,
vers l'extrémité supérieure du péroné. Son insertion inférieure, enveloppée par
l'insertion du tendon bicipital, se fait à la partie antérieure et externe de la tête
péronéale, à plus d'un centimètre en avant de l'apophyse styloïde (V. Ostéologie, fig. 235); il est légèrement oblique de haut en bas et d'avant en arrière.

Le ligament latéral externe, fémoro-péronéal, est surajouté à la capsule, dont

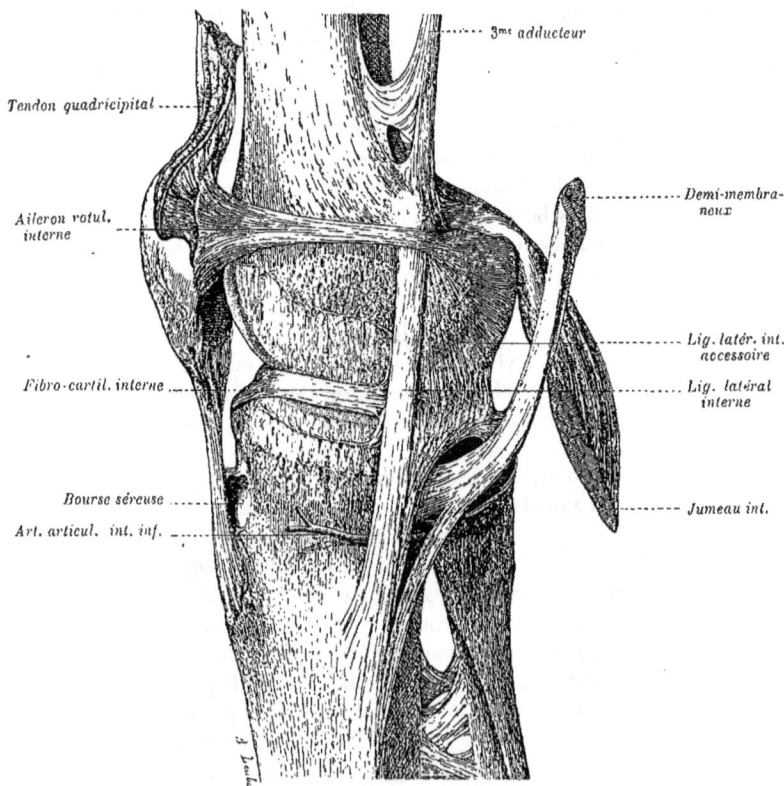

Fig. 555. — Articulation du genou, vue interne.
La capsule articulaire a été réséquée pour montrer ses insertions sur le fémur et le tibia.

il est quelquefois séparé par du tissu adipeux. Dans son tiers inférieur, ce ligament est enveloppé par le tendon du biceps fémoral ; il faut fendre le feuillet
externe de ce tendon pour dégager le ligament ; ce faisant on ouvre une bourse
séreuse née du frottement des deux parties.

Par sa face profonde, le ligament répond, dans sa partie supérieure, au tendon
poplité, et, dans son tiers moyen, au ménisque interarticulaire externe et à
l'artère articulaire externe inférieure qui passe entre le ligament et le ménisque.

Ligament latéral interne. — Ce renforcement capsulaire apparaît sous l'aspect d'une bandelette longue de 10 à 12 cent., qui va de la tubérosité du condyle interne à la face interne du tibia; il est très légèrement oblique en bas et en avant. — L'insertion supérieure se fait sur la crête de la tubérosité et à la fossette que cette crête limite en avant; elle est recouverte par l'insertion de l'aileron rotulien interne (V. fig. 535). — L'insertion inférieure se fait à la face interne du tibia, en arrière de l'insertion des muscles de la patte d'oie, presque sur la continuité du bord interne de l'os. — Le bord antérieur de cette longue bandelette, large de 15 mm. dans sa partie moyenne, est assez nettement limité; le bord postérieur se continue avec la capsule très épaisse en ce point. — Quelques auteurs décrivent comme *ligament interne court* ou *accessoire* cette partie de la capsule qui, faisant suite au bord postérieur du ligament latéral interne long, vient s'insérer sur le ménisque et le bord du plateau tibial (E).

Le ligament latéral interne, recouvert dans sa moitié inférieure par les tendons des muscles de la patte d'oie qui glissent sur lui par l'intermédiaire d'une large bourse séreuse, s'applique par sa face profonde sur le fémur et le tibia; dans les mouvements d'extension et de flexion, il se meut sur ces os, et ce frottement a déterminé l'apparition de deux petites bourses séreuses dont j'ai signalé l'existence (P. Poirier, *Bourses séreuses du genou, Arch. gén. de méd.* 1886). L'artère articulaire interne inférieure passe entre le ligament et le tibia; de même un tendon réfléchi du demi-membraneux, qui vient s'insérer dans la gouttière sous-glénoïdienne.

Ligament postérieur. — On décrit d'ordinaire, sous le nom de ligament postérieur de l'articulation du genou, un plan fibreux qui recouvre les saillies condyliennes et passe comme un pont sur l'échancrure intercondylienne. Ce plan fibreux, représenté fig. 536, serait formé : — 1° par les capsules ou coques fibreuses des condyles dont j'ai déjà parlé; — 2° par des fibres venant, dans des directions diverses, des os et des muscles voisins. Parmi celles-ci, il faut citer : *a)* une large et brillante expansion qui se détache du tendon du demi-membraneux pour se porter par un trajet récurrent vers le condyle externe; elle forme ce que l'on appelle le *ligament poplité oblique* (ligamentum popliteum obliquum); — *b)* des trousseaux fibreux qui, nés du tibia et du péroné, vont se perdre sur les coques condyliennes et dans l'espace intercondylien; en convergeant l'un vers l'autre par leurs faisceaux en regard, ces trousseaux forment une arcade fibreuse, *ligamentum popliteum arcuatum*, sous laquelle s'engage le tendon du poplité.

Il suffit de réfléchir un instant pour voir que toutes les parties de cet appareil ligamenteux complexe n'ont pas la même dignité et ne méritent pas toutes également le nom de ligament postérieur; *seules les coques condyliennes représentent le ligament postérieur*. Ces coques, renforcées par les jumeaux, sont fixées, d'une part, au fémur, de l'autre, au tibia; l'externe est de plus fixée à la tête du péroné par un ligament assez fort.

Je me suis efforcé de démontrer (P. Poirier, *Contribution à l'anatomie du genou, Progrès médical,* 1886) que toute la partie qui répond à l'échancrure intercondylienne, partie formée par les expansions tendineuses des muscles voisins doublées par du tissu cellulo-graisseux, ne pouvait être considérée comme ligament postérieur de la puissante articulation du genou. — En fait, cette articulation, unique et trochléenne en avant, est divisée en arrière en deux articulations condyliennes séparées par une large échancrure ; et *chacune de ces articulations a son ligament postérieur représenté par les coques condyliennes.* — Ainsi l'articulation du genou se rapproche de tous les ginglymes (par ex. : coude) dans lesquels les ligaments antérieur et postérieur sont surtout représentés par les muscles extenseurs et fléchisseurs.

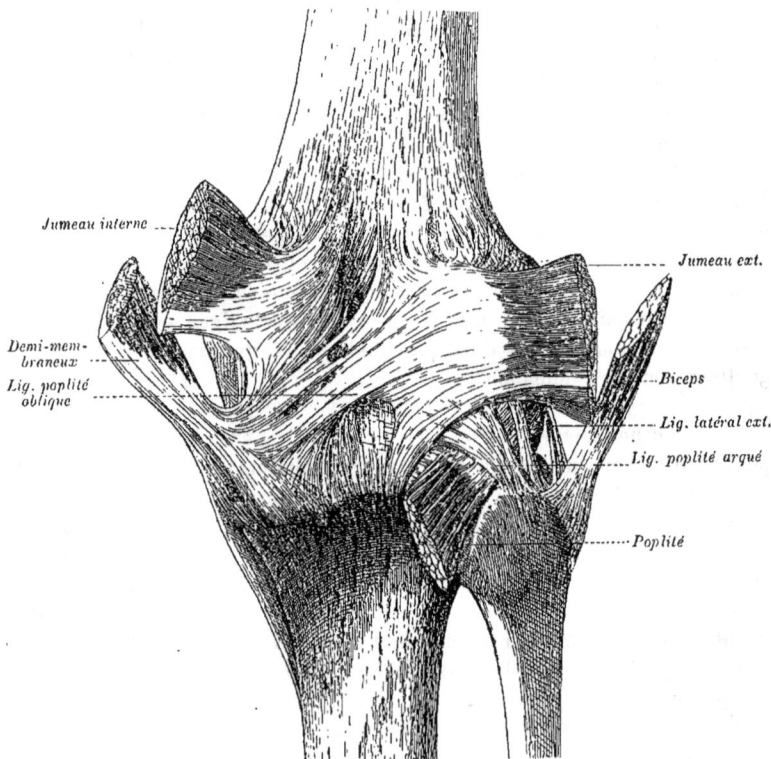

Fig. 556. — Articulation du genou, vue postérieure.

Ligaments croisés. — Les ligaments croisés, quelquefois dénommés, bien à tort, intra-articulaires, sont au nombre de deux. Profondément situés dans l'échancrure intercondylienne, ils ont été distingués, d'après leurs insertions tibiales, en antérieur et postérieur, et, d'après leurs insertions fémorales, en externe et interne.

L'un s'insère en haut sur le condyle externe, où son empreinte d'insertion, large et *verticale*, haute de 2 centimètres, répond à la partie la plus postérieure de la face intercondylienne ; de là, il se dirige en bas, en avant et légèrement en dedans vers la surface triangulaire antérieure du plateau tibial, où il s'insère en avant de l'épine interne. *Antérieur* par son insertion tibiale, *externe* par son insertion fémorale, il est désigné sous le nom de ligament croisé *antéro-externe*, AE.

L'autre s'insère en haut sur le condyle interne, où son empreinte d'insertion, longue de deux centimètres également, a son grand axe *horizontal ;* de là le ligament se dirige en bas, en arrière et un peu en dehors pour aller s'insérer dans l'échancrure interglénoïdienne du plateau tibial ; *postérieur* par son insertion tibiale, *interne* par son insertion fémorale, il est désigné sous le nom de

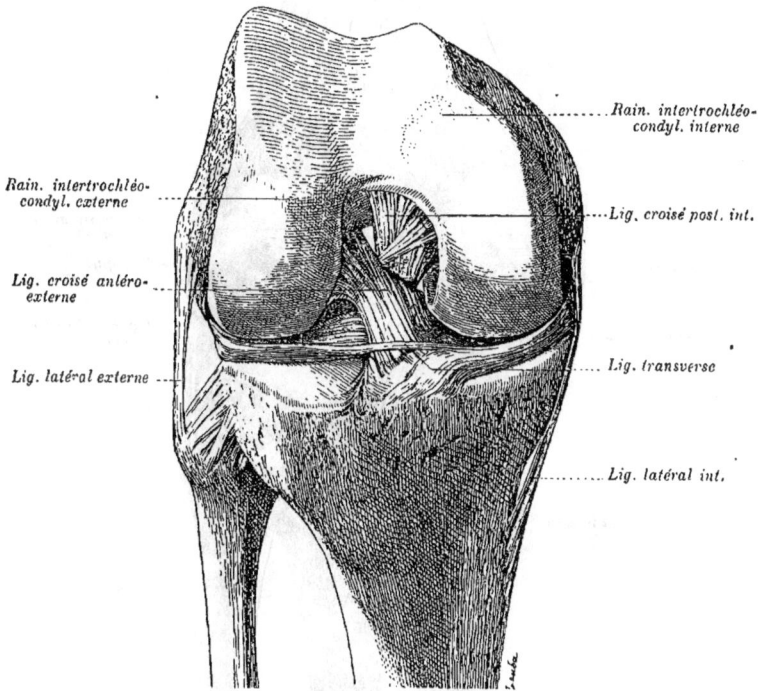

Fig. 557. — Ligaments croisés, vue antérieure.

Le fémur est fléchi à angle droit sur le tibia.

ligament croisé *postéro-interne*, PI. — La formule *A E PI* est donnée comme moyen mnémotechnique de rappeler les insertions des ligaments croisés.

Par le fait de leur double obliquité en sens inverse, ces ligaments s'entrecroisent dans le sens antéro-postérieur et dans le sens transversal ; ils méritent donc à double titre le nom de ligaments croisés. Ce sont de gros trousseaux fibreux, extrêmement forts et épais ; en contact par celui de leurs bords qui est le plus rapproché du centre de l'articulation, ils se continuent par leur autre bord avec la capsule fibreuse, comme nous l'avons déjà indiqué. Leur face postérieure répond au tissu de remplissage qui comble l'excavation intercondylienne ; leur face antérieure, revêtue par la synoviale, répond à la cavité articulaire.

Envisagés dans leur ensemble, les deux ligaments croisés opèrent un commencement de séparation entre les deux articulations fémoro-tibiales ; parfois, lorsque la masse adipeuse persiste à l'état de cloison, cette séparation est complète ; le plus souvent, elle reste incomplète et les deux articulations fémo-

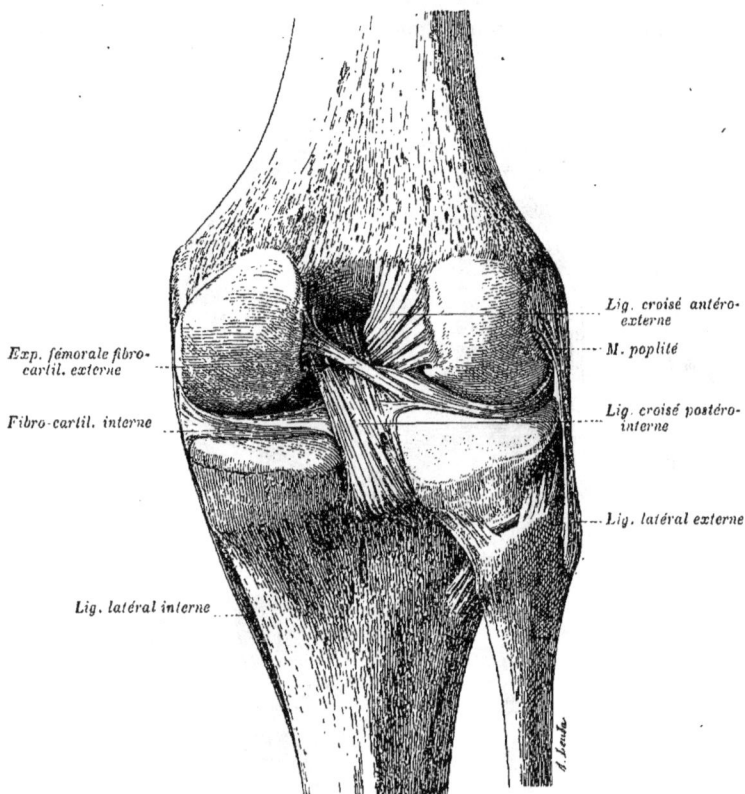

Exp. fémorale fibro-cartil. externe

Fibro-cartil. interne

Lig. croisé antéro-externe

M. poplité

Lig. croisé postéro-interne

Lig. latéral externe

Lig. latéral interne

Fig. 558. — Ligaments croisés, vue postérieure.

ro-tibiales, séparées en arrière, communiquent largement entre elles et avec l'articulation fémoro-rotulienne en avant.

Si l'on examine avec attention la situation des ligaments croisés, on voit qu'ils occupent les parties latérales internes de chacune des articulations fémoro-tibiales, et qu'ils doivent être considérés comme *ligaments latéraux de ces articulations*. Ce n'est point là une vue de l'esprit : si l'on divise le fémur et le tibia par un trait de scie sagittal passant entre les deux ligaments croisés, on voit nettement la division de l'articulation fémoro-tibiale en deux articulations condyliennes, dont les ligaments latéraux sont formés par le ligament latéral et le ligament croisé correspondants (V. fig. 559 et 560). — L'étude du mécanisme viendra encore étayer cette façon d'envisager les ligaments croisés comme ligaments latéraux des articulations fémoro-tibiales.

Couches aponévrotiques antérieures. — Indépendamment des ligaments, la capsule fibreuse est renforcée dans sa partie antérieure par trois couches aponévrotiques ; ce sont, de la superficie vers la profondeur : 1° l'*aponévrose*

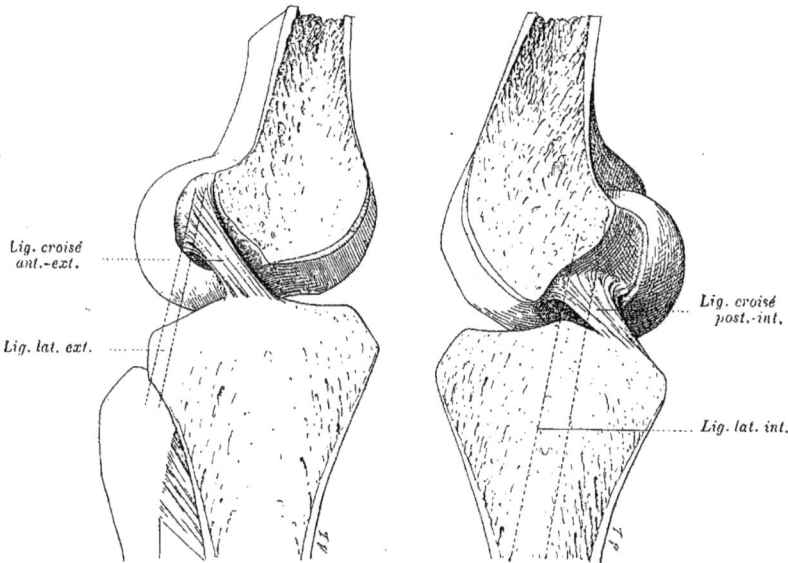

Fig. 559. — Articulation fémoro-tibiale externe.

Fig. 560. — Articulation fémoro-tibiale interne.

Les os ont été divisés par un trait de scie sagittal de façon à séparer chaque articulation fémoro-tibiale.

fémorale ; — 2° les *expansions tendineuses des vastes du quadriceps ;* — 3° les *ailerons rotuliens.*

L'*aponévrose fémorale* recouvre tout le genou, passant au-devant de la rotule et du ligament rotulien. En dedans, elle est mince et se fixe en partie au condyle interne du tibia, tandis qu'elle va, d'autre part, se confondre avec l'expansion du couturier et l'aponévrose jambière ; — en dehors, elle forme une couche très épaisse, qui représente le tendon du tenseur du fascia lata, et vient se fixer à la tête du péroné, au condyle tibial externe, et surtout au tubercule de Gerdy. Au-devant du tendon rotulien, ces parties externe et interne de l'aponévrose d'enveloppe s'unissent par des fibres arciformes qui brident le tendon sur lequel elles se meuvent par l'intermédiaire d'un tissu séreux, transformé en une séreuse véritable au niveau de la face antérieure de la rotule.

Au-dessous de l'aponévrose on trouve un deuxième plan fibreux formé par les *expansions des vastes*. Du bord inférieur de chacun des vastes, se détache un feuillet aponévrotique qui passe au-devant de la partie supérieure de la rotule, sur laquelle les deux expansions tendineuses s'entrecroisent pour aller se fixer, celle du vaste externe sur la partie interne du rebord tibial, celle du vaste interne sur la partie externe de ce rebord, au niveau du tubercule de Gerdy, et par quelques fibres directes à la partie interne du plateau tibial.

Ailerons rotuliens. — La troisième couche fibreuse est formée par des lamelles transversales qui vont des bords latéraux de la rotule à la face cutanée de chaque condyle ; ces lamelles ont reçu le nom d'*ailerons rotuliens*.

L'*aileron externe*, peu distinct, difficile à séparer de l'expansion tendineuse qui le recouvre et lui adhère intimement, part du bord externe de la rotule et se confond, après un trajet d'un centimètre, avec l'expansion aponévrotique qui recouvre le condyle externe.

L'*aileron interne*, beaucoup plus fort, assez facile à dégager parce qu'il adhère moins à l'expansion qui le recouvre, rayonne du bord interne de la rotule vers la face cutanée du condyle interne sur laquelle il s'insère en arrière de l'insertion du ligament latéral interne ; la figure 555 montre cette insertion au niveau de laquelle on rencontre parfois une petite bourse séreuse.

En réalité, les ailerons rotuliens ne sont pas tout à fait ces deux lamelles triangulaires qu'une dissection attentive isole artificiellement ; leurs limites ne sont point aussi nettes ; ils font partie d'une couche de fibres transversales rayonnant de la rotule vers les parties latérales du genou et renforçant la partie antérieure de la capsule.

SYNOVIALE. — Très étendue, la synoviale du genou affecte le même trajet que la capsule fibreuse dont elle revêt la face profonde. J'ai décrit cette capsule assez longuement pour n'y point revenir à propos de la synoviale ; toutefois, une différence est à signaler : tandis que, en maints endroits, la capsule s'insère à quelque distance du revêtement cartilagineux, la synoviale, se réfléchissant en ces mêmes points, de la capsule sur l'os, vient se terminer au pourtour du revêtement cartilagineux.

Parce que la synoviale, comme la capsule, est interrompue sur les côtés par les fibro-cartilages semi-lunaires, quelques auteurs décrivent deux synoviales à l'articulation du genou, l'une supérieure ou fémorale, l'autre inférieure ou tibiale. Cette division, réelle sur les parties latérales, et qui répond bien à la séparation physiologique en articulations fémoro-méniscale et ménisco-tibiale, n'existe point en avant ni en arrière où le feuillet synovial descend directement du fémur vers le tibia. En somme, il n'y a qu'une cavité synoviale avec des cloisonnements répondant aux divisions que l'étude anatomique nous a révélées dans la grande articulation du genou.

Cul-de-sac sous-quadricipital. — Au-dessus de la rotule, la synoviale forme, comme la capsule fibreuse qu'elle revêt, un cul-de-sac entre le fémur et le quadriceps ; ce cul-de-sac, bilobé par le tendon du quadriceps en deux ventres qui s'étalent sous les vastes, est de plus percé d'un orifice par lequel la synoviale articulaire communique avec la bourse séreuse sous-quadricipitale.

La communication entre le *cul-de-sac* et la *bourse séreuse* existe environ sept fois sur dix; elle se fait d'ordinaire par un orifice en forme de diaphragme, plus ou moins largement perforé (V. fig. 562).

Masse adipeuse. — Au-dessous de la rotule, la synoviale rencontre une masse adipeuse qui répond par sa base au tendon rotulien qu'elle déborde sur

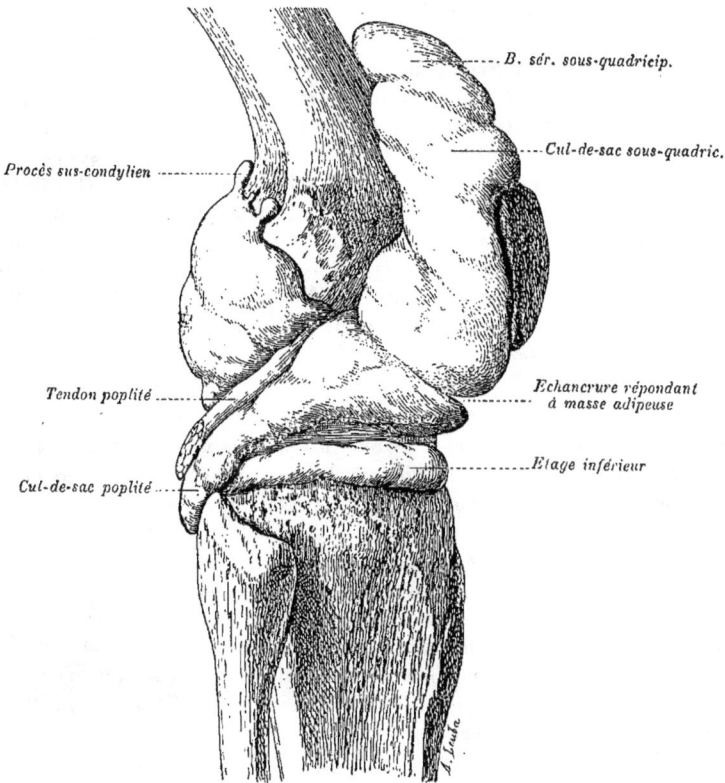

Fig. 561. — Synoviale de l'articulation du genou, vue externe

les côtés, pénètre à la façon d'un coin entre les condyles et le plateau tibial, et se prolonge par son sommet effilé jusqu'à la partie antérieure de l'espace inter-condylien. La synoviale, descendant de la rotule vers le tibia, est soulevée par cette masse graisseuse; elle revêt aussi le filament qui prolonge celle-ci jusqu'à l'échancrure intercondylienne.

On a donné bien improprement le nom de *ligament adipeux* à cette masse graisseuse qui n'est qu'un *paquet de remplissage* analogue, avec des dimensions supérieures, à toutes les masses graisseuses que nous voyons à la périphérie des articulations, là où le jeu de l'article amène un grand écartement entre les surfaces articulaires Au genou, la masse graisseuse s'introduit dans le sinus que produit la flexion entre les condyles et le plateau tibial ; dans l'extension, elle est repoussée en avant et dessine sa saillie bilobée de chaque côté du tendon rotulien. Cependant la masse adipeuse du genou se distingue de celles que nous rencontrons dans d'autres articulations, non seulement par son volume et sa densité, mais encore par l'existence du prolongement effilé qui se détache de son sommet et va se fixer dans l'échancrure intercondylienne.

Je ne crois pas que l'on se soit jusqu'ici préoccupé de la signification de ce prolongement, auquel la masse adipeuse paraît redevable du titre de ligament qui lui a été si gratuitement attribué. Pourtant le terme de ligament ne convient en rien à cette frange synoviale effilée, parfois absente. Ayant étudié le pseudo-ligament adipeux sur un grand nombre de genoux, j'ai vu que, s'il manquait parfois, il était dans d'autres cas représenté par une cloison celluleuse complète, occupant dans un plan sagittal toute la hauteur des ligaments croisés et achevant la séparation des deux articulations condylo-tibiales interne et externe. Des recherches sur vingt cadavres d'enfants nouveau-nés m'ont montré que, dans plus de la moitié des cas, cette cloison existait soit complète, soit représentée encore par plusieurs filaments; j'ai conclu que le ou les filaments qui prolongent le sommet du pseudo-ligament adipeux représentaient chez l'adulte les vestiges de la cloison qui sépare primitivement les deux articulations condylo-tibiales.

Procès synoviaux sus-condyliens. — En arrière, la synoviale, partie du rebord cartilagineux des condyles, se réfléchit presque aussitôt pour revêtir la face articulaire des coques condyliennes. Le point de cette réflexion répond à l'insertion supérieure des jumeaux; là, la capsule fibreuse est fort mince, étant suppléée par les tendons des jumeaux, et l'on constate, sur plus de la moitié des sujets, que de petits prolongements synoviaux accompagnent les lobules adipeux qui jouent par les interstices des faisceaux d'insertion des jumeaux. J'ai donné le nom de *procès synoviaux sus-condyliens* à ces bourgeons, dont j'ai établi l'existence presque constante après les avoir étudiés sur plus de 250 genoux injectés au suif; la connaissance de ce petit détail anatomique m'a permis de donner la pathogénie d'une variété de kystes poplités. (P. Poirier, *Bourses séreuses du genou*, Arch. gén. de médecine, 1886).

La synoviale tapisse cette partie de la capsule qui forme les coques condyliennes et pénètre avec celles-ci dans l'échancrure intercondylienne pour passer au-devant des ligaments croisés qu'elle laisse ainsi en arrière d'elle, *en dehors de la cavité articulaire.* Après avoir tapissé les coques condyliennes et la face antérieure des ligaments croisés, la synoviale descend jusqu'au tibia où elle se termine sur le pourtour du revêtement cartilagineux. En passant sur la face antérieure des ligaments croisés, elle envoie un petit prolongement entre ces deux ligaments; il m'a paru que ce petit cul-de-sac était le plus souvent indépendant, et représenté par une bourse séreuse intermédiaire aux deux ligaments (V. fig. 552).

Au niveau de la coque condylienne interne, on rencontre parfois un orifice ou une fente par lequel une communication s'est établie entre la synoviale articulaire et la bourse séreuse commune au jumeau interne et au demi-membraneux. Depuis le travail de Foucher, cette communication était considérée comme constante; j'ai montré que, loin d'être constante, elle n'existait *jamais chez l'en-*

fant, une fois sur dix seulement chez l'adulte, et une fois sur cinq chez le vieillard.

Au niveau de la gouttière fibro-cartilagineuse péronéo-tibiale sur laquelle glisse le tendon du poplité, la synoviale envoie un prolongement qui descend plus ou moins bas sous le muscle poplité, suivant qu'il communique ou ne communique pas avec la bourse séreuse propre à ce muscle. Ce *prolongement poplité* de la synoviale du genou occupe la partie la plus déclive de la synoviale articulaire ; il est parfois le point de départ de kystes qui descendent très bas dans le mollet.

C'est par l'intermédiaire du prolongement poplité que la synoviale du genou communique parfois avec celle de l'articulation péronéo-tibiale supérieure ; d'après Lenoir, cette communication existerait une fois sur dix ; elle serait un peu plus fréquente, une fois sur six, d'après mes recherches.

Franges synoviales. — Sur tout le pourtour de l'interligne fémoro-tibial, la synoviale est soulevée en franges graisseuses qui viennent combler l'écart entre les surfaces articulaires ; j'ai déjà signalé l'énorme frange adipeuse (faux ligament adipeux) que l'on rencontre à la partie antérieure où cet écart est si grand. D'autres franges, disposées en bourrelets horizontaux, se voient à la partie postérieure, parallèles au bord supérieur des cartilages semi-lunaires. Une petite masse graisseuse arrondie, analogue à celle que l'on rencontre au niveau du foramen ovale par lequel le tendon du sous-scapulaire pénètre dans l'articulation scapulo-humérale, se rencontre au genou au point de pénétration du tendon du poplité.

Sur les côtés de l'interligne fémoro-rotulien, on remarque deux franges disposées en bandes parallèles aux côtés de la rotule ; Morris a décrit sous le mauvais nom de *ligaments alaires* ces franges dont l'existence est en rapport avec l'écartement des surfaces dans les divers mouvements de l'articulation.

Rapports. — En avant et sur les côtés, l'articulation du genou, enveloppée par son surtout ligamenteux, est immédiatement sous-cutanée. En arrière et sur les parties postéro-latérales, nous trouvons de chaque côté les muscles qui forment les parois du creux poplité et les organes importants logés dans cette excavation. En dehors, le tendon du biceps descend vers la tête du péroné ; en dedans, le couturier et le droit interne se réfléchissent en suivant la courbe du condyle interne tandis que le demi-membraneux, plus profond, s'applique au jumeau interne. Le nerf sciatique poplité externe suit, sur le jumeau externe, le tendon du biceps ; la veine et le nerf saphène interne sous-cutanés, contournent le condyle interne.

Dans l'excavation poplitée, les saillies condyliennes soulèvent les muscles jumeaux ; plus bas, le triangle charnu du muscle poplité tapisse le fond de l'excavation, dans laquelle l'artère poplitée, la veine poplitée, et le nerf sciatique poplité interne s'étagent de la profondeur vers la superficie et de dedans en dehors ; quelques ganglions lymphatiques longent les vaisseaux poplités. En arrière et sur la ligne médiane, dans un dédoublement aponévrotique descend la veine saphène externe avec le nerf saphène tibial.

Artères. — Les artères de l'articulation du genou naissent de trois sources : la fémorale, la poplitée, la tibiale antérieure.

1º La grande anastomotique, qui naît de la *fémorale* dans le canal de Hunter, descend le long de la cloison intermusculaire interne donne une branche profonde qui fournit des rameaux à la partie supérieure et interne de l'articulation, au-devant de laquelle elle s'anastomose avec les articulaires supérieures interne et externe, et avec la récurrente tibiale antérieure.

2º La *poplitée* donne cinq artères articulaires : une moyenne et quatre latérales. — *a)* L'artère articulaire moyenne perfore la couche fibreuse qui ferme en arrière l'échancrure intercondylienne et se perd dans les ligaments croisés. — *b* et *c)* Les articulaires supérieures, interne et externe, contournent les faces correspondantes de l'extrémité inférieure du fémur et donnent de fins rameaux articulaires; au-devant de l'articulation, elles s'anastomosent entre elles, avec les articulaires inférieures et la grande anastomotique. — *d* et *e*) Les articulaires inférieures, interne et externe, passent sous les ligaments interne et externe, donnent des branches articulaires, et, à la partie antérieure de l'articulation, s'anastomosent l'une avec l'autre, avec les articulaires supérieures et la récurrente tibiale antérieure.

3º *L'artère tibiale antérieure* donne naissance à la récurrente tibiale antérieure, qui remonte vers l'articulation, à travers le muscle jambier antérieur; elle donne quelques branches à la partie antérieure et inférieure de l'articulation, et s'anastomose, au-devant et sur les côtés de la rotule, avec les artères articulaires.

En résumé il existe, à la périphérie de l'articulation du genou, un réseau artériel unis-

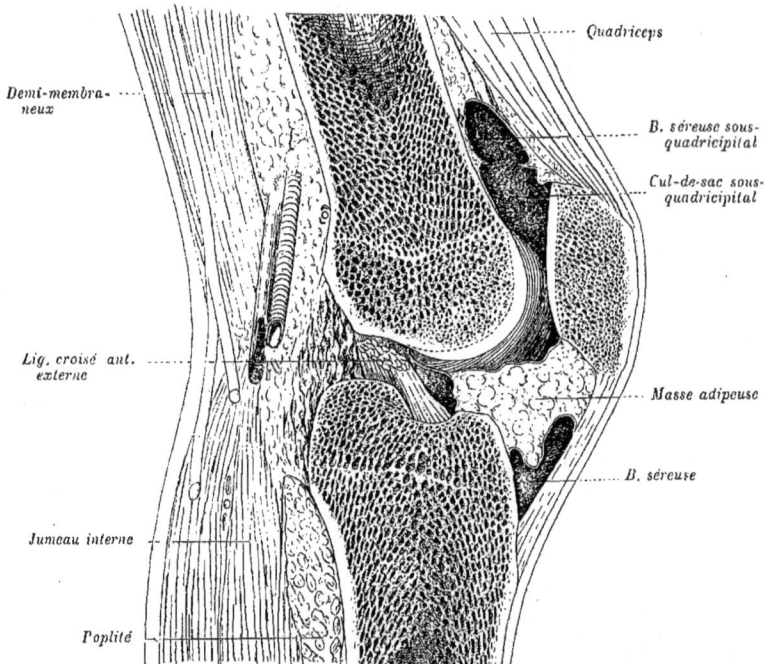

Fig. 562. — Coupe sagittale de l'articulation du genou, passant exactement par le milieu de l'échancrure intercondylienne.

sant la fémorale et la tibiale antérieur : ce réseau peut se développer et servir au rétablissement de la circulation en cas d'oblitération de la poplitée.

Nerfs. — A chaque artère articulaire répond un filet nerveux. Le sciatique poplité interne fournit les rameaux qui accompagnent les articulaires moyenne et internes. Le sciatique poplité externe fournit ceux qui accompagnent les articulaires externes et la récurrente tibiale antérieure. — Un filet du crural donne un rameau qui suit la grande anastomotique. De plus, le nerf du vaste externe donne un filet qui se perd dans la partie supérieure et externe de la capsule.

Mouvements. — On constate dans l'articulation du genou : — *a*) des mouvements de flexion et d'extension ; — *b*) des mouvements de rotation, tantôt combinés avec les précédents, tantôt indépendants ; — *c*) de légers mouvements de latéralité.

Flexion et extension. — Les mouvements de flexion et d'extension s'exécutent autour d'un axe transversal passant à peu près par les tubérosités condyliennes, c'est-à-dire par

l'attache fémorale des ligaments latéraux et des ligaments croisés : l'étendue de ces mouvements est grande : de la flexion à l'extension extrême, la jambe parcourt un arc de cercle
de 140 à 150°.

Ces mouvements ne sont point aussi simples : il suffit d'examiner un genou auquel on com-
mande ou imprime des mouvements lents pour voir que la flexion est toujours liée à une
rotation de la jambe en dedans, et l'extension à une rotation de la jambe en dehors. Donc
les mouvements de flexion et d'extension sont toujours combinés avec des *mouvements de
rotation*. — Ces mouvements de rotation sont en rapport avec les différences de courbure
et de longueur des deux condyles. Je rappelle que la surface articulaire du condyle interne
est plus étendue que celle du condyle externe, et que le rayon de courbure du condyle
externe augmente plus rapidement d'arrière en avant que celui du condyle interne. Ed.
Bugnion, dans un excellent travail sur la physiologie de l'articulation du genou, fixe cette
disparité des surfaces condyliennes et son résultat dans les mouvements par une ingénieuse
comparaison : si l'on compare l'extrémité inférieure du fémur à un chariot à deux roues,
d'inégale hauteur, roulant sur le plateau tibial, la roue interne étant plus basse que l'externe, le chariot dévie du côté interne dans le mouvement de flexion (Edouard Bugnion,
mécanisme du genou, recueil inaugural de l'Université de Lausanne, 1892). — Il faut ajouter, pour mieux expliquer la nécessité des mouvements de rotation qui accompagnent les
mouvements de flexion et d'extension, que les condyles ne se meuvent pas sur une surface
plane, mais sur une sorte de chemin tournant *en forme de cône*, dont l'épine du tibia
constitue le sommet.

Les Weber nous ont appris que les mouvements de flexion et d'extension se faisaient
par le *roulement* et le *glissement simultanés* des surfaces articulaires l'une sur l'autre. Ces
expérimentateurs, ayant marqué sur une articulation ouverte, mais encore pourvue de ses
ligaments, les points par lesquels le fémur et le tibia se touchaient dans la flexion, puis
dans l'extension, constatèrent que les surfaces articulaires entraient en contact par de nouveaux points, et que *ces points étaient plus éloignés* les uns des autres sur la surface des
condyles que sur celle du tibia. Il est clair que, dans le cas du roulement parfait, dans le
cas où les condyles se déplaceraient sur le plateau tibial comme une roue se déplace sur
le sol, l'écartement des points de contact serait le même sur les deux surfaces.

L'observation démontre que ces deux mouvements sont combinés, et que le *mouvement
de glissement l'emporte sur le mouvement de roulement*. En effet, le point de contact ne
change guère de position dans les diverses situations du genou ; il en serait tout autrement si
le roulement était prédominant : la roue fémorale avancerait ou reculerait sur le plateau
tibial et ne tarderait pas à sortir de ce plateau beaucoup moins étendu dans le sens sagittal que les surfaces condyliennes.

Ces deux mouvements, roulement et glissement, se passent dans deux articulations différentes. Il y a en réalité dans l'articulation condylo-tibiale de chaque côté deux articulations : l'une, *fémoro-méniscale*, l'autre, *ménisco-tibiale*. Or, si l'on étudie les mouvements
de flexion et d'extension sur une articulation dont les ligaments ont été conservés, la capsule ayant été enlevée, on voit que le roulement se passe dans l'articulation fémoro-méniscale, véritable énarthrose, et que le glissement se fait dans l'articulation ménisco-tibiale,
véritable arthrodie. — Les deux mouvements sont du reste simultanés et sous la dépendance
de la *tension successive* des fibres des ligaments croisés. En effet, les fibres des ligaments
croisés sont disposées de telle sorte qu'à tout moment des mouvements de flexion et
d'extension certaines d'entre elles se trouvent tendues, arrêtent le roulement et exigent
un glissement qui rapproche leurs insertions et permet la reprise du mouvement de
flexion ou d'extension.

Il faut remarquer que le mouvement de glissement se fait en sens inverse du mouvement de rotation ; quand le condyle roule d'avant en arrière, le ménisque glisse d'arrière
en avant, de telle sorte que le point de contact varie peu. Henke compare ingénieuse-
ment le condyle à un individu courant sur un sol qui se déplace en sens inverse de la
course et fait ainsi comprendre la fixité relative du point de contact.

Le ligament latéral externe se tend dans l'extension, surtout par le fait de la rotation
terminale qui entraîne en arrière son insertion inférieure ; il se relâche dans la flexion par
le fait de la rotation du tibia en dedans, et son relâchement augmente l'étendue des mouvements de rotation indépendants.

Le ligament latéral interne comprend, comme nous l'avons vu, deux parties : la longue bandelette qui constitue à proprement parler le ligament latéral interne est tendue
dans l'extension, tandis que le faisceau court se tend légèrement dans la flexion qui le
plisse et l'étire de telle sorte que ses fibres s'engagent au-dessous du faisceau long et viennent se montrer en avant de l'insertion fémorale de ce dernier.

En résumé, les deux ligaments latéraux sont tendus dans l'extension ; l'externe est
relâché dans la flexion, tandis que l'interne reste tendu, assurant ainsi le contact des
surfaces.

Dans les mouvements de flexion et d'extension, la rotule se meut dans la trochlée fémorale ; dans l'extension extrême, sa base déborde le bord supérieur de la trochlée ; dans la flexion extrême, la rotule, abandonnant la trochlée fémorale qui se trouve occupée par le tendon du quadriceps, se met en rapport avec les condyles par sa partie supérieure, tandis que sa moitié inférieure répond au ligament adipeux qui la sépare du tibia. Les mouvements du sésamoïde rotulien dans la gouttière qu'il s'est creusée sur le fémur sont d'ailleurs sans influence sur les mouvements de l'articulation fémoro-tibiale. Supprimez la rotule, la physiologie de l'articulation du genou n'est en rien modifiée.

Il ne faut pas, dans l'étude des mouvements articulaires, se borner à l'expérimentation sur le cadavre; en effet, nos articulations ne peuvent être assimilées à des machines dans lesquelles les surfaces en contact gardent constamment une forme et des courbures identiques; il en est tout autrement sur le vivant où les surfaces changent de forme suivant les pressions qu'elles subissent, grâce à la malléabilité du revêtement cartilagineux. C'est aussi par le fait de cette facilité à se déformer et à modifier leurs courbures que nos arti-

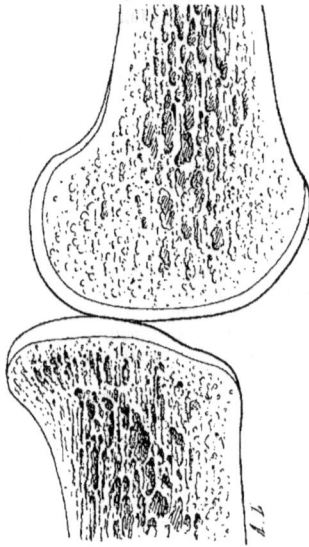

Fig. 563. — Sans pression.   Fig. 564. — Avec pression.

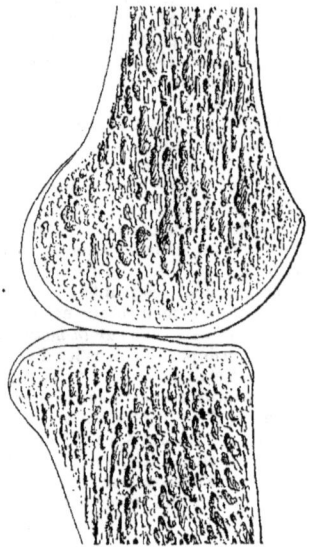

Coupes sagittales de l'articulation du genou, passant par le condyle externe, montrant la malléabilité des cartilages articulaires (d'après les photographies de Braune).

culations peuvent exécuter, sous l'influence de violences extérieures, des mouvements plus étendus que les mouvements normaux provoqués par l'action musculaire.

Braune et Fischer (Die Bewegungen des Kniegelenkes am Lebenden Menschen gemessen, Leipsig, 1871) ont mis en évidence par d'ingénieuses expériences ces modifications des surfaces articulaires sous l'influence des pressions. Je représente ci-contre deux planches, reproduction fidèle des photographies présentées dans le travail de Braune : ce sont deux coupes sagittales passant par le condyle externe du fémur et la tubérosité tibiale correspondante; ces coupes ont été faites après congélation et fixation du segment de membre dans un moule plâtré; sur l'une, la congélation a saisi le genou dans le décubitus horizontal, l'on peut voir que *le contact est très limité.* — Sur l'autre, la congélation a saisi le genou pendant que les deux segments étaient appliqués l'un sur l'autre par une pression égale à celles qu'ils supportent sur le vivant dans la station verticale ou par le fait de la contraction musculaire; on peut voir, dans ces conditions, que la couche cartilagineuse a diminué d'épaisseur, qu'elle s'est étalée et qu'elle permet ainsi un contact beaucoup plus étendu.

Braune et Fischer, s'appuyant sur ces faits, se demandent si c'est bien la loi de pression qui régit l'épaisseur des cartilages et si ce ne serait pas plutôt la nécessité de permettre un plus large contact par l'accommodation de surfaces articulaires mal conformées pour s'adapter.

Rotation. — Les mouvements de rotation, impossibles dans l'extension de la jambe par le fait de la tension des ligaments latéraux et croisés, apparaissent dès qu'un début de flexion a relâché partiellement ces ligaments; leur amplitude atteint son maximum dans la flexion moyenne, à cause du relâchement général des ligaments, et diminue vers la fin du mouvement de flexion. Leur étendue varie de 30 à 40°.

Les deux tubérosités du tibia ne prennent pas une part égale à ce mouvement : l'externe dont les deux ligaments (ligament latéral externe et ligament croisé antéro-externe) sont relâchés, jouit d'une mobilité beaucoup plus grande que l'interne dont les deux ligaments sont toujours plus tendus. Cependant il n'est pas exact de dire que l'axe vertical des mouvements de rotation passe par la tubérosité interne du tibia; en fait, les deux tubérosités se meuvent en sens inverse autour d'un axe vertical passant par le *pivot conique* que forment les épines du tibia; tout au plus peut-on dire que l'axe se rapproche davantage de l'épine interne que de l'externe.

Dans la rotation du tibia en dedans, les ligaments croisés se croisent davantage, pressent l'un contre l'autre et arrêtent bientôt ces mouvements; ils se décroisent dans la rotation en dehors qui est surtout limitée par les ligaments latéraux.

Latéralité. — Si l'on fixe le fémur dans un étau, on constate que, dans la *demi-flexion*, on peut imprimer à la jambe des mouvements d'inclinaison latérale; ces mouvements sont rapidement limités par la tension des ligaments latéraux; à peu près nuls dans la flexion extrême, ils disparaissent tout à fait dans l'extension qui tend les ligaments latéraux.

Rôle des cartilages semi-lunaires. — Ils agrandissent à la façon des bourrelets glénoïdiens les surfaces glénoïdiennes du tibia, qui deviennent ainsi de véritables cavités dans lesquelles sont reçus les condyles. Solidement fixés par leurs extrémités, les fibro-cartilages semi-lunaires, mobiles et malléables, changent de situation et de forme à chaque temps des mouvements de flexion et d'extension. L'agent de ces modifications est le condyle lui-même qui presse sur le fibro-cartilage, et accommode la courbure de celui-ci à la sienne. Dans la flexion, les fibro-cartilages glissent sur le tibia, l'externe recule de plus d'un centimètre, laissant à découvert la partie antérieure de la cavité glénoïde correspondante; dans l'extension, ils glissent au contraire d'arrière en avant. De plus, par suite de la divergence des condyles en arrière, les fibro-cartilages s'écartent l'un de l'autre dans la flexion et se rapprochent dans l'extension.

Enfin les fibro-cartilages, solidement attachés par les ligaments de leurs cornes, *calent* les roues condyliennes : c'est ainsi qu'ils limitent absolument le mouvement d'extension, comme en témoignent les empreintes, crêtes et rainures intertrochléo-condyliennes, d'autant plus accentuées qu'on les étudie sur des sujets d'un âge plus avancé.

Rôle des ligaments croisés. — Les ligaments croisés sont disposés et insérés de telle sorte qu'à tout moment de la flexion ou de l'extension certaines de leurs fibres sont tendues et assurent le contact entre les deux os; ils deviennent ainsi par la tension successive de leurs fibres le pivot et les agents du mouvement de glissement qui permet la reprise du mouvement de roulement.

Le ligament croisé antérieur, plus oblique que le postérieur, est relâché dans la flexion qui rapproche ses insertions et tendu vers la fin de l'extension. — Le ligament croisé postérieur, tendu dans la flexion, mais seulement par ses faisceaux postérieurs, est tendu dans l'extension.

Ligaments latéraux internes des articulations condyliennes, les ligaments croisés sont tendus par les mouvements de rotation qu'ils contribuent à limiter. C'est ainsi que le ligament croisé antérieur et le ligament latéral externe, relâchés au maximum pendant la flexion, permettent les mouvements si étendus de rotation que l'on constate dans l'articulation fémoro-tibiale externe. — Pour limiter ces mouvements de rotation, le ligament croisé antérieur s'associe au ligament latéral interne, et le ligament croisé postérieur au ligament latéral externe de même direction; ainsi le ligament croisé antérieur se tend en même temps que le ligament latéral interne, tandis que le postérieur s'associe au ligament latéral externe auquel il est sensiblement parallèle.

Varia. — A. — Il importe d'observer que la configuration de la face articulaire de la rotule est assez variable; toujours convexe en arrière dans le sens transversal, elle offre parfois une concavité verticale assez marquée; dans ce cas, la surface rotulienne et la gorge trochléenne s'emboîtent bien. Dans d'autres cas la surface rotulienne, toujours convexe transversalement, se trouve être plane, parfois même légèrement convexe de haut en bas au niveau de sa crête médiane; lorsque la rotule présente cette convexité, le contact avec

45

le fond de la gorge trochléenne, convexe dans le même sens, ne paraît s'établir que par un point très limité. Il ne faut pas se laisser tromper par cette apparence et croire à un contact aussi peu étendu. En réalité, sur le vivant, le contact entre ces surfaces qui s'opposent des courbures inverses, s'établit assez largement par le fait de la malléabilité du cartilage d'encroûtement qui les tapisse.

J'ai déjà insisté longuement sur la compressibilité et la malléabilité des cartilages articulaires ; je répète ici que les surfaces articulaires n'ont pas toujours sur le cadavre des courbures identiques à celles que leur donne sur le vivant le contact avec pression.

B. — Les *rainures et crêtes intertrochléo-condyliennes*, déjà indiquées par Weitbrecht, décrites et expliquées par Meyer, puis par Hueter, ont été étudiées sur 50 sujets par Mikulicz : cet auteur les a trouvées également marquées dans 31 cas ; dans 16, celle du condyle interne était plus marquée, et celle du condyle externe plus accusée dans trois seulement. Terrillon *(Journ. de l'Anatomie,* 1879) et Bruce *(Memoirs and memoranda in Anatomy,* vol. 1, p. 147-158, 1 Taf.) ont rappelé l'attention sur ce point.

C. — J'ai rencontré deux fois un *fibro-cartilage externe* à l'état de ménisque complet, plus mince seulement vers sa partie centrale. — L'attache du ménisque externe au condyle interne du fémur est constante et très forte ; on l'a considérée comme un troisième ligament croisé (ligamentum cruciatum tertium). Parfois elle est dédoublée en deux trousseaux dont l'un passe en avant, l'autre en arrière du ligament croisé postérieur. — Dans certains cas, un trousseau très grêle se détache de la corne antérieure et s'unit au ligament croisé antérieur.

D. — A l'exception de Morel et Math. Duval, nos classiques ne décrivent point la *capsule fibreuse* de l'articulation du genou ; ils signalent, comme seuls moyens d'union, des ligaments artificiellement isolés de l'ensemble ligamenteux ; Mouret a donné récemment une description complète de cette capsule (Thèse Montpellier, 1892).

E. — On a encore distingué au *ligament latéral interne* une couche superficielle, formée par la bandelette que nous avons décrite, et une couche profonde dont les fibres, moins longues, sont interrompues au niveau du ménisque ; à mon avis, ces fibres profondes appartiennent à la capsule fibreuse.

§ V. — ARTICULATION DES OS DE LA JAMBE ENTRE EUX

Le tibia et le péroné, séparés à leur partie moyenne par un large espace interosseux, sont contigus et articulés entre eux à leurs extrémités.

Nous étudierons successivement : 1° l'*articulation péronéo-tibiale supérieure ;* — 2° l'*articulation péronéo-tibiale inférieure ;* — 3° le *ligament interosseux.*

ARTICULATION PÉRONÉO-TIBIALE SUPÉRIEURE.

Cette articulation est une arthrodie.

Surfaces articulaires. — *a) Tibia.* — La facette tibiale est située sur la face postérieure de la tubérosité externe du tibia, à la jonction de cette face postérieure avec la face externe, à 15 mm. environ au-dessous du plateau tibial. De forme ovalaire, à grand axe transversal, parfois triangulaire, elle regarde *en bas* et *en arrière.*

b) Péroné. — La facette péronéale, de forme correspondante, mais plus allongée transversalement, regarde en *haut* et *en avant ;* sa partie la plus élevée répond à l'apophyse styloïde.

Ces deux facettes sont à peu près planes ; toutefois, à bien regarder, la facette tibiale, légèrement convexe, repose dans une légère concavité de la facette péronéale.

Une couche de cartilage hyalin épaisse de 1 à 2 mm. revêt ces deux facettes.

Moyens d'union. — *Capsule.* — Une capsule fibreuse, en forme de manchon, s'insère sur le pourtour des surfaces articulaires ; toutefois, à la partie antéro-supérieure, elle s'avance d'environ 5 mm. au delà du rebord cartilagineux de la facette tibiale.

Ligaments. — La capsule est renforcée en dehors et en dedans par deux ligaments : le ligament externe et le ligament interne.

Le *ligament péronéo-tibial externe* (antérieur des auteurs) est formé de gros trousseaux fibreux qui se dirigent horizontalement, d'arrière en avant, du péroné vers la face externe de la tubérosité externe du tibia (V. fig. 557 et 558). Il est masqué par les tendons péronier et tibial du muscle biceps, et par les faisceaux supérieurs de l'extenseur commun des orteils. A travers les interstices de ses faisceaux jouent des pelotons adipeux.

La force du ligament péronéo-tibial externe est extrême ; elle surprend de prime abord, et n'est certes point en rapport avec la fonction de limiter les mouvements si peu étendus de l'articulation ; je n'y vois guère d'autre raison que la résistance à l'action du biceps, muscle puissant, dont les contractions tendraient à séparer le péroné du tibia.

Le *ligament péronéo-tibial interne* (postérieur des auteurs), beaucoup plus faible que le précédent, mais occupant comme lui un plan sagittal, est formé de quelques trousseaux descendant de la partie supérieure et interne du contour de la facette tibiale vers la partie correspondante du contour de la facette péronéale (V. fig. 554). Il est recouvert et renforcé par un des faisceaux d'insertion du soléaire.

En haut, l'interligne articulaire répond à la gouttière péronéo-tibiale, dans laquelle glisse le tendon du poplité ; en cet endroit la capsule, d'une minceur extrême, n'est souvent représentée que par la paroi synoviale ; parfois celle-ci présente en ce point un orifice en forme de fente par lequel une communication s'établit entre la synoviale de l'articulation péronéo-tibiale supérieure et la grande synoviale du genou. — *En bas*, la capsule, renforcée par quelques trousseaux fibreux, infiltrés de graisse, répond à la partie supérieure du ligament interosseux.

Synoviale. — La synoviale, qui revêt entièrement la capsule fibreuse, présente toujours un cul-de-sac antérieur sous le ligament péronéo-tibial externe.

Rapports. — L'articulation est en rapport en avant avec les fibres supérieures du jambier antérieur et du long péronier latéral ; en arrière, avec le muscle poplité et le soléaire ; rappelons que le col du péroné est contourné par le sciatique poplité externe, et que le biceps enveloppe la tête péronéale.

Vaisseaux et nerfs. — L'articulation péronéo-tibiale supérieure reçoit ses artères de la poplitée par l'articulaire inférieure externe, et de la tibiale antérieure par la récurrente tibiale antérieure. — Elle reçoit des rameaux du nerf sciatique poplité externe.

Mouvements. — Les mouvements de cette articulation sont surtout des mouvements de glissement transversal : ils sont liés aux mouvements si intéressants de l'extrémité inférieure du péroné.

ARTICULATION PÉRONÉO-TIBIALE INFÉRIEURE

L'union de l'extrémité inférieure du tibia et du péroné se fait par un mode tout particulier qui se rapproche de l'amphiarthrose.

Surfaces articulaires. — Les auteurs s'accordent à décrire deux facettes allongées d'avant en arrière, l'une, tibiale, concave, recevant l'autre, péronière, convexe. Voici ce qui est : à la gouttière verticale et rugueuse, creusée sur la face externe de l'extrémité tibiale, la malléole péronière oppose une surface plane ou même légèrement excavée, de sorte que le contact entre ces surfaces, ainsi conformées, ne peut s'établir directement qu'au niveau de leurs bords ; entre leurs parties centrales, existe un interstice que viennent combler des ligaments et une grosse frange synoviale. A leur partie inférieure seulement, ces surfaces restent libres, sur une hauteur de quelques millimètres, et là elles sont simplement revêtues d'un périoste mince sur le tibia, plus épais sur le péroné ; un prolongement de la synoviale tibio-tarsienne tapisse cette portion inférieure (V. fig. 565).

En somme, l'articulation péronéo-tibiale inférieure représente un simple diverticule de l'articulation tibio-tarsienne. Henle la définit bien : « une bourse séreuse à parois osseuses ».

Dans des cas très rares, un revêtement cartilagineux apparaît à la partie antérieure des deux facettes, qui restent toujours séparées dans leurs deux tiers postérieurs par un espace large de 1 ou 2 millimètres dans lequel joue une grosse frange synoviale.

Moyens d'union. — Au nombre de trois, les ligaments entourent d'une capsule épaisse les parties antérieure, postérieure et supérieure de cette articulation, largement ouverte par sa partie inférieure dans l'articulation tibiotarsienne.

Ligament antérieur. — Epais et nacré, ce ligament est formé de trousseaux fibreux qui s'attachent sur le tibia au bord antérieur de la gouttière péronière, où leur insertion, large, empiète sur la face antérieure de l'os ; de là, les fibres descendent obliquement en dehors vers la face antérieure de la malléole externe sur laquelle elles se fixent.

Ligament postérieur. — Plus large et beaucoup plus épais que l'antérieur, il se compose de trousseaux fibreux qui s'attachent au bord postérieur de la gouttière tibiale et sur la face postérieure du tibia ; cette insertion, haute et large de près de deux centimètres, occupe tout l'angle externe de l'extrémité tibiale. De là, les fibres se dirigent obliquement en dehors et vont s'insérer à toute la largeur de la face postérieure de la malléole péronière ; les faisceaux superficiels sont plus longs que les faisceaux profonds (V. fig. 565). On peut juger de la force de ce ligament par son épaisseur qui atteint près d'un centimètre.

Ces deux ligaments antérieur et postérieur masquent l'interligne tibio-péronier ; inférieurement ils le débordent, surtout en arrière, formant là une paroi fibreuse qui complète la mortaise tibio-péronière ; nous constaterons bientôt que c'est la portion profonde si épaisse du ligament postérieur qui biseaute par frottement le bord externe de la poulie astragalienne (V. fig. 565).

Ligament interosseux. — Interposé aux deux os et empêchant tout contact direct entre eux, il est formé de trousseaux fibreux, descendant très obliquement des rugosités qui forment le fond de la gouttière tibiale vers la face interne de la malléole péronière sur laquelle ses fibres s'avancent jusqu'au cartilage de la facette astragalienne ; quelques fibres, descendant du péroné vers le tibia, s'entrecroisent avec les précédentes. L'épaisseur de ce ligament est celle des surfaces en présence ; son tissu dense est de couleur rougeâtre par mélange de vaisseaux et de graisse. Bien qu'il continue le ligament interosseux de la jambe, il ne lui ressemble en rien et mérite d'être décrit à part comme moyen d'union propre à l'articulation péronéo-tibiale inférieure.

Synoviale. — C'est un simple cul-de-sac de la synoviale tibio-tarsienne ; il s'élève à une hauteur de 10 à 12 millimètres entre les deux os. Ce cul-de-sac est généralement subdivisé en deux chambres (V. fig. 570) par une grosse frange adipeuse, rougeâtre, qui se détache de la facette péronière, occupe l'espace laissé libre entre les deux os, surtout à leur partie postérieure, et vient faire saillie dans l'angle externe de la mortaise tibio-péronière. Le jeu de cette frange synoviale est intéressant à étudier.

Rapports. — L'articulation péronéo-tibiale inférieure est en rapport en avant avec le tendon du péronier antérieur, et en arrière avec les tendons des péroniers latéraux.

Vaisseaux et nerfs. — Les artères de l'articulation péronéo-tibiale inférieure sont des branches de la péronière antérieure, de la péronière postérieure et de la tibiale antérieure. Les nerfs viennent du tibial antérieur et du nerf saphène externe.

Mouvements. — Fléchissez le pied au maximum, vous constaterez que la mortaise tibio-péronière s'élargit par la pénétration du coin astragalien, coin à base antérieure ; le tibia et le péroné s'écartent, les ligaments péronéo-tibiaux inférieurs sont tendus et la grosse frange synoviale rentre dans l'interligne péronéo-tibial. Au contraire, si par un mouvement d'extension forcée, vous amenez dans la mortaise tibio-péronière la partie la moins large du coin astragalien, la mortaise se rétrécit, le péroné se rapproche du tibia, les ligaments péronéo-tibiaux inférieurs sont relâchés, et la frange synoviale, expulsée de l'interligne péronéo-tibial, vient faire saillie dans l'angle externe de la mortaise.

Ainsi, la mortaise tibio-péronière, élastique, s'accommode aux dimensions de l'astragale, assurant ainsi dans toutes les positions le contact entre les surfaces articulaires de l'articulation tibio-tarsienne. Au point de vue providentiel, on peut dire que cette mortaise élastique court moins de risques qu'une mortaise formée d'une seule pièce. — Les mouvements de glissement dans l'articulation péronéo-tibiale supérieure sont liés à ces mouvements d'*écartement* et de *rapprochement* qui se passent dans l'articulation péronéo-tibiale inférieure.

LIGAMENT INTEROSSEUX DE LA JAMBE

Analogue au ligament interosseux qui unit les os de l'avant-bras, mais notablement moins épais, il occupe l'espace ovalaire à grosse extrémité supérieure, qui sépare ceux-ci. Fixé par son bord interne au bord externe du tibia, et par son bord externe à la crête longitudinale qui sépare en deux versants la face interne du péroné, il est surtout formé de faisceaux descendant obliquement du tibia vers le péroné.

A son extrémité supérieure, au-dessous de l'articulation péronéo-tibiale supérieure, il est percé d'un large orifice par lequel s'engagent les vaisseaux tibiaux antérieurs. Cet orifice est souvent limité en bas par une bandelette propre, dont quelques auteurs ont fait un ligament particulier : *ligamentum capituli fibulæ* de Barkow, *ligamentum malleoli externi superius* d'Arnold.

A son extrémité inférieure qui s'effile en pointe, pour se continuer avec le ligament interosseux de l'articulation péronéo-tibiale inférieure, le ligament interosseux présente un autre orifice, oblique, plus petit pour les vaisseaux péroniers antérieurs.

Rôle. — Le ligament interosseux de la jambe ne saurait jouer le rôle d'agent de transmission des forces que nous avons assigné au ligament interosseux de l'avant-bras, puisque le tibia et le péroné sont très solidement unis par les ligaments de leurs articulations. A la jambe, son rôle, très réduit comme moyen d'union, est celui d'une cloison interosseuse fournissant une surface d'insertion aux muscles des régions antérieure et postérieure de la jambe : jambier antérieur, extenseur commun des orteils, extenseur propre du gros orteil, en avant ; — jambier postérieur et long fléchisseur propre du gros orteil, en arrière.

§ VI. — ARTICULATION DE LA JAMBE AVEC LE PIED
(ARTICULATION TIBIO-TARSIENNE)

C'est une trochléenne.

Surfaces articulaires. — *a) Mortaise tibio-péronière.* — Le péroné et le tibia, solidement unis, forment, par leur extrémité inférieure, une mortaise à grand axe transversal : le tibia et sa malléole forment la paroi supérieure et la paroi interne de cette mortaise, dont la paroi externe est constituée par la malléole péronière.

La *paroi supérieure* de la mortaise, concave d'avant en arrière (V. fig. 565) présente dans le sens transversal une légère convexité qui s'accommode à la concavité de la trochlée astragalienne.

La *paroi interne,* formée par la malléole tibiale, a peu de hauteur ; triangulaire à base antérieure, elle est plane ou très légèrement concave et répond à la facette interne de l'astragale ; elle continue la paroi supérieure en formant avec elle un angle arrondi qui dépasse un peu l'angle droit.

La *paroi externe,* formée par la malléole péronière, triangulaire, à grand axe vertical, à sommet inférieur, est *convexe* de haut en bas ; elle *repose* en partie sur la concavité de la facette astragalienne avec laquelle elle entre en contact. Cette paroi externe est unie à la paroi supérieure par un angle droit, au fond duquel on aperçoit l'hiatus de l'articulation péronéo-tibiale inférieure, fente bouchée par une grosse frange synoviale (V. p. 695, fig. 565 et 570). Au niveau de l'union des deux os, la mortaise est complétée en avant et en arrière par deux petits triangles fibreux, appartenant au bord inférieur des ligaments péronéo-tibiaux antérieur et postérieur : le ligament postérieur, fermant en arrière l'angle tibio-péronier, prend surtout part à la formation de la mortaise.

La mortaise tibio-péronière, large et évasée en avant, où elle mesure en moyenne 40 mm. transversalement, diminue de largeur en arrière où elle mesure environ 35 mm. — Son revêtement cartilagineux n'atteint pas 2 mm. d'épaisseur sur la paroi supérieure, et ne dépasse guère 1 mm. sur les parois malléolaires ; la considération est intéressante : elle conduit à se demander de nouveau si c'est bien la loi de pression qui règle l'épaisseur des cartilages d'encroûtement.

b) *Surfaces astragaliennes.* - Dans la mortaise tibio-péronière, joue un *tenon astragalien*, véritable segment de poulie, formé par trois facettes articulaires continues.

La *facette supérieure,* qui forme la *gorge trochléenne*, occupe les trois quarts postérieurs de la face supérieure de l'astragale ; convexe d'avant en arrière, elle présente une concavité transversale très légère, qui répond à la convexité transversale relevée sur la paroi supérieure de la mortaise (A). Cette surface trochléenne, quadrilatère, est, comme la mortaise, plus large à sa partie antérieure qu'à sa partie postérieure; la différence de largeur en avant et en arrière est de 4 à 5 mm. — De ses bords latéraux, dont chacun représente un arc de cercle,

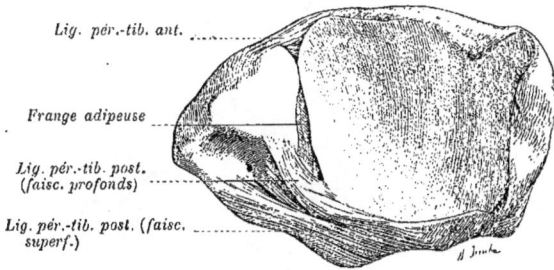

Lig. pér.-tib. ant.

Frange adipeuse

Lig. pér.-tib. post. (faisc. profonds)

Lig. pér.-tib. post. (faisc. superf.)

Fig. 565. — Mortaise péronéo-tibiale, vue d'en bas.

l'interne est mousse et plus bas que l'externe ; ce dernier, tranchant dans sa partie moyenne, est *biseauté à ses deux extrémités* par le frottement du bord inférieur des ligaments péronéo-tibiaux ; ce biseautage transforme la partie postérieure du bord externe en une véritable facette, le *biseau astragalien*, dont les limites sont nettement tranchées sur l'os revêtu de son cartilage.

Des *facettes latérales* de l'astragale, l'une, *interne*, répondant à la facette malléolaire interne, est, comme celle-ci, triangulaire, étroite, à grand axe antéro-postérieur ; — l'autre, *externe*, répondant à la malléole péronière, est, comme celle-ci, triangulaire, à sommet inférieur ; elle présente de haut en bas une concavité qui répond à la convexité de la facette péronière.

L'axe de la trochlée, comme celui de la mortaise, n'est point dans un plan parallèle au plan sagittal; cet axe est dirigé très obliquement d'arrière en avant et de dedans en dehors, comme la position du pied, normalement dévié en dehors, permettait de le prévoir.

La courbe décrite par la surface astragalienne appartient à un cercle, ou mieux à un *pas de vis*, dont le rayon est d'environ deux centimètres. La longueur de l'arc trochléen est d'à peu près 120° ; la longueur de l'arc décrit par la mortaise ne dépasse guère 80°, de telle sorte que, dans toutes les positions de la jambe sur le pied, une partie de la surface astragalienne reste libre de tout contact osseux et entre en rapport avec la capsule articulaire.

Le revêtement cartilagineux des trois facettes astragaliennes atteint à peine 2 mm. d'épaisseur.

Moyens d'union. — Ils sont représentés par une *capsule fibreuse* renforcée par des *ligaments*.

Capsule. — La capsule fibreuse qui s'étend, comme un manchon, du pour-

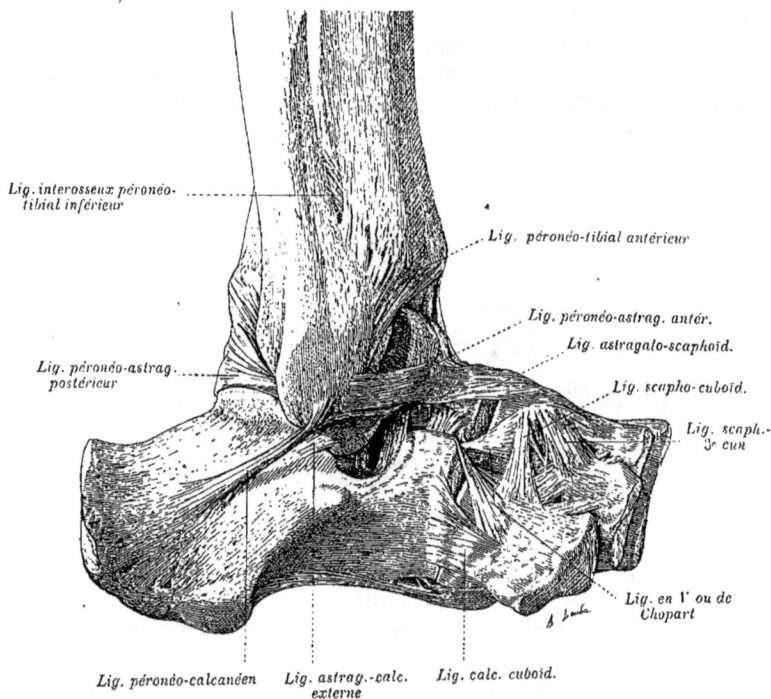

Fig. 566. — Articulation tibio-tarsienne et articulations tarsiennes, vue externe.

tour de la mortaise au pourtour de la poulie astragalienne, est très serrée sur les côtés de l'articulation, très lâche au contraire en avant et en arrière. Ses insertions se font exactement au rebord des surfaces articulaires, si ce n'est à la partie antérieure où elles s'éloignent à près d'un centimètre du bord cartilagineux, tant sur la face supérieure du col astragalien que sur la face antérieure de l'extrémité tibiale. Nous avons déjà signalé que le revêtement cartilagineux envahissait parfois ces points.

En avant, la capsule est renforcée par des fibres qui descendent obliquement de dedans en dehors du tibia, vers l'astragale. Le faisceau principal va de la face

antérieure de la malléole interne à la partie externe du col de l'astragale. La
constitution de cette partie antérieure de la capsule, que quelques auteurs décrivent comme ligament antérieur, est particulière : elle est formée de feuillets
superposés séparés par des couches graisseuses ; sur les côtés, elle se continue
avec le faisceau antérieur des ligaments latéraux, et, comme ceux-ci, elle offre
une couche superficielle qui dépasse l'astragale et va se fixer jusqu'au scaphoïde.

A la *partie postérieure*, la capsule plus mince est seulement renforcée par

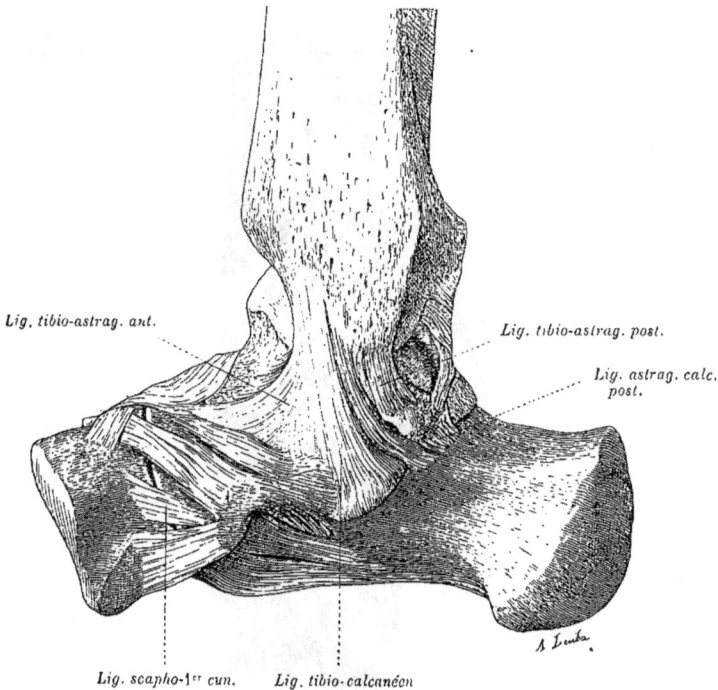

Fig. 567. — Articulation tibio-tarsienne et articulations tarsiennes, vue interne.

quelques trousseaux fibreux, obliques du tibia vers le péroné, intermédiaires
au ligament péronéo-tibial postérieur et au ligament péronéo-astragalien postérieur. Entre ces faisceaux, la paroi articulaire n'est guère formée que par la
synoviale dont nous décrirons plus loin les saillies bourgeonnantes (B).

Ligament latéral externe. — Il est formé de trois faisceaux, nettement distincts, qui se détachent de la malléole péronière pour se porter en divergeant,
l'antérieur et le postérieur vers l'astragale, le moyen vers le calcanéum.

Le *faisceau antérieur, péronéo-astragalien antérieur,* aplati, quadrilatère,
souvent divisé en deux faisceaux inégaux, se détache de la partie moyenne

du bord antérieur de la malléole péronière, et va se fixer à l'astragale, non sur le col, mais immédiatement en avant de la facette péronière de cet os.

Le *faisceau moyen*, *péronéo-calcanéen*, cordon aplati, long de 3 à 4 centimètres, large de 5 millimètres, s'attache, non au sommet de la malléole, mais *au bord antérieur et à la face externe de la malléole, près du sommet*, sur lequel il se réfléchit (G) pour se porter presque horizontalement en arrière et en bas vers la face externe du calcanéum, où son attache laisse une empreinte visible sur l'os sec (V. Ostéologie, fig. 253 et 254).

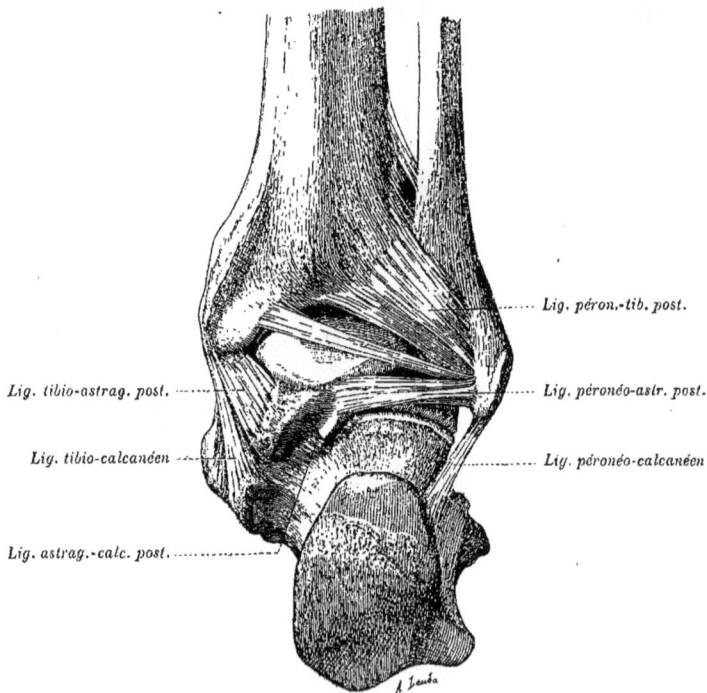

Lig. péron.-tib. post.

Lig. tibio-astrag. post.

Lig. péronéo-astr. post.

Lig. tibio-calcanéen

Lig. péronéo-calcanéen

Lig. astrag.-calc. post.

Fig. 568. — Articulations tibio-tarsienne et péronéo-tibiale inférieure, vue postérieure.

Le *faisceau postérieur*, *péronéo-astragalien postérieur*, horizontal et transversal, très fort, trapézoïde, visible seulement par la face postérieure de l'articulation, se détache de la partie inférieure de la fossette que l'on remarque sur la face articulaire de la malléole péronière, immédiatement en arrière du revêtement cartilagineux, et va se fixer par sa base élargie à la face postérieure de l'astragale jusqu'au gros tubercule (os trigone) qui limite en dehors la gouttière du fléchisseur propre du gros orteil. Ce faisceau, profondément situé, est extrêmement fort; pour le bien voir, il faut dégager les tendons péroniers et leur gaîne ; encore n'aperçoit-on que la tranche ou bord postérieur de ce trapèze ligamenteux situé dans un plan horizontal.

Ligament latéral interne. — En forme de Δ, d'où son nom de ligament del-toïde, c'est un éventail fibreux, irradiant de la malléole interne pour aller se fixer par sa base élargie, curviligne, au scaphoïde, à l'astragale, au calcanéum et au ligament calcanéo-scaphoïdien inférieur. Disposé suivant le même type que le ligament latéral externe, il présente aussi trois faisceaux : moins distincts qu'en dehors, ils sont cependant faciles à reconnaître.

Le *faisceau antérieur, tibio-astragalien antérieur*, large, mince, quadrila-tère, part du bord antérieur de la malléole interne, et va se fixer par ses fibres superficielles à la face supérieure du scaphoïde, et par ses fibres profondes à la face externe de l'astragale, tout près de la facette tibiale ; il est ainsi divisé en deux plans séparés par une couche graisseuse.

Le *faisceau moyen, tibio-calcanéen*, se détache de la face cutanée de la malléole, tout près du sommet, et va s'attacher à la petite apophyse du cal-canéum. Les fibres antérieures de ce faisceau se fixent sur le ligament calca-néo-scaphoïdien inférieur ; ses fibres postérieures descendent, en arrière de la petite apophyse du calcanéum, jusque dans la gouttière calcanéenne. Sous le faisceau moyen et séparée de lui par un peu de tissu graisseux, se trouve la capsule fibreuse, dont quelques-uns ont fait une couche profonde du ligament.

Le *faisceau postérieur, tibio-astragalien postérieur*, se fixe solidement à la large empreinte que présente le sommet bifurqué de la malléole interne ; de là, il se dirige en dehors, en bas et un peu en arrière pour prendre son attache inférieure sur l'empreinte ovalaire que présente la face interne de l'astragale au-dessous de la facette tibiale (V. fig. 245, 246 et 568).

Le faisceau tibio-astragalien postérieur, homologue du péronéo-astragalien postérieur, transversal comme lui, est le plus fort des trois faisceaux du liga-ment latéral interne : sa largeur est de deux centimètres, et son épaisseur d'un centimètre et demi. Il est décrit dans nos classiques comme couche profonde du ligament latéral interne : à vrai dire, il continue le plan deltoïdien com-mencé par les deux autres faisceaux, et, comme ceux-ci, il apparaît dès qu'on a enlevé la gaîne du jambier postérieur qui lui adhère intimement. Point n'est besoin de recourir à une section du tibia pour prendre complète connaissance de ce faisceau, situé sur le même plan que les autres, mais beaucoup plus épais.

On voit que les deux ligaments latéraux, construits sur un même type, pré-sentent trois faisceaux homonymes par leur situation et leurs insertions :

un faisceau antérieur } péronéo { astragalien.
　　　　　　　　　　　　　tibio

un faisceau moyen } péronéo { calcanéen.
　　　　　　　　　　　　tibio

un faisceau postérieur } péronéo { astragalien.
　　　　　　　　　　　　　　tibio

Synoviale. — La synoviale qui s'attache au pourtour des revêtements cartilagineux forme en avant et en arrière, sous les parties lâches de la capsule,
deux culs-de-sac.

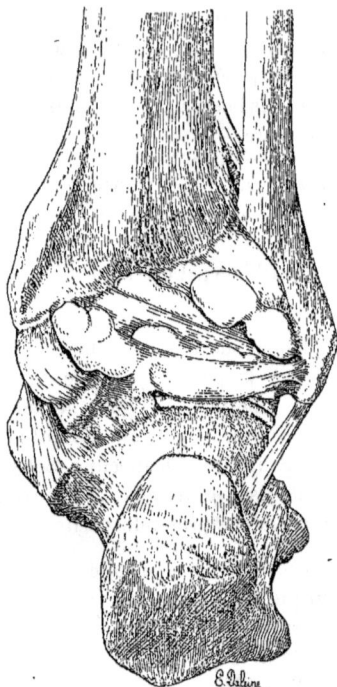

Fig. 569. — Synoviale de l'articulation
tibio-tarsienne, vue postérieure.

Le *cul-de-sac antérieur* est parfois
subdivisé en deux ou trois gros bourgeons par des fibres capsulaires profondes ; quand l'injection a été faite sur
une pièce entière, il présente deux bourgeons latéraux répondant au bord antérieur des deux malléoles, tandis que sa
partie moyenne est bridée et déprimée
par les tendons du jambier antérieur et
des extenseurs des orteils.

Le *cul-de-sac postérieur* apparaît, après
injection, hérissé de gros bourgeons sortis
par l'interstice des fibres capsulaires postérieures ; j'ai constaté maintes fois la
communication de ces bourgeons avec
les gaînes synoviales des tendons fléchisseurs et péroniers.

Sur les parties latérales, la synoviale,
bridée par la capsule, n'entre point en
rapport avec le faisceau moyen des ligaments latéraux.

J'ai déjà parlé du cul-de-sac que la synoviale envoie entre le péroné et le tibia, et
montré (V. fig. 565) la fente par laquelle
il s'ouvre dans la cavité articulaire.
En avant, une masse adipeuse soulève
la synoviale en une grosse frange parallèle à l'interligne.

Rapports. — L'articulation tibio-tarsienne est en rapport *en avant* avec les tendons des
muscles jambier antérieur, extenseur propre du gros orteil, extenseur commun des orteils
et péronier antérieur, glissant dans leurs gaînes synoviales, bridés par le ligament annulaire antérieur du tarse. Entre l'extenseur propre et l'extenseur commun cheminent le
nerf tibial antérieur et l'artère homonyme qui prend le nom de pédieuse à partir de l'interligne. — *En dehors*, l'articulation répond aux tendons des muscles péroniers latéraux qui
passent sur le faisceau moyen du ligament latéral externe ; — *en dedans*, elle répond au
jambier postérieur qui glisse sur les faisceaux postérieur et moyen du ligament latéral
interne ; — *en arrière*, elle entre en rapport avec le fléchisseur commun des orteils et le
fléchisseur propre du gros orteil entre lesquels cheminent les vaisseaux et le nerf tibial
postérieur.

Artères. — L'artère tibiale antérieure fournit trois ou quatre petites branches qui abor-
dent la face antérieure de l'articulation. La malléolaire interne (branche de la tibiale antérieure) donne des rameaux qui traversent le faisceau tibio-astragalien antérieur. — La tibiale
postérieure fournit quelques branches qui perforent les faisceaux moyen et postérieur du
ligament latéral interne. — La péronière postérieure vascularise la partie postérieure et
externe de l'articulation. — Enfin la malléolaire externe, ou la péronière antérieure, envoient
de petits vaisseaux à la partie antéro-externe de la capsule.

Nerfs. — Ils viennent du saphène interne (plexus lombaire) et du tibial antérieur (plexus
sacré).

ESSAI DE MÉCANIQUE ARTICULAIRE. — L'articulation du pied avec la jambe et les articulations des principaux segments du pied entre eux, montrent une grande solidarité dans les mouvements : toutes concourent plus ou moins à l'exécution des mouvements d'ensemble que présente le segment terminal du membre inférieur.

Le pied possède, dit-on, trois mouvements fondamentaux : 1º des mouvements de rotation autour d'un axe transversal, par lequel le pied s'étend ou se fléchit sur la jambe ; 2º un mouvement de rotation autour d'un axe vertical par lequel la pointe du pied se porte en dedans (adduction) ou en dehors (abduction) ; — 3º un mouvement de rotation autour d'un axe antéro-postérieur par lequel ses bords s'élèvent ou s'abaissent.

Mais, en étudiant avec attention les mouvements sur un pied vivant on s'aperçoit vite qu'il est impossible d'obtenir une adduction pure, j'entends sans élévation du bord interne, et réciproquement que l'élévation du bord interne est toujours accompagnée d'un mouve-

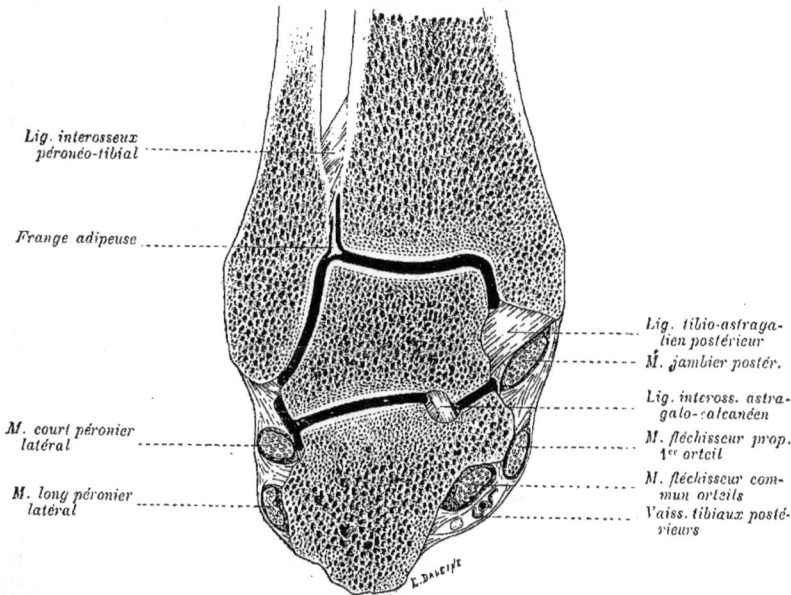

Fig. 570. — Coupe frontale des articulations tibio-tarsienne et astragalo-calcanéenne.

ment d'adduction de la pointe ; en d'autres termes, on constate que les mouvements de latéralité (adduction et abduction) sont toujours combinés avec les mouvements de rotation autour de l'axe antéro-postérieur. On est alors obligé de conclure que ces mouvements ont été artificiellement isolés, et qu'il convient de les réunir en un mouvement unique. Le nom qui m'a paru le meilleur pour désigner ces mouvements du pied, résultant de la combinaison des mouvements d'abduction et d'élévation des bords, est celui de *mouvements de torsion en dedans et de torsion en dehors.*

Il semble cependant que si l'on vient à prendre appui sur l'un des bords du pied, l'autre bord puisse s'élever sans que cette élévation soit accompagnée d'adduction de la pointe ; ce n'est là qu'une apparence : en étudiant de près ce mouvement, on pourra s'assurer que la rotation s'exécute alors, mais comme elle ne peut plus se faire dans le pied fixé par son contact avec le sol, elle se fait dans la jambe ; on voit, quand le bord interne du pied s'élève, la malléole interne se porter en avant.

En somme, les mouvements du pied se réduisent à deux : des mouvements de flexion et d'extension, et des mouvements de torsion en dedans ou en dehors. Ces mouvements se passent dans deux articulations distinctes : les premiers dans la tibio-tarsienne, les seconds dans les articulations sous-et pré-astragaliennes.

Aux deux mouvements fondamentaux du pied, il en faut ajouter un troisième, *mouve-*

ment de circumduction dans lequel la pointe du pied décrit un cercle : ce mouvement résulte de la combinaison des deux mouvements de flexion et de torsion ; il est impossible sans le concours des deux articulations dans lesquelles se passent ces mouvements. Pendant la circumduction, le pied passe de l'extension extrême à la flexion extrême, en même temps que ses bords s'élèvent alternativement.

Si l'on compare les articulations de la main avec l'avant-bras et les articulations du pied avec la jambe, on voit qu'au poignet comme au cou-de-pied, il y a deux articulations principales répondant à deux mouvements principaux ; mais, tandis qu'à la main, les deux articulations prennent une part presque égale aux deux variétés de mouvements, au pied les deux mouvements sont répartis dans deux articulations : dans la tibio-tarsienne, se passent les mouvements de flexion et d'extension à l'exclusion de tous les autres ; dans les articulations sous-astragaliennes se passent uniquement les mouvements de torsion.

Mouvements qui se passent dans l'articulation tibio-tarsienne. — Les seuls mouvements qui se passent dans cette charnière *toujours serrée* sont des *mouvements de flexion et d'extension.* Dans la flexion, la poulie astragalienne glisse d'avant en arrière et s'enfonce dans la mortaise tibio-péronière, et la face dorsale du pied se rapproche de la face antérieure de la jambe. Dans l'extension, la poulie astragalienne glissant d'arrière en avant tend à sortir de la mortaise.

Ces mouvements s'effectuent autour d'un axe transversal qui passe par le corps de l'astragale et répond à l'axe du cylindre ou pas de vis auquel appartient la poulie astragalienne. — J'ai déjà fait observer que cet axe n'était point exactement transversal mais qu'il s'inclinait un peu en dehors et en arrière par son extrémité externe ; c'est pour cette raison que le plan des mouvements du pied, perpendiculaire à cet axe, n'est point exactement sagittal. — L'étendue de ces mouvements est assez grande : de la flexion à l'extension extrême le pied décrit un arc qui varie de 70 à 90 degrés.

Dans les mouvements d'*extension*, les fibres antérieures de la capsule et les faisceaux antérieur et moyen des ligaments latéraux sont tendus : c'est la tension de ces faisceaux qui limite le mouvement. Dans l'extrême extension le bord postérieur de la mortaise vient entrer en contact avec la face supérieure du tubercule externe (os trigone) de la face postérieure de l'astragale : lorsque, par suite de la conformation des surfaces, ce contact s'établit, la face supérieure du tubercule devient intra-articulaire et apparaît revêtue d'une épaisse couche de fibro-cartilage.

Le mouvement de *flexion* est limité par la tension des faisceaux postérieurs des ligaments latéraux ; dans ce mouvement le faisceau moyen du ligament latéral interne est aussi tendu. — On répète beaucoup que la flexion est limitée par le contact du bord antérieur de la mortaise avec la face supérieure du col astragalien ; rien n'est moins exact : lorsque ce contact entre les deux os se produit, comme cela arrive quelquefois, ce contact répété fait apparaître les facettes cartilagineuses dont j'ai signalé la présence anormale sur la face supérieure du col astragalien et sur la face antérieure du tibia. (V. Rem. A, p. 703). Je saisis à nouveau cette occasion de répéter que ce ne sont point des contacts osseux qui limitent les mouvements articulaires, mais la tension des ligaments et souvent avant celle-ci la distension de certains muscles, véritables ligaments actifs. C'est ainsi qu'à la tibio-tarsienne le mouvement de flexion est normalement limité par la tension du triceps sural, qui est tendu bien avant les faisceaux postérieurs des ligaments ; il est facile de s'assurer du fait sur une jambe dont on aura disséqué les articulations en ménageant le triceps.

Dans la station debout, le pied faisant angle droit avec la jambe, la mortaise tibio-péronière repose sur le segment moyen, le plus élevé, de la poulie astragalienne. Par quel artifice l'homme peut-il garder comme il le fait, longtemps et sans fatigue, une telle position, alors que le moindre déplacement du centre de gravité suffit pour faire osciller la jambe en avant ou en arrière sur cette roue astragalienne. Sont-ce les faisceaux postérieurs distendus des ligaments latéraux de l'articulation tibio-tarsienne, qui empêchent la jambe de glisser en avant ? Non, car l'observation démontre que ces ligaments sont relâchés ; et le fait que la flexion peut aller au delà de l'angle droit vient à l'appui de l'observation. — Sommes-nous redevables du maintien de cet équilibre instable à une lutte éveillée et incessante entre les muscles extenseurs et fléchisseurs, ou bien à la contraction active de l'un de ces groupes ? Non encore, car cette contraction, d'ailleurs facile à constater, amènerait rapidement la fatigue. — Si l'on tient compte : 1° que, pendant le sommeil, le pied forme avec la jambe un angle très ouvert en avant ; et 2° que cette position moyenne, répond au repos parfait des muscles extenseurs et fléchisseurs, on est amené à conclure que, dès que nous mettons pied à terre, le pied se plaçant à angle droit sur la jambe, les muscles fléchisseurs (jumeaux et soléaire) subissent une distension qui les allonge et met en jeu leur élasticité. *C'est cette distension passive des muscles fléchisseurs qui s'oppose à la chute du corps en avant et permet de garder la station verticale.*

Varia. — A. — D'ordinaire, la *surface articulaire de la poulie astragalienne* se termine sur la face supérieure du col astragalien par un bord concave en avant ; quelquefois le revêtement cartilagineux s'avance sur le col ; dans ces cas, on voit aussi le cartilage du tibia déborder sur la face antérieure de l'os ; ces deux avancées cartilagineuses entrent en contact dans la *flexion* extrême.

B. — Il ne m'a pas paru que les faisceaux qui doublent les parties antérieure et postérieure de la capsule tibio-tarsienne méritassent d'être détachés sous les noms de ligaments antérieur et postérieur.

La réflexion et le glissement du *faisceau péronéo-calcanéen* sur le sommet de la malléole ont déterminé l'apparition d'une toute petite bourse séreuse en ce point.

§ VII. — ARTICULATIONS DU PIED

Les articulations du pied comprennent : 1° celles des os du tarse entre eux ou *articulations tarsiennes ;* — 2° celles du tarse avec le métatarse ou *articulations tarso-métatarsiennes ;* — 3° celles des métatarsiens entre eux ou *articulations métatarsiennes ;* — 4° celles du métatarse avec les premières phalanges, ou *articulations métatarso-phalangiennes ;* — 5° celles des phalanges entre elles, ou *articulations phalangiennes.*

ARTICULATIONS TARSIENNES

ARTICULATIONS DU TARSE POSTÉRIEUR OU ASTRAGALO-CALCANÉENNES.

(Articulations sous-astragaliennes).

L'astragale et le calcanéum s'articulent par quatre facettes articulaires qui, opposées deux à deux, forment deux articulations distinctes, séparées par un canal osseux, le *sinus du tarse* (V. Ostéologie, p. 244). De ces deux articulations, l'une est *postérieure, articulation astragalo-calcanéenne postérieure ;* — l'autre est *antérieure, articulation astragalo-calcanéenne antérieure,* et sa cavité continue en arrière, par ses surfaces articulaires, l'articulation astragalo-scaphoïdienne.

Articulation astragalo-calcanéenne postérieure

On la range généralement parmi les arthrodies ; cependant ses surfaces articulaires en segment de cylindre la rapprochent davantage des trochoïdes.

Surfaces articulaires. — La *face inférieure de l'astragale* présente, dans sa partie postéro-externe, une large facette articulaire, limitée en avant par la gouttière astragalienne. Cette facette articulaire offre des formes et des dimensions très variables, au milieu desquelles on peut cependant trouver un type plus constant ; elle est, en général, de contour ovalaire, à grand axe transversal ; elle représente assez bien un segment de cylindre creux, d'un rayon d'environ 3 cm., dont l'axe traverserait très obliquement le calcanéum d'arrière en avant et de dehors en dedans, croisant l'axe antéro-postérieur du pied suivant un angle qui varie de 25 à 30°. Comme le pied est normalement dévié en dehors, l'axe du cylindre astragalien est à peu près antéro-postérieur. La concavité de la facette regarde en bas et un peu en arrière.

La *face supérieure du calcanéum* présente dans sa partie moyenne, en arrière de la gouttière calcanéenne, une large facette articulaire ; c'est un segment de cylindre plein, qui vient se loger dans le segment de cylindre creux astragalien ; de contour en général assez irrégulier, la facette postéro-externe du calcanéum a une forme analogue à celle de la facette astragalienne. La convexité, opposée à la concavité de la facette astragalienne, regarde en haut et un peu en avant.

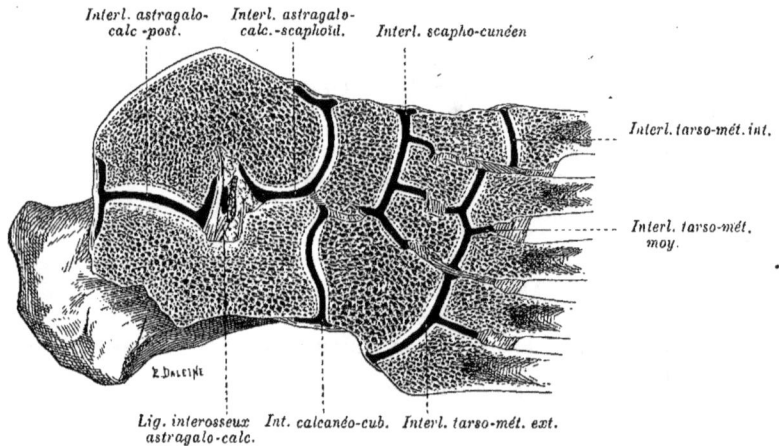

Fig. 571. — Coupe du tarse et du métatarse parallèle au plan dorsal du pied.

Un cartilage d'encroûtement, épais d'environ 2 mm. recouvre ces surfaces articulaires.

Moyens d'union. — Une *capsule,* très mince, unit les deux os ; elle s'insère immédiatement sur le bord du cartilage d'encroûtement, excepté en arrière et en dehors, où son insertion descend sur le calcanéum à près d'un centimètre au delà du bord cartilagineux. Elle présente trois renforcements ou ligaments, de développement variable.

Le *ligament astragalo-calcanéen externe,* faible en général, est formé par quelques faisceaux descendant obliquement de l'astragale vers le calcanéum ; il est situé au-dessous et un peu en avant du ligament péronéo-calcanéen de l'articulation tibio-tarsienne sur lequel se fixent quelques-unes de ses fibres (V. fig. 566).

Le *ligament astragalo-calcanéen postérieur,* plus fort que le précédent, s'insère sur l'astragale au bord inférieur et au tubercule externe de la gouttière du long fléchisseur du gros orteil, et descend vers le calcanéum sur lequel il se fixe à 5 ou 6 mm. du rebord cartilagineux, à l'union des faces supérieure et interne de l'os (V. fig. 568).

Le *ligament astragalo-calcanéen interosseux*, commun aux deux articulations astragalo-calcanéennes, extrêmement fort, occupe le sinus du tarse. Il se compose de trousseaux fibreux, aplatis, réunis en lamelles que sépare du tissu adipeux ; ses faisceaux se détachent du fond de la gouttière calcanéenne, et montent, les uns verticaux, les autres obliques, vers le fond de la gouttière astragalienne (V. fig. 570 et 571). On peut reconnaître au ligament interosseux deux couches et le comparer à une double haie fibreuse, dont chaque feuillet confine à chacune des deux articulations astragalo-calcanéennes.

Les fibres qui répondent à la partie interne du sinus tarsien sont plus courtes que celles qui répondent à la partie externe. En effet, au niveau de l'excavation calcanéo-astragalienne, embouchure du sinus, les deux couches du ligament interosseux, nettement séparées, forment deux gros trousseaux montant de la face supérieure de la grande apophyse du calcanéum vers les faces inférieure et externe du col astragalien. Le faisceau postérieur, comme la haie postérieure, appartient à l'articulation astragalo-calcanéenne postérieure dont il forme le ligament antérieur ; le faisceau antérieur, continuation plus ou moins directe de la haie antérieure, appartient à l'articulation astragalo-calcanéenne antérieure, dont il renforce la partie postérieure et externe (A).

On rencontre assez souvent entre les deux feuillets du ligament interosseux astragalo-calcanéen une petite bourse séreuse (V. fig. 571).

Synoviale. — La synoviale déborde en dehors et en arrière l'interligne articulaire, formant à ce niveau un gros cul-de-sac qui communique parfois avec le cul-de-sac postérieur de l'articulation tibio-tarsienne.

Vaisseaux et nerfs. — Les *artères* sont fournies : 1º par une branche de la tibiale postérieure qui pénètre dans le sinus tarsien ; 2º par une branche de la dorsale du tarse ; 3º par des rameaux de la malléolaire externe et de la péronière. — Les *nerfs* sont fournis par le tibial postérieur ou une de ses branches de bifurcation.

Varia. — A. — Les deux faisceaux externes du *ligament interosseux astragalo-calcanéen*, visibles dans l'excavation calcanéo-astragalienne, ont été décrits comme ligaments distincts des ligaments interosseux par nombre d'auteurs, Krause, Henle, etc. Il m'a paru préférable de les rattacher à ce ligament avec les feuillets duquel ils sont souvent en continuité.

Articulation astragalo-calcanéenne antérieure

Les surfaces articulaires de l'articulation astragalo-calcanéenne antérieure, tant du côté du calcanéum que du côté de l'astragale, sont continues avec celles de l'articulation astragalo-scaphoïdienne. La séparation de ces deux articulations est donc tout à fait artificielle. En effet, l'articulation astragalo-calcanéenne antérieure, fermée en arrière et sur les côtés, s'ouvre largement en avant dans l'articulation astragalo-scaphoïdienne avec laquelle elle forme une seule articulation, aussi bien au point de vue anatomique qu'au point de vue physiologique.

Surfaces articulaires. — Du côté de *l'astragale,* nous trouvons une facette

46

convexe, en forme de *semelle* étranglée vers sa partie moyenne, à grand axe obliquement dirigé en avant et en dehors. Taillée en partie sur la tête de l'astragale, cette facette s'étend aussi sur la face inférieure du col. Son revêtement cartilagineux continue en avant celui de la tête astragalienne. Très souvent cette facette est subdivisée en deux parties par un sillon répondant à un gros faisceau du ligament calcanéo-scaphoïdien inférieur (V. fig. 575).

Du côté du *calcanéum*, nous trouvons une facette concave, oblongue, à grand diamètre dirigé en avant et en dehors, séparée de la facette postérieure par la gouttière calcanéenne. Son extrémité postérieure, qui est la plus large, repose sur la petite apophyse du calcanéum. Souvent cette facette est subdivisée en deux facettes nettement séparées par un large sillon dans lequel s'attache un fort trousseau du ligament calcanéo-scaphoïdien inférieur.

Moyens d'union. — La *capsule* fibreuse, continuation de la capsule astragalo-scaphoïdienne, se fixe au pourtour de la facette calcanéenne, tandis que, du côté de l'astragale, elle gagne le fond de la gouttière osseuse, s'éloignant à 4 ou 5 mm. du revêtement cartilagineux. — Elle est renforcée par un ligament postérieur et par deux ligaments latéraux.

Le *ligament postérieur* et le *ligament externe* sont représentés : le premier, par le feuillet antérieur du ligament interosseux astragalo-calcanéen ; le second, par le trousseau fibreux qui continue en dehors ce ligament dans l'excavation astragalo-calcanéenne.

Le *ligament interne* est représenté par le ligament calcanéo-scaphoïdien inférieur (V. p. 710).

Synoviale. — La synoviale est commune avec la grande synoviale astragalo-scaphoïdienne.

Vaisseaux et nerfs. — Des branches de l'artère plantaire interne et de la dorsale du tarse vascularisent l'articulation astragalo-calcanéenne antérieure. — Ses nerfs viennent le plus souvent de la branche externe du tibial antérieur.

MOUVEMENTS DES ARTICULATIONS DU TARSE POSTÉRIEUR

Les mouvements qui se passent dans les articulations astragalo-calcanéennes ne peuvent être séparés des mouvements qui ont pour siège l'articulation médio-tarsienne que nous décrivons plus loin.

Au point de vue physiologique l'astragale nous apparaît, en effet, comme articulé d'une part avec la jambe, d'autre part avec le reste du tarse. Dans les mouvements de flexion et d'extension, l'astragale fait corps avec le pied et tous les mouvements se passent entre lui et la jambe; au contraire dans les mouvements de latéralité et de rotation, l'astragale fait corps avec la jambe et tous les mouvements se passent entre lui et le reste du pied. Morel et Math. Duval ont fixé cette intéressante remarque en comparant fort à propos le rôle physiologique de l'astragale dans les mouvements entre la jambe et le pied au rôle que joue l'atlas dans les mouvements entre la colonne vertébrale et la tête.

Les articulations, sous-astragaliennes et médio-tarsienne, inséparables au point de vue physiologique, sont le siège de ces mouvements combinés de latéralité et de rotation que j'ai réunis sous le nom de mouvements de torsion en dedans et en dehors. Ces mouvements ont pour complément indispensable des mouvements dans l'articulation calcanéo-cuboïdienne qui intervient dans les mouvements de l'articulation astragalo-scaphoïdienne, au même titre complémentaire que les mouvements de l'articulation astragalo-calcanéenne postérieure. On voit combien est complexe le mécanisme de ces mouvements de torsion qui se passent à la fois dans un si grand nombre d'articulations ; il est difficile et bien artificiel de donner les éléments séparés de cet ensemble physiologique.

Je reviendrai sur l'ensemble après avoir décrit l'articulation médio-tarsienne.

La partie des mouvements de torsion qui se passe dans les articulations astragalo-calcanéennes comprend des mouvements de glissement entre les surfaces cylindriques emboîtées de ces deux articulations. Ces mouvements, si on les limite exactement par l'immobilisation des articulations voisines, ont peu d'étendue. Ils se font en sens inverse : quand l'astragale glisse en dehors sur le cylindre calcanéen postérieur, il glisse de dedans en dehors dans le cylindre calcanéen antérieur ; les deux extrémités de l'astragale se meuvent donc en sens inverse. Ces mouvements s'exécutent autour d'un axe antéro-postérieur ; leur centre répond à l'insertion du ligament interosseux dans la gouttière calcanéenne. Les deux lames entrecroisées de ce ligament se comportent au cours de ces mouvements à peu près comme les ligaments croisés dans les mouvements de rotation du genou. Ces mouvements sont limités par la tension du faisceau moyen des ligaments latéraux de l'articulation tibio-tarsienne : la torsion du pied en dehors est arrêtée par la tension du faisceau tibio-calcanéen, la torsion en dedans est arrêtée par la tension du ligament péronéo-calcanéen.

ARTICULATION MÉDIO-TARSIENNE. (*Articulation de Chopart*).

L'articulation médio-tarsienne unit le tarse postérieur au tarse antérieur ; elle est en réalité formée de deux articulations séparées et placées côte à côte : l'astragale articulé avec le scaphoïde en dedans ; le calcanéum articulé avec le cuboïde en dehors. Je décrirai séparément ces deux articulations composantes de la grande articulation médio-tarsienne.

Articulation astragalo-scaphoïdienne

Formée par la tête de l'astragale reçue et tournant dans la concavité du scaphoïde, cette articulation appartient au genre des énarthroses.

Surfaces articulaires. — La *tête de l'astragale*, éminence arrondie, allongée, à grand axe presque transversal, plus étendue que le scaphoïde avec lequel elle s'articule, s'aplatit dans sa partie inférieure et s'allonge d'avant en arrière en une facette qui répond à la facette antéro-interne du calcanéum. Entre ces deux portions, l'une scaphoïdienne, l'autre calcanéenne, la tête astragalienne présente, dans sa partie moyenne, un méplat qui répond au ligament calcanéo-scaphoïdien inférieur. — Un revêtement cartilagineux continu, d'épaisseur variable, est appliqué sur ces trois champs de la tête astragalienne (*champ scaphoïdien, champ ligamenteux, champ calcanéen*) séparés seulement par des crêtes émoussées.

Du côté du *scaphoïde*, nous trouvons une cavité, formée par la face postérieure de cet os ; assez profonde, oblongue à grand axe obliquement dirigé en bas et en dedans, cette cavité répond au champ scaphoïdien de la tête astragalienne.

La cavité de réception de la tête astragalienne est continuée et complétée en arrière : 1° par le ligament calcanéo-scaphoïdien, 2° par la facette calcanéenne antérieure. Ces trois parties de la cavité répondent aux trois champs de la tête astragalienne. — J'ai déjà insisté, en traitant de l'articulation astragalo-calcanéenne antérieure, sur la communauté et la continuité de cette articulation avec l'articulation astragalo-scaphoïdienne.

Moyens d'union. — La *capsule* dont l'insertion empiète de près d'un centimètre sur les faces supérieure et interne du col astragalien est renforcée par quatre ligaments.

Le *ligament calcanéo-scaphoïdien postérieur* nous est déjà connu : ce n'est autre chose que le feuillet antérieur du ligament interosseux astragalo-calcanéen, dont le faisceau le plus externe, visible dans l'excavation astragalo-calcanéenne, s'élève du calcanéum vers la face externe du col astragalien.

Le *ligament astragalo-scaphoïdien dorsal* est un plan fibreux large et mince; ses fibres parallèles, un peu obliques en avant et en dedans, naissent de la face supérieure et externe du col de l'astragale, s'enroulent et brident la tête astraga-lienne qui tendrait à sortir de sa cavité quand l'avant-pied s'abaisse et se porte en dedans; elles vont se fixer d'autre part, sur la face dorsale du scaphoïde, à quelque distance du revêtement cartilagineux.

Le *ligament calcanéo-scaphoïdien inférieur*, en forme de gouttière à con-cavité supérieure, remarquable par sa force et son épaisseur, unit le calcanéum

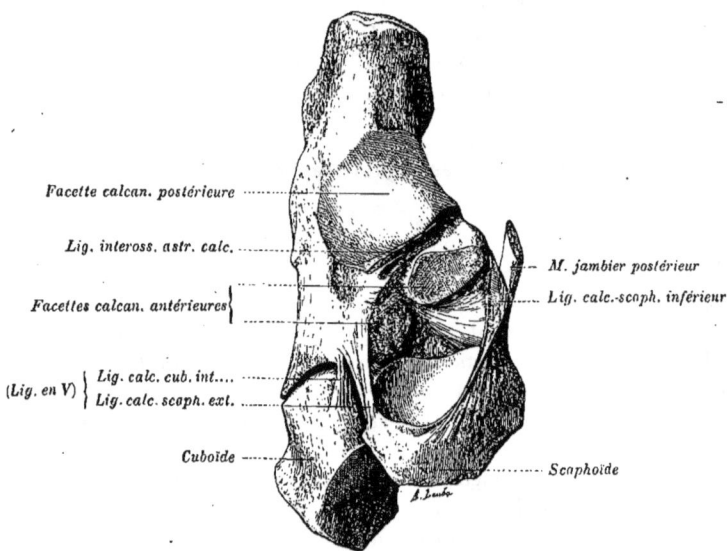

Fig. 572. — Articulation médio-tarsienne, vue d'en haut, l'astragale ayant été enlevé.

au scaphoïde et prend part à la formation de la cavité dans laquelle est reçue la tête de l'astragale (V. fig. 572). Il s'attache en arrière à la petite apophyse du calcanéum et dans l'excavation qui sépare cette apophyse de la facette cuboï-dienne; de là, ses fibres vont en irradiant s'attacher à la face interne du sca-phoïde, près du tubercule de cet os. Epais dans sa partie inférieure, ce ligament devient plus épais encore dans sa partie interne où il répond au bord interne du pied; dans cette partie formée par les fibres allant de la petite tubérosité du calcanéum à la face interne du scaphoïde près du tubercule, le ligament reçoit un grand nombre de fibres appartenant au faisceau moyen du ligament latéral interne de l'articulation tibio-tarsienne. Ses faisceaux inférieurs, divergents, mé-nagent des orifices par lesquels jouent de gros lobules adipeux qui font saillie dans l'articulation sous la forme de franges synoviales. Dans la partie qui répond au bord interne du pied, le ligament calcanéo-scaphoïdien inférieur présente d'ordinaire un noyau fibro-cartilagineux, qui répond par sa face externe au tendon du jambier postérieur, et par sa face articulaire à la facette moyenne de la tête astragalienne. Morris insiste sur le rôle du jambier postérieur venant renforcer cette portion ligamenteuse de la cavité qui reçoit et soutient la tête astragalienne.

Le *ligament calcanéo-scaphoïdien externe,* moyen d'union appartenant en propre à l'articulation astragalo-scaphoïdienne, est un trousseau ligamenteux épais, qui se détache de la partie la plus antérieure de la face supérieure de la grande apophyse du calcanéum, et va se fixer à la partie externe du contour de la facette scaphoïdienne ; cloison sagittale, plus ou moins haute et que l'on ne peut voir dans son entier qu'après avoir enlevé l'astragale, ce ligament forme la branche interne du ligament en Y, ou mieux en V, que l'on désigne sous le nom de *clef de l'articulation de Chopart* (V. fig. 572).

Synoviale. — Elle s'insère au pourtour du revêtement cartilagineux, et forme à la partie supéro-interne un cul-de-sac demi-circulaire ; j'ai déjà indiqué les grosses franges synoviales qu'elle présente à la partie inférieure entre les faisceaux du ligament calcanéo-scaphoïdien inférieur ; par l'insufflation ou l'injection on met en évidence de petits prolongements synoviaux, qui s'engagent avec des lobules graisseux dans les interstices du ligament.

Articulation calcanéo-cuboïdienne

Cette articulation, qui forme la moitié externe de l'articulation médio-tarsienne, n'est point une arthrodie, mais une articulation par emboîtement réciproque.

Surfaces articulaires. — *a*) La *facette du calcanéum* qui comprend toute la face antérieure de cet os est convexe de haut en bas et concave transversalement ; son grand axe est transversal ; son extrémité interne s'allonge en une saillie qui donne attache aux ligaments calcanéo-scaphoïdien et calcanéo-cuboïdien, les deux branches du ligament en V de Chopart ; parfois le sommet de cette saillie s'aplatit en une facette étroite par laquelle le calcanéum s'articule avec le scaphoïde.

b) Du côté du *cuboïde,* nous trouvons une facette inversement conformée comprenant toute la face postérieure de l'os, convexe transversalement, concave de haut en bas : parfois cette concavité verticale est très marquée par le fait d'une apophyse, sorte de *bec* cuboïdien, qui se prolonge sous la face inférieure du calcanéum.

Moyens d'union. — La *capsule* fibreuse qui s'insère immédiatement au pourtour cartilagineux, sur la partie interne de l'articulation, s'en éloigne vers la partie externe, où ses insertions se font à 3 ou 4 mm. de l'interligne, tant sur le calcanéum que sur le cuboïde. Donc, serrée en dedans, l'articulation est lâche en dehors ; le contraire s'observe dans l'articulation astragalo-scaphoïdienne dont la capsule serrée en dehors devient lâche en dedans.

La capsule est renforcée en haut, en dedans et surtout en bas.

Le *ligament calcanéo-cuboïdien dorsal* unit la face dorsale des deux os : c'est un trousseau fibreux, aplati, de largeur variable, formé de fibres parallèles dont les plus inférieures descendent sur la face externe du calcanéum.

Le *ligament calcanéo-cuboïdien interne* forme la branche externe du liga-

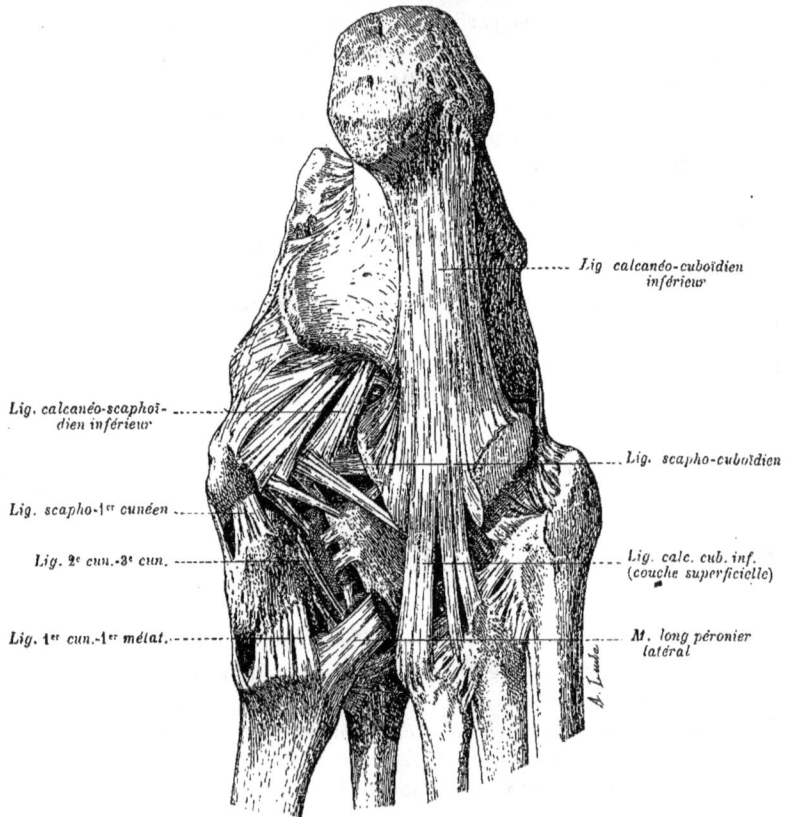

Lig calcanéo-cuboïdien inférieur

Lig. calcanéo-scaphoï- dien inférieur

Lig. scapho-cuboïdien

Lig. scapho-1er cunéen

Lig. 2e cun.-3e cun.

Lig. calc. cub. inf. (couche superficielle)

Lig. 1er cun.-1er métat.

M. long péronier latéral

Fig. 573. — Articulations tarsiennes et tarso-métatarsiennes, vues par leur face plantaire.

ment en V de l'articulation médio-tarsienne. Il se détache de l'extrémité interne de la facette calcanéenne et va s'insérer après un très court trajet à la face interne du cuboïde. Sur le calcanéum son insertion se rapproche de celle du ligament calcanéo-scaphoïdien externe, tandis qu'en avant les deux ligaments divergent à la façon des deux branches d'un V (V. fig. 572).

Le *ligament calcanéo-cuboïdien inférieur* (grand ligament de la plante) présente l'aspect d'une large bande à fibres nacrées, étroite en arrière, plus large en avant, étendue de la face inférieure du calcanéum à l'extrémité postérieure des trois derniers métatarsiens.

Le grand ligament plantaire comprend deux couches séparées par un peu de tissu cellulo-graisseux : la *couche superficielle* répond à ce que nous venons de décrire : fixée à toute cette partie de la face inférieure du calcanéum qui est en avant des tubérosités postérieures, elle franchit l'interligne calcanéo-cuboïdien, adhère par quelques-unes de ses fibres au sommet de la crête oblique du cuboïde, et va, par ses fibres les plus superficielles, s'attacher sur la base des trois ou quatre derniers métatarsiens ; elle transforme ainsi la gouttière du cuboïde en canal ostéo-fibreux, le *canal du long péronier latéral*.

La *couche profonde*, plus épaisse, plus courte et plus forte, s'attache à la tubérosité antérieure de la face inférieure du calcanéum d'une part et va se fixer d'autre part à la face postérieure de la crête oblique du cuboïde et à toute la partie de la face inférieure du cuboïde qui est en arrière de la crête.

Remarquons que le ligament calcanéo-cuboïdien inférieur est continué en dedans par le ligament calcanéo-scaphoïdien inférieur : le rôle de ce plan ligamenteux si épais et si large est des plus importants comme soutien de la voûte plantaire.

Synoviale. — Un peu moins lâche que celle de l'articulation astragalo-calcanéenne, elle forme cependant dans sa partie externe un cul-de-sac qui, après injection, dessine sa saillie sur le bord externe du pied.

Vaisseaux et nerfs. — Les *artères* de l'articulation médio-tarsienne sont fournies par la tibiale antérieure, par des branches qui viennent des anastomoses entre la dorsale du tarse et la dorsale du métatarse, enfin par la plantaire interne. — Les *nerfs* sont ordinairement fournis par la branche externe du tibial antérieur.

Mouvements. — Les trois articulations astragalo-scaphoïdienne, astragalo-calcanéenne postérieure, et calcanéo-cuboïdienne, sont parfaitement solidaires ; elles forment un ensemble articulaire dont les diverses parties sont inséparables. J'ai l'habitude de les réunir en une seule articulation que j'appelle : *articulation de l'entorse*. L'articulation médio-tarsienne a été artificiellement séparée : c'est une articulation chirurgicale.

Ces trois articulations sont le siège des mouvements de torsion en dedans et en dehors.

Le mouvement de torsion en dedans est notablement plus étendu que le mouvement de torsion en dehors ; dans la torsion en dedans, l'excavation calcanéo-astragalienne bâille ; elle se ferme et ses parois viennent au contact dans la torsion en dehors.

Les mouvements qui se passent dans l'articulation calcanéo-cuboïdienne sont complémentaires des mouvements de l'articulation astragalo-scaphoïdienne au même titre que les mouvements de l'articulation astragalo-calcanéenne postérieure ; quand le pied est tordu en dedans, le cuboïde glisse de haut en bas et de dehors en dedans, comme le scaphoïde, dégageant l'extrémité antérieure du calcanéum qui vient faire saillie sur la face dorsale du pied. L'axe de ce mouvement d'ensemble n'est point exactement antéro-postérieur ; il passe par le centre de la tête astragalienne, puis par la partie moyenne du sinus tarsien ; il est donc oblique d'avant en arrière et de haut en bas. — Dans ces mouvements, les extrémités des parties en présence, pied d'une part, astragale d'autre part, se meuvent en sens inverse ; dans la torsion en dedans, quand la pointe du pied s'élève et se porte en dedans, l'extrémité postérieure du calcanéum s'abaisse et se porte en dehors ; le déplacement du calcanéum, qui se renverse avec tout le pied, est moins sensible que celui de la pointe du pied à cause de la longueur différente des deux leviers. Réciproquement, lorsque la jambe se tord sur le pied fixé, la tête de l'astragale se meut en sens inverse de son extrémité postérieure.

ARTICULATIONS DU TARSE ANTÉRIEUR

Les articulations qui réunissent entre eux les cinq os de la deuxième rangée du tarse sont toutes extrêmement serrées : elles appartiennent au genre des arthrodies ; leurs ligaments, très courts, témoignent du peu d'étendue de leurs mouvements. Le tarse antérieur, ainsi formé de pièces juxtaposées et étroitement unies, forme un ensemble solide en même temps qu'élastique.

Ces articulations sont au nombre de sept.

Articulation scapho-cuboïdienne

Surfaces articulaires. — Sur la face externe du *scaphoïde,* est une facette étroite à grand axe vertical, dont le cartilage est continu avec celui qui revêt la facette par laquelle le scaphoïde s'articule avec le troisième cunéiforme. — On trouve, d'autre part, sur la face interne du *cuboïde,* une facette, de même forme, dont le revêtement cartilagineux est aussi continu avec celui de la facette par laquelle le cuboïde s'unit au troisième cunéiforme. — Accidentellement le scaphoïde et le cuboïde restent à distance ; il ne s'établit point de contact direct entre eux et l'union se fait seulement au moyen de ligaments.

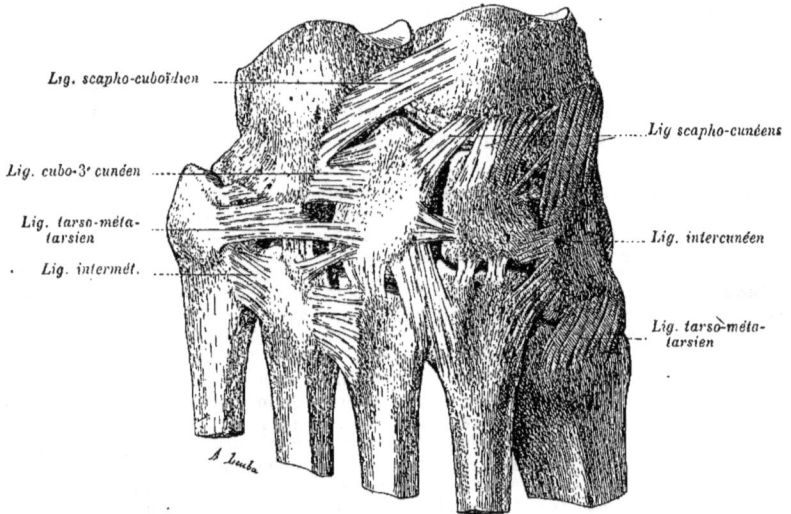

Fig. 574. — Articulations du tarse antérieur et tarso-métatarsiennes, vues par leur face dorsale.

Moyens d'union. — Le *ligament scapho-cuboïdien dorsal,* triangulaire, se détache de la face dorsale du scaphoïde et va se fixer par sa base élargie sur le tiers moyen de la face dorsale du cuboïde ; il passe sur l'angle du troisième cunéiforme auquel il envoie parfois quelques faisceaux.

Le *ligament scapho-cuboïdien plantaire* est un trousseau fibreux, très développé, qui unit la face plantaire des deux os.

Le *ligament scapho-cuboïdien interosseux,* fort et épais, occupe toute la hauteur de l'espace interosseux, et quelquefois toute la largeur de cet espace lorsque les deux os n'entrent point en contact direct.

Articulations scapho-cunéennes

Surfaces articulaires. — La *face antérieure du scaphoïde*, légèrement convexe en avant, est articulaire dans toute son étendue ; deux crêtes mousses, verticales, légèrement concaves en dehors, la subdivisent en trois facettes dont chacune répond à la base d'un cunéiforme ; la forme de ces facettes reproduit exactement la forme de la face postérieure du cunéiforme avec lequel elles entrent en contact : la facette interne, qui répond au premier cunéiforme, est triangulaire à base inférieure ; la facette moyenne est trapézoïde ; l'externe est de forme ovalaire.

Moyens d'union. — La capsule est renforcée par : — *a*) des *ligaments dor-*

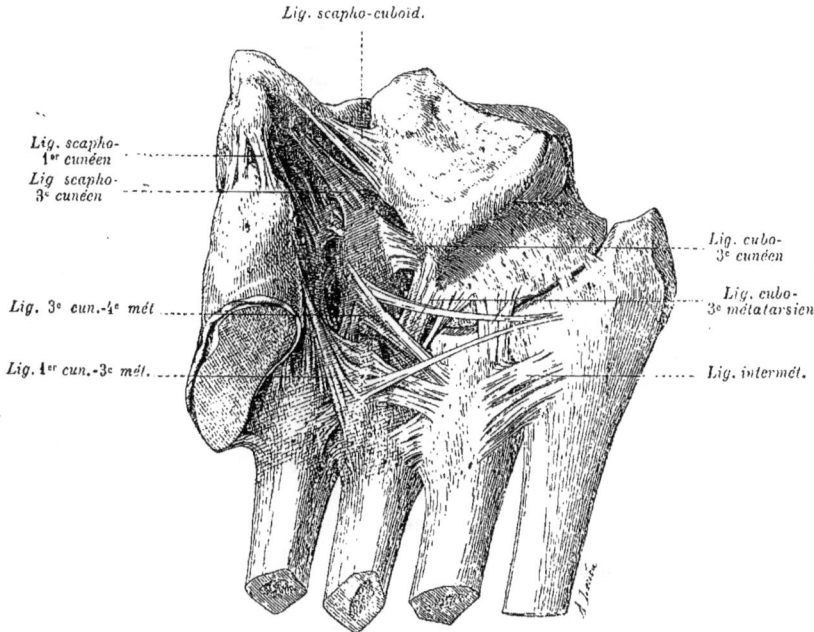

Fig. 575. — Articulations du tarse antérieur et tarso-métatarsiennes, vue plantaire.

saux, bandelettes assez minces, plus ou moins nettement séparées, se rendant obliquement de la face dorsale du scaphoïde à la face dorsale de chacun des cunéiformes ; — *b*) par des *ligaments plantaires ;* plus ramassés que les précédents, surtout l'externe et l'interne, ils unissent la face plantaire du scaphoïde aux faces plantaires des cunéiformes ; ils sont masqués par les expansions du tendon jambier postérieur. Ces expansions, de même que les ligaments scaphocunéens plantaires, se dirigent obliquement en avant et en dehors.

Un ligament *scapho-cunéen interne,* très épais, va du tubercule du scaphoïde à la face interne du premier cunéiforme.

Articulations intercunéennes et cunéo-cuboïdienne

Surfaces articulaires. — Le premier et le deuxième cunéiforme s'articulent par une facette longue et étroite, en forme d'équerre, longeant le bord supérieur et le bord postérieur des faces correspondantes des deux os. — Dans le reste de leur étendue, ces faces, rugueuses, donnent attache à un ligament interosseux qui unit les deux os.

Le deuxième et le troisième cunéiformes s'articulent par une facette étroite, rétrécie en son milieu, longeant le bord postérieur des faces correspondantes des deux os ; dans quelques cas, ils s'articulent encore par une autre facette très petite, répondant à l'angle antéro-inférieur des faces en regard. Dans le reste de leur étendue, ces faces, rugueuses, donnent insertion à des ligaments interosseux.

La face externe du troisième cunéiforme présente une facette triangulaire répondant à son angle postéro-supérieur ; une facette de même forme se rencontre à l'angle postéro-supérieur de la face externe du cuboïde, immédiatement en avant de la facette par laquelle cet os s'articule avec le scaphoïde. Dans le reste de leur étendue, les deux faces en présence présentent les rugosités d'insertion d'un ligament interosseux.

Moyens d'union. — La capsule fibreuse de ces articulations est renforcée : a) par des *ligaments dorsaux ;* au nombre de trois, ils sont dirigés transversalement, unissant les cunéiformes entre eux et le troisième cunéiforme au cuboïde ;

b) par des *ligaments plantaires,* au nombre de deux : l'un, très fort, naît du premier cunéiforme et se dirige obliquement en avant et en dehors pour aller se fixer au sommet du deuxième ; l'autre, plus faible, oblique en avant et en dedans, unit le cuboïde au troisième cunéiforme.

c) par des *ligaments interosseux ;* ces ligaments, très épais, occupent toute la hauteur des faces en présence ; attachés sur toute la partie de ces faces qui n'est point occupée par la facette articulaire, ils confinent, en haut, aux ligaments dorsaux, en bas aux ligaments plantaires.

Synoviale du tarse antérieur. — Les synoviales des articulations scaphocuboïdienne, intercunéennes et cunéo-cuboïdienne sont de simples culs-de-sac de la grande synoviale scapho-cunéenne. Lorsque, ce qui est l'ordinaire, le ligament interosseux qui unit le premier cunéiforme au deuxième n'occupe pas toute la hauteur des faces en regard, la grande synoviale du tarse antérieur communique avec la synoviale tarso-métatarsienne moyenne. Elle communique aussi parfois avec la synoviale tarso-métatarsienne interne.

Vaisseaux et nerfs. — Les articulations du tarse antérieur sont vascularisées par les artères plantaires et la dorsale du métatarse ; elles sont innervées par le tibial antérieur et les nerfs plantaires interne et externe.

Mouvements. — Les mouvements des articulations du tarse antérieur sont très limités. Ce sont de simples mouvements de glissement : on peut dire d'une façon générale que leur étendue croît au fur et à mesure qu'on envisage une articulation plus éloignée de l'axe du pied : c'est ainsi que le troisième cunéiforme est moins mobile que le premier et que le cuboïde. Si peu étendus qu'ils soient, ces mouvements donnent au tarse son élasticité.

ARTICULATION TARSO-MÉTATARSIENNE
[Articulation de Lisfranc].

Cette articulation, dont l'interligne s'étend transversalement d'un bord à l'autre du pied, unit les trois cunéiformes et le cuboïde aux cinq métatarsiens.

Interligne. — La *surface tarsienne* est formée par les faces antérieures des trois cunéiformes et la face antérieure du cuboïde ; la *surface métatarsienne* est constituée par les faces postérieures des bases des métatarsiens, disposées comme les surfaces précédentes, en série transversale. L'interligne ainsi formé traverse obliquement la face dorsale du pied ; son extrémité interne est à plus de 2 cm. en avant de l'externe (Sappey) ; il dessine une courbe dont la concavité regarde en arrière et un peu en dedans ; la régularité de cette courbe est troublée par la pénétration du deuxième métatarsien dans une mortaise formée par les trois cunéiformes. — Par contre, le troisième cunéiforme déborde légèrement le deuxième et le cuboïde, pénétrant ainsi dans le métatarse. — Donc, les deux rangées en présence se pénètrent réciproquement : hâtons-nous d'ajouter que la pénétration du deuxième métatarsien dans le tarse est plus profonde que la pénétration du troisième cunéiforme dans le métatarse, cette dernière étant presque négligeable.

Surfaces articulaires. — Les facettes articulaires par lesquelles chaque métatarsien s'articule avec le ou les os correspondants du tarse nous sont connues (V. Ostéologie, p. 255-257).

La facette par laquelle le *premier métatarsien* entre en contact avec le *premier cunéiforme* est, comme la facette de celui-ci, semi-lunaire ou mieux réniforme, à grand axe vertical et à concavité externe ; elle est parfois étranglée en son milieu ou présente les traces d'une division transversale; ajoutons qu'elle est très légèrement concave dans le sens transversal, la facette cunéenne étant un peu convexe dans ce sens.

Le *deuxième métatarsien*, qui pénètre dans la *mortaise* formée par le retrait du deuxième cunéiforme, présente : *a)* une facette occupant la face tarsienne de sa base, triangulaire à sommet plantaire ; — *b)* une facette latérale interne, ovalaire, petite, répondant à une facette semblable taillée sur le tiers antérieur de la face externe du premier cunéiforme ; ces deux facettes sont situées vers la partie dorsale des faces en présence ; — *c)* deux petites facettes latérales externes, séparées par un sillon rugueux, et qui entrent en contact avec deux facettes semblables taillées sur la face interne du troisième cunéiforme.

Le *troisième métatarsien* entre en contact avec le *troisième cunéiforme* par une facette triangulaire, à base supérieure.

Dans ces articulations des trois premiers métatarsiens, la facette métatarsienne présente toujours une très légère concavité, répondant à une convexité de la facette tarsienne correspondante.

La face antérieure du *cuboïde* présente, pour son articulation avec les *quatrième et cinquième métatarsiens*, deux facettes : l'une, interne, quadrangulaire, l'autre externe triangulaire, à angles très arrondis ; les facettes des quatrième et cinquième métatarsiens ont une forme correspondante.

Dans cette dernière partie de l'interligne tarso-métatarsien, les facettes métatarsiennes présentent une convexité légère, répondant à une légère concavité des facettes tarsiennes ; nous avons noté une disposition inverse dans la partie interne.

Moyens d'union. — La capsule fibreuse qui unit ces divers os est renforcée par des ligaments dorsaux, plantaires et interosseux.

Ligaments dorsaux. — Au nombre de sept, ils sont, en général, courts et assez minces. — Le premier va de la face interne du premier cunéiforme à la face interne de la base du premier métatarsien. — Les trois suivants rayonnent de la base du deuxième métatarsien vers les trois cunéiformes. — Les suivants unissent le troisième cunéiforme et le cuboïde aux trois derniers métatarsiens (V. fig. 574). — Tous s'insèrent près du rebord cartilagineux des facettes articulaires en présence.

Le *premier métatarsien* est uni au premier cunéiforme par un large faisceau s'étendant sur la face dorsale et la face interne ; il est souvent divisé en plusieurs faisceaux par des interstices au travers desquels la synoviale fait hernie.

Le *deuxième métatarsien* est uni au premier cunéiforme par un faisceau quadrangulaire qui, né de l'angle supéro-externe du premier cunéiforme, se dirige obliquement en avant et en dehors vers le bord interne de la base du deuxième métatarsien ; — b) au deuxième cunéiforme par une lame fibreuse quadrilatère occupant toute la largeur du deuxième cunéiforme ; — c) au troisième cunéiforme par un trousseau ligamenteux qui se dirige de l'angle supéro-interne du troisième cunéiforme vers l'angle externe de la base du deuxième métatarsien.

Le *troisième métatarsien* est uni au troisième cunéiforme par une lamelle fibreuse quadrangulaire insérée au voisinage des rebords cartilagineux correspondants. Il n'est pas rare de voir partir de l'angle externe du troisième métatarsien un faisceau qui se dirige vers l'angle interne de la face supérieure du cuboïde.

Les *deux derniers métatarsiens* sont unis au cuboïde par des trousseaux ligamenteux d'autant plus résistants qu'on se rapproche plus du bord externe du pied. Enfin, on voit le plus souvent, partant de la partie antérieure du bord externe du troisième cunéiforme une lame fibreuse qui, dirigée presque transversalement en dehors, vient se fixer sur le quatrième et le cinquième métatarsien ; ce dernier faisceau recouvre en partie les faisceaux cubo-métatarsiens.

Ligaments plantaires. — Le premier cunéiforme et le premier métatarsien sont unis par un faisceau aplati, dont les fibres superficielles se continuent en arrière avec celles du ligament scapho-cunéen inférieur. — De la partie inférieure de la face externe du premier cunéiforme, près de son extrémité antérieure, part un gros trousseau fibreux, qui se dirige en avant et en dehors, et vient s'insérer à la partie la plus reculée de la face plantaire des deuxième et troisième métatarsiens.

Le deuxième métatarsien est en outre uni au deuxième et au troisième cunéiforme par de petites languettes fibreuses, profondément cachées sous le ligament précédent. — De la partie plantaire du troisième cunéiforme naissent deux petites languettes qui vont s'insérer l'une sur le deuxième et le troisième métatarsien, l'autre sur le troisième et le quatrième métatarsien. — Enfin la capsule qui unit la face inférieure des deux derniers métatarsiens présente un ou deux faisceaux de renforcement qui répondent à l'union du cuboïde et du cinquième métatarsien. — Souvent une ou deux languettes unissent transversalement le cinquième métatarsien au troisième cunéiforme et au troisième métatarsien (V. fig. 575).

· *Ligaments interosseux.* — *a) Ligament de Lisfranc.* — Sur la face externe du premier cunéiforme au-dessous de la facette articulaire pour le deuxième métatarsien, et au-dessous de la partie antérieure de la facette articulaire pour le deuxième cunéiforme, s'insère un trousseau fibreux qui se dirige obliquement en dehors et en avant. Il vient se fixer sur les deux tiers inférieurs de la face interne de la base du deuxième métatarsien. Ce ligament est très résistant, sa hauteur est de plus d'un centimètre et son épaisseur dépasse un demi-centimètre. Sa section est un temps difficile de la désarticulation de Lisfranc : elle permet d'abaisser l'avant-pied. Ce ligament est en rapport, en bas avec le ligament plantaire unissant le premier cunéiforme au deuxième métatarsien, et au-dessous avec le tendon du long péronier latéral.

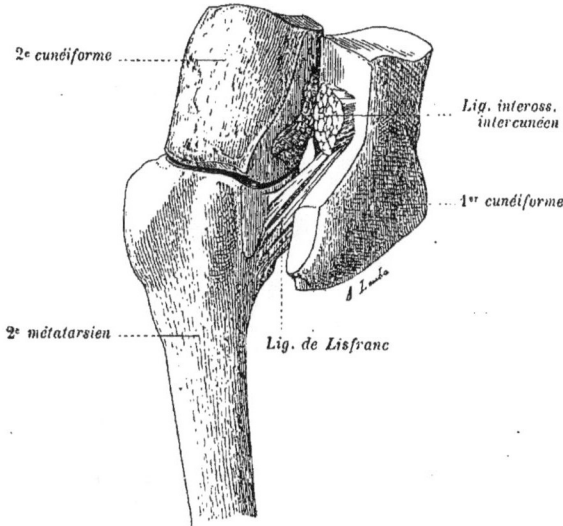

Fig. 576. — Ligament de Lisfranc, ou ligament interosseux allant du premier cunéiforme au deuxième métatarsien, vue dorsale.

Le ligament intercunéen a été sectionné pour permettre l'écartement des os.

b) Ligaments interosseux étendus entre le deuxième et le troisième cunéiforme et le deuxième et le troisième métatarsien. — De la face externe du deuxième cunéiforme, immédiatement en avant du tubercule d'insertion du ligament interosseux intercunéen, part un trousseau ligamenteux tantôt aplati, tantôt arrondi, qui se dirige directement en avant, se loge dans la gouttière qui sépare les deux facettes latérales externes du deuxième métatarsien, et vient se fixer à des rugosités qui limitent en avant cette gouttière. — Sur la face interne du troisième cunéiforme, immédiatement au-dessous du même ligament interosseux intercunéen, naît un autre cordon plus petit qui se dirige en avant, se loge dans la gouttière qui sépare les facettes articulaires de la face interne du troisième métatarsien et prend attache à des rugosités qui terminent la partie antérieure de cette gouttière. — De l'in-

sertion cunéenne de ces faisceaux partent presque constamment (V. fig. 577)
deux cordons fibreux qui s'entrecroisent en X au niveau de l'interligne tarso-
métatarsien et viennent se confondre avec les insertions métatarsiennes des
ligaments précédemment décrits.

Ces ligaments interosseux sont enveloppés par la synoviale.

La disposition que nous avons représentée est loin d'être constante. A mon
avis, elle existe dans la plupart des cas, mais l'un ou plusieurs des faisceaux
sont réduits à de simples tractus fibreux ; celui qui manque le plus souvent est
le faisceau entrecroisé qui va du troisième cunéiforme au deuxième métatarsien.

c) *Ligament interosseux entre le troisième cunéiforme, le cuboïde, le troisième et le quatrième métatarsien.* — De la face externe du troisième cunéi-

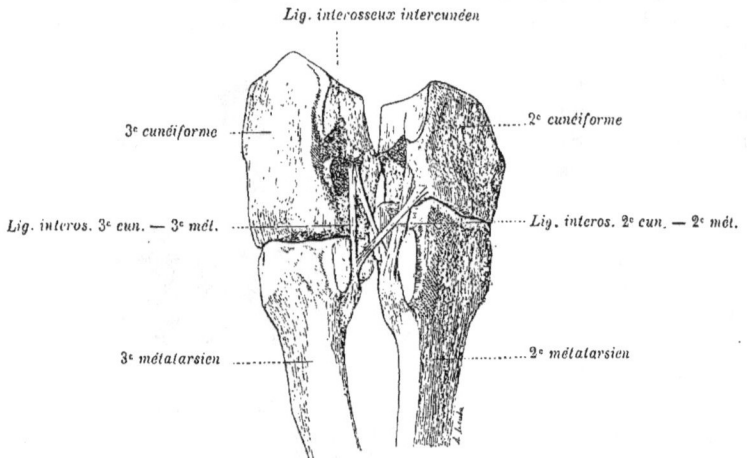

Fig. 577. — Ligaments interosseux étendus entre les deux derniers cunéiformes et les
deuxième et troisième métatarsiens, vue dorsale.

Le ligament interosseux intercunéen a été sectionné et l'interosseux métatarsien arraché
pour permettre l'écartement des os.

forme, près de son bord antérieur, naît une lame fibreuse haute d'un centimètre
qui se dirige horizontalement en avant et vient s'insérer à un tubercule situé
au-dessous de la facette articulaire externe du troisième métatarsien.

Souvent un faisceau supplémentaire unit le troisième cunéiforme à la face
interne du quatrième métatarsien. J'ai rencontré fréquemment une lamelle
fibreuse unissant la face interne du cuboïde à la face interne du quatrième
métatarsien et quelquefois à la face externe du troisième.

Ces ligaments interosseux tarso-métatarsiens sont soumis à d'extrêmes variations de force et de disposition : c'est avec peine que l'on peut, au milieu de
ces variations, trouver un type qui réponde à la majorité des cas. — Ils sont peu
connus et mal décrits : je me suis attaché à en donner une description satis-
faisante et répondant à la généralité des cas, après avoir étudié leurs dispositions diverses sur plus de quarante pièces préparées dans mon laboratoire par
M. Friteau.

Synoviale. — La cavité de la grande articulation tarso-métatarsienne n'est point unique : elle est toujours subdivisée en trois chambres synoviales distinctes. C'est en se basant sur ce fait que Morris subdivise l'articulation tarso-métatarsienne en trois articulations : — la synoviale interne répond à l'union du premier cunéiforme et du premier métatarsien, elle est indépendante ; — la synoviale moyenne répond à l'union des deux derniers cunéiformes et des deuxième et troisième métatarsiens ; elle communique en arrière avec la synoviale scapho-cunéenne ; — la synoviale externe, cubo-métatarsienne, est séparée du reste des articulations tarsiennes et tarso-métatarsiennes : elle envoie un prolongement en avant pour l'arti-culation de la base du quatrième et du cinquième métatarsien.

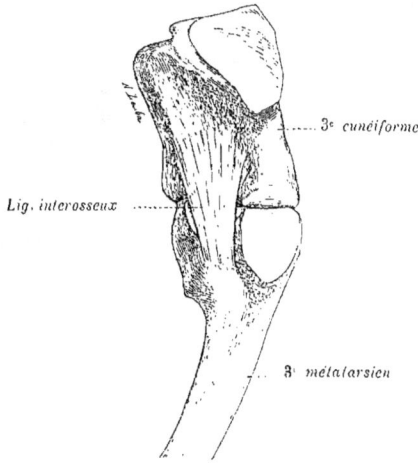

Fig. 578. — Ligament interosseux étendu entre le troisième cunéiforme et le troisième métatarsien, vu par sa face externe.

Labels: 3e cunéiforme ; Lig. interosseux ; 3e métatarsien

Vaisseaux et nerfs. — Les *artères* viennent de la pédieuse, de la dorsale du métatarse et de l'arcade plantaire profonde. — Les *nerfs* sont fournis par le tibial antérieur et les plantaires externe et interne.

Mouvements. — Les mouvements principaux sont des mouvements de flexion et d'extension : bien que très limités et consistant en de simples glissements, ces mouvements apparaissent nettement si l'on considère l'extrémité antérieure des métatarsiens. On observe encore des mouvements de latéralité, manifestes surtout dans les métatarsiens extrêmes. — Le premier métatarsien, malgré l'assertion contraire de Cruveilhier, le quatrième et le cinquième jouissent de mouvements plus étendus que les autres ; le troisième métatarsien est déjà moins mobile ; le deuxième, enclavé dans la mortaise cunéenne, est celui qui présente les mouvements les plus réduits. La mobilité plus grande des métatarsiens extrêmes a pour résultat l'effacement de la voûte plantaire quand le pied repose sur le sol.

CONNEXIONS DES MÉTATARSIENS ENTRE EUX

Au niveau de leur *extrémité postérieure,* les métatarsiens sont unis entre eux par de véritables articulations, qui appartiennent au genre des arthrodies.

Au niveau de leur *extrémité antérieure,* les métatarsiens ne sont point en contact ; ils sont réunis à distance par un ligament, dit *ligament transverse du métatarse,* qui sera décrit avec les articulations métatarso-phalangiennes.

ARTICULATIONS DES EXTRÉMITÉS TARSIENNES

Surfaces articulaires. — Les bases des quatre derniers métatarsiens présentent sur leurs faces latérales des facettes articulaires, revêtues de cartilage hyalin, par lesquelles les métatarsiens entrent en contact. Seul, dans la très grande majorité des cas, le premier métatarsien ne présente point de facette articulaire latérale pour le deuxième métatarsien dont il est séparé, et auquel il n'est uni que par de faibles tractus fibreux.

La face latérale externe du deuxième métatarsien présente deux facettes ovalaires, l'une supérieure, l'autre inférieure, séparées par une gouttière qu'occupe le ligament interosseux tarso-métatarsien correspondant ; ces deux facettes s'articulent avec deux facettes semblables, situées sur la face latérale interne du troisième métatarsien. — Le troisième et le quatrième métatarsien entrent en contact par une large facette ovalaire, répondant à la partie dorsale des faces en présence. — Le quatrième et le cinquième métatarsien s'articulent par une facette de forme et de dimensions variables.

Moyens d'union. — Les bases des métatarsiens sont unies par des ligaments dorsaux, plantaires, et interosseux.

Les *ligaments dorsaux,* au nombre de trois, sont de minces lames fibreuses, quadrilatères, transversalement dirigées, unissant les bases des métatarsiens voisins ; le plus fort est celui qui va du quatrième au cinquième métatarsien ; les deux autres unissent le deuxième au troisième, et le troisième au quatrième.

Les *ligaments plantaires,* également au nombre de trois, sont beaucoup plus forts que les précédents ; ce sont des trousseaux fibreux, allant transversalement d'un métatarsien à l'autre, et unissant le deuxième au troisième, celui-ci au quatrième, et le quatrième au cinquième.

Les *ligaments interosseux* sont des trousseaux fibreux, très denses, très résistants, insérés aux rugosités que présentent les faces latérales des métatarsiens, en avant et au-dessous de leurs facettes articulaires ; l'interne va du second au troisième ; le moyen, du troisième au quatrième ; l'externe du quatrième au cinquième métatarsien.

Synoviales. — Les synoviales des articulations des bases des métatarsiens sont des prolongements des synoviales moyenne et externe tarso-métatarsiennes.

Mouvements. — Les mouvements de ces articulations consistent en glissements : plus prononcés sur les premier, quatrième et cinquième métatarsiens, ils contribuent à modifier la forme et la hauteur de la voûte plantaire, donnant au pied une plus grande élasticité et lui permettant de s'adapter aux irrégularités du sol.

UNION DES EXTRÉMITÉS ANTÉRIEURES.

Les têtes métatarsiennes sont unies par un ligament, dit *ligament transverse du métatarse,* dont la disposition rappelle celle du ligament transverse intermétacarpien. (V. Arthrologie, p. 633). Il va du premier au cinquième métatarsien, en passant sur les têtes métatarsiennes intermédiaires ; sa face supérieure adhère à la capsule de chaque articulation métatarso-phalangienne, et sa face inférieure, excavée en gouttière, fait partie de la gaîne des tendons fléchisseurs.

ARTICULATIONS MÉTATARSO-PHALANGIENNES.

Ce sont des énarthroses, conformées sur le même type que les articulations métacarpo-phalangiennes.

Surfaces articulaires. — L'extrémité antérieure *(distale)* de chaque métatarsien présente la forme d'une tête aplatie transversalement : sa surface articulaire s'étend plus du côté plantaire (flexion) que du côté dorsal (extension) ; sur

ses parties latérales, cette tête présente l'empreinte et le tubercule d'insertion
des ligaments latéraux.

. L'extrémité postérieure (*proximale*) de chaque première phalange présente
une cavité glénoïde ovalaire, à grand axe transversal, peu profonde, beaucoup
moins étendue que la tête métatarsienne sur laquelle elle se meut.

Un *fibro-cartilage* circonscrit la partie plantaire de la cavité glénoïde : ce fibro-
cartilage est ici, comme à la main, à la fois un *bourrelet glénoïdien* agrandissant la cavité articulaire, et un *moyen d'union*, car ses fibres latérales vont des
côtés de la glène aux côtés de la tête métatarsienne. Je ne puis mieux faire à ce
propos que de renvoyer à la description et à la représentation du fibro-cartilage
glénoïdien des articulations métacarpo-phalangiennes (V. Arthrologie, p. 630

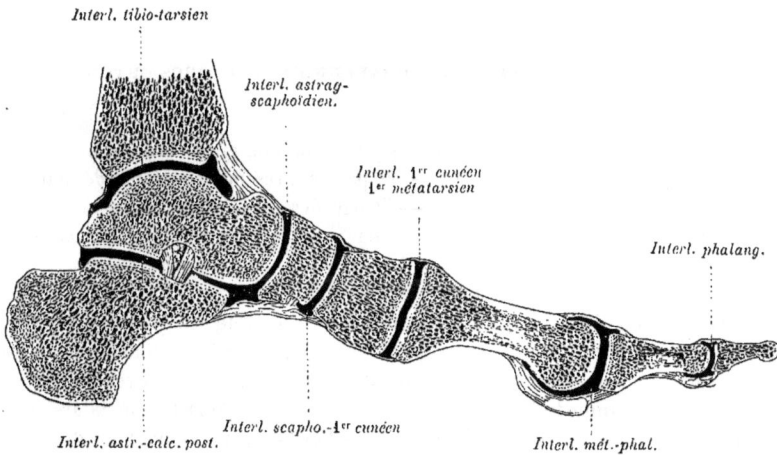

Fig. 579. — Coupe verticale et antéro-postérieure du pied, passant par le gros orteil.

et fig. 526). Dans l'épaisseur de ce ligament glénoïdien on trouve de petits os
sésamoïdes ; ils sont constants à l'articulation du gros orteil ; on en rencontre parfois au niveau de l'articulation du deuxième orteil, et de celle du cinquième.

Moyens d'union. — La *capsule* fibreuse, très lâche, s'attache près du pourtour cartilagineux des facettes articulaires à la face dorsale, tandis que sur les
côtés et à la face plantaire du métatarsien elle s'éloigne à 5 ou 6 mm. du rebord
cartilagineux. Elle est renforcée dans sa portion dorsale par le tendon extenseur
dont les expansions s'unissent sur les parties latérales aux lombricaux et aux
interosseux.

Sur les côtés, la capsule est renforcée par des *ligaments latéraux*: ceux-ci,
épais et résistants, s'étendent de la crête et de la surface d'empreinte relevées sur
chaque côté de la tête métatarsienne, aux tubercules latéraux de la première
phalange. Par leur bord inférieur, ils s'unissent aux fibres externes du fibro-
cartilage ; d'autres fibres passent sous la tête métatarsienne et vont se continuer avec des fibres homologues du ligament latéral opposé : c'est le *faisceau*

47

glénoïdien des ligaments latéraux, sorte de jugulaire cravatant la tête métatarsienne. Cette partie inférieure de la capsule, ainsi épaissie et renforcée par
sa fusion avec le ligament glénoïdien et le faisceau glénoïdien des ligaments
latéraux, est encore renforcée par le *ligament transverse intermétatarsien.*
Au niveau des espaces intermétatarsiens le ligament transverse forme une
épaisse lame fibreuse, trait d'union solide entre chaque métatarsien. Les connexions de ce ligament avec les aponévroses plantaires et dorsale sont celles que
nous avons décrites (V. Arthrologie, p. 633) à propos des aponévroses palmaires
et des ligaments intermétacarpiens.

Synoviale. — La synoviale, très lâche, forme, après injection, un gros cul-
de-sac répondant à la portion plantaire du col de chaque métatarsien.

ARTICULATION MÉTATARSO-PHALANGIENNE DU GROS ORTEIL

Semblable aux autres dans ses traits généraux, elle en diffère : 1° par l'étendue plus grande de ses surfaces ; — 2° par la présence constante de deux os
sésamoïdes dans le fibro-cartilage ; — 3° par des modications de la tête métatarsienne et de l'appareil ligamenteux en rapport avec la présence des sésamoïdes.

La tête du premier métatarsien, aplatie de haut en bas, est divisée dans sa partie plantaire en deux gouttières séparées par une crête : la gouttière interne,
répondant au sésamoïde interne, est plus large et plus profonde que l'externe. La
face articulaire des sésamoïdes, concave d'avant en arrière et convexe transversalement, s'accommode à la gouttière correspondante de la tête métatarsienne
comme la rotule à la trochlée fémorale. — Les faisceaux glénoïdiens des ligaments latéraux viennent se fixer sur les sésamoïdes, devenant ainsi les ligaments
métatarso-sésamoïdiens ; d'autre part, les sésamoïdes, unis entre eux par les
fibres du ligament glénoïdien dans l'épaisseur duquel ils se sont développés,
ménagent entre eux une sorte de gouttière dans laquelle glisse le tendon du long
fléchisseur propre du gros orteil. Les os sésamoïdes développés dans l'épaisseur
du ligament glénoïdien sont, au pied comme à la main, plus solidement unis
à la phalange et la suivent dans ses déplacements. — On rencontre parfois un
petit os sésamoïde intermédiaire aux deux autres.

Rapports. — En rapport par leur face dorsale avec les tendons extenseurs et par leur
face plantaire avec les tendons fléchisseurs, les articulations métatarso-phalangiennes sont
en contact par leurs parties latérales avec les muscles interosseux qui passent au-dessus
du ligament transverse. Les lombricaux qui passent au-dessous du ligament transverse
intermétatarsien répondent aux intervalles qui séparent les articulations (V. Arthrologie,
fig. 529). Signalons les rapports de la portion plantaire de chaque capsule, sauf celle du
gros orteil, avec les digitations de l'abducteur transverse du gros orteil.

Mouvements. — Ce sont principalement des mouvements de flexion et d'extension. Il
existe aussi quelques mouvements de latéralité. La combinaison de ces deux variétés de
mouvements permet un mouvement de circumduction.
Le mouvement de flexion est très limité ; par contre le mouvement d'extension est
très étendu : c'est, comme on le voit, le contraire de ce qui se passe dans les articulations
métacarpo-phalangiennes.

ARTICULATIONS PHALANGIENNES

Ce sont des articulations trochléennes, analogues aux articulations phalangiennes des doigts, dont elles ne diffèrent que par l'étendue moindre de leurs
surfaces articulaires et de leurs mouvements.

Surfaces articulaires. — L'extrémité antérieure des premières et des
secondes phalanges, aplatie de haut en bas, présente une surface trochléenne
qui va en s'élargissant de la face dorsale à la face plantaire sur laquelle elle se
prolonge davantage. — La surface de l'extrémité postérieure des deux dernières
phalanges, ovalaire, à grand axe transversal montre une crête mousse séparant deux cavités glénoïdes peu profondes.

Dans les articulations des deuxièmes phalanges avec les troisièmes, il faut
noter que la gorge trochléenne étant peu profonde, la crête qui lui répond est à
peine marquée, si bien que les surfaces se rapprochent plus de la forme cylindrique que de la forme trochléenne.

Moyens d'union. — La *capsule* fibreuse, très mince sur la face dorsale où
elle est doublée par le tendon extenseur, est beaucoup plus épaisse à la face
plantaire ou elle présente un appareil glénoïdien en tout semblable à celui que
nous venons de décrire aux articulations métatarso-phalangiennes ; en effet, il
joue, comme celui-ci, le double rôle de cartilage d'agrandissement et de moyen
d'union ; par sa face plantaire, excavée en gouttière, il prend part à la formation de la gaine des tendons fléchisseurs.

Sur les côtés, la capsule est renforcée par des *ligaments latéraux* très forts,
mais plus courts que ceux des articulations métatarso-phalangiennes dont ils
reproduisent la disposition.

Synoviale. — Elle double la face interne du manchon capsulaire ; elle est
plus lâche et plus étendue dans les articulations des premières avec les secondes
phalanges que dans les articulations de celles-ci avec les troisièmes. L'ankylose
de ces dernières articulations n'est point rare.

Mouvements. — Ce sont des mouvements de flexion et d'extension : par le fait de l'em-
prisonnement prolongé des orteils dans les chaussures, ces mouvements sont très limités,
parfois même les mouvements spontanés d'extension ont disparu complètement.

CHAPITRE QUATRIÈME

ARTICULATIONS DU TRONC

Le squelette du tronc, se composant de la colonne vertébrale et du thorax, nous étudierons successivement : 1° les *articulations de la colonne vertébrale ;* — 2° les *articulations du thorax.*

ARTICLE PREMIER

ARTICULATIONS DE LA COLONNE VERTÉBRALE

Les articulations de la colonne vertébrale comprennent : 1° les articulations des vertèbres entre elles, *articulations vertébro-vertébrales,* ou articulations *intrinsèques ;* — 2° les articulations de la colonne vertébrale avec les pièces squelettiques des parties voisines, tête, bassin ou articulations *extrinsèques.* L'articulation de la colonne avec le bassin a été précédemment décrite (V. Ostéologie, p. 636).

Les articulations vertébro-vertébrales, faites sur un type uniforme, se montrent à peu près semblables sur toute l'étendue du rachis ; nous les comprendrons donc dans une description commune. Cependant, les articulations des vertèbres extrêmes méritent une description à part ; telles l'articulation du sacrum et du coccyx, et celle des deux premières vertèbres cervicales entre elles. Nous reporterons la description de cette dernière dans laquelle se passent la plus grande partie des mouvements de la tête sur la colonne au paragraphe consacré à l'étude de l'union de la colonne vertébrale avec la tête.

§ I. — ARTICULATIONS DES VERTÈBRES ENTRE ELLES

Les vertèbres s'articulent entre elles : 1° *directement* par leur corps et leurs apophyses articulaires ; 2° à *distance,* par leurs lames et leurs apophyses épineuses.

ARTICULATIONS DES CORPS VERTÉBRAUX

Elles représentent le type parfait des amphiarthroses.

SURFACES ARTICULAIRES. — Elles sont formées par les faces supérieure et inférieure des corps ; ces faces (V. Ostéologie, p. 284) présentent à leur périphérie un bourrelet compact, saillant, entourant une partie centrale, spongieuse et légèrement excavée. Il résulte de cette concavité des faces vertébrales que, mises en présence, elles interceptent entre elles un espace lenticulaire plus ou moins épais, espace occupé, à l'état frais, par le ménisque interarticulaire. Toutefois cette concavité est fort atténuée par la présence d'une mince lame de cartilage hyalin.

Dans la *colonne cervicale*, plus mobile que les autres segments du rachis, les faces en présence, concaves et convexes en sens opposé, présentent un commencement d'emboîtement réciproque ; de plus, on rencontre, dans cette région, sur les parties latérales des corps vertébraux, de véritables arthrodies entre les apophyses semi-lunaires et les échancrures correspondantes (V. page 730).

MOYENS D'UNION. — Ils sont représentés : 1° par des *ligaments interosseux* ou *ménisques*, interposés aux faces des corps vertébraux ; — 2° par un manchon fibreux représenté en avant et en arrière par deux larges bandes, les *ligaments vertébraux communs antérieur et postérieur*.

Ligaments interosseux (*disques intervertébraux*). — Les disques interver-
tébraux interposés entre les faces opposées de deux corps vertébraux voisins prennent la forme de lentilles bicon-vexes, moulées sur la très légère concavité des faces vertébrales en regard. Ils présentent exactement la même configuration et les mêmes dimensions que les faces terminales de ces corps; c'est ainsi que cylindriques avec échancrures posté-rieures à la colonne dorsale et lombaire, ils se rappro-chent de la forme cubique à la colonne cervicale.

Par ses faces, le disque s'insère sur la large bande osseuse qui circonscrit la face terminale de chaque corps vertébral. En arrière, il adhère fortement au liga-ment vertébral commun pos-térieur, et contribue à former

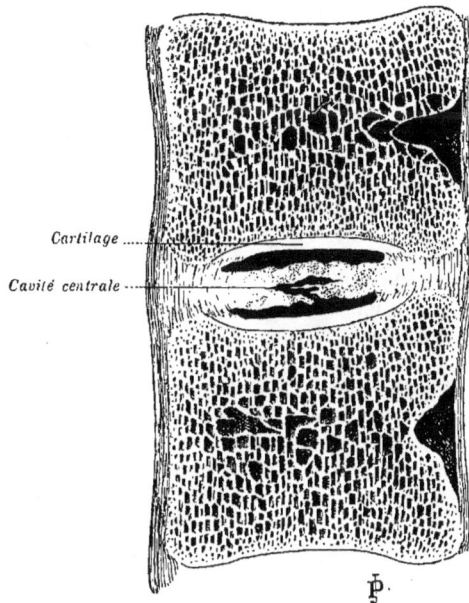

Cartilage
Cavité centrale
P.

Fig. 580. — Coupe sagittale de deux corps vertébraux de la région lombaire.

la paroi antérieure du canal rachidien et des trous de conjugaison ; par le reste de sa circonférence, il répond aux faces antérieure et latérales de la colonne vertébrale sur lesquelles les stries blanches des ménisques alternent avec les corps vertébraux.

La hauteur des disques intervertébraux est fort variable sur les divers points de la colonne : elle est minima entre la 3me et la 7me dorsale ; au-dessus de cette région elle va en augmentant, mais fort peu le long de la colonne cervicale ; au-dessous elle augmente progressivement et atteint son maximum sur les derniers disques lombaires. Si l'on compare la hauteur des disques à celle des corps vertébraux, on voit qu'au niveau de la colonne cervicale la hauteur du disque est égale au quart de la hauteur du corps, qu'elle devient égale au tiers de la hauteur du corps sur la colonne dorsale, et enfin qu'elle dépasse la moitié de cette hauteur sur la colonne lombaire.

On ne saurait donner une moyenne de la hauteur des disques : entre la 3e et la 6e dorsale cette hauteur ou épaisseur ne dépasse jamais 4 millimètres : elle atteint 15, 18 et 20 mm. sur les derniers disques lombaires.

L'épaisseur des disques n'est pas la même en avant et en arrière : elle est plus élevée en avant au cou et aux lombes, là où la colonne décrit une courbe à convexité antérieure ; elle est plus élevée en arrière sur la colonne dorsale qui décrit une courbe à convexité postérieure. Il ne faut pas croire cependant que les courbures de la colonne soient dues exclusivement à des différences de hauteur des disques. Les corps présentent des différences analogues et contribuent, eux aussi, à la formation de ces courbures. La part que prend chacun de ces éléments au développement des courbures est variable suivant les régions.

Au cou, les corps offrent partout la même hauteur ; les disques, au contraire, épais en avant de 5 à 6 mm., sont réduits en arrière à 2 ou 3 mm. La courbure cervicale est donc entièrement causée par les disques.

Au dos, l'épaisseur des disques est sensiblement la même en avant qu'en arrière, tandis que les corps, surtout ceux des vertèbres moyennes (Sappey), sont plus épais en arrière ; la courbure dorsale a donc pour cause la conformation des corps.

Aux lombes, le disque est un peu plus épais en avant qu'en arrière, les corps vertébraux sont aussi plus épais en avant qu'en arrière ; corps et disques prennent donc une part à peu près égale à la formation de la convexité antérieure de la colonne lombaire (A).

Structure. — Les disques intervertébraux se composent de deux portions : l'une périphérique, fibreuse ; — l'autre centrale, molle, gélatineuse.

La *portion périphérique* est formée de faisceaux fibreux, disposés en lames concentriques. La lame la plus extérieure descend de la face inférieure d'un corps vertébral à la face supérieure du corps sous-jacent ; ses faisceaux sont tous dirigés obliquement dans le même sens, de gauche à droite, par exemple. Les faisceaux de la deuxième lame ont une direction inverse, de droite à gauche ; ils s'entrecroisent en sautoir avec ceux de la lame précédente. Ceux de la troisième lame et des suivantes s'entrecroisent également ; leur direction devient d'autant plus oblique que l'on se rapproche davantage de la portion centrale, molle, du disque.

Lorsqu'on regarde une coupe horizontale des ménisques, la couche périphérique présente des cercles inégalement colorés : à un cercle blanc nacré succède immédiatement un cercle blanc mat ; si on regarde la coupe du côté opposé, le cercle mat apparaît nacré, et le nacré apparaît mat : il y a là un phénomène de polarisation qu'expliquent l'obliquité et l'entrecroisement des lames fibreuses

qui composent la portion périphérique des ménisques. Ces faisceaux fibreux
sont mélangés de fibres élastiques, d'autant plus nombreuses qu'on se rapproche du noyau central ; souvent ces fibres élastiques forment des cloisons très
fines, horizontales ou obliques, séparant chaque couche fibreuse. Entre les faisceaux de fibres élastiques, surtout au niveau des cloisons qu'ils forment, on
rencontre des cellules de cartilage, dont le nombre augmente en se rapprochant
du noyau gélatineux central. Examinés sur une coupe horizontale, les disques
apparaissent comme formés d'une série de tubes
emboîtés les uns dans les autres ; tandis que,
examinés sur une coupe verticale, ils se montrent formés de stries longitudinales, souvent
divisées perpendiculairement à leur direction.

La *portion centrale* est représentée par une
masse de substance molle, blanchâtre, plus rapprochée du bord postérieur du disque que de son
bord antérieur. Blanche, gélatineuse et très développée chez l'enfant, cette substance durcit,
devient jaunâtre et moins volumineuse chez le
vieillard.

Ce noyau central, débris de la corde dorsale,
se compose de faisceaux fibreux et élastiques
entrecroisés dans tous les sens, de cellules
conjonctives et de cellules cartilagineuses énormes.

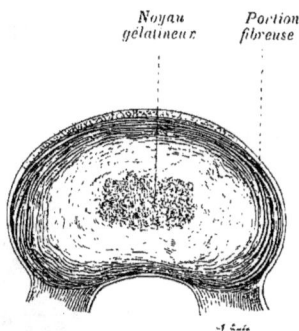

Fig. 581. — Coupe horizontale
d'un disque intervertébral dorsal.

La partie centrale envoie des prolongements dans l'intérieur du disque ; on
voit quelquefois un de ces prolongements s'étendre jusqu'au ligament vertébral postérieur. Elle fait hernie à la surface d'une coupe horizontale ou verticale des ménisques ; immergée dans l'eau froide elle double de volume :
plongée dans l'eau bouillante, elle n'augmente pas de volume, mais elle acquiert une densité rappelant celle des fibro-cartilages interarticulaires (Sappey).
Desséchée, elle se réduit à une lame dure, très mince, qui se gonfle rapidement
dans l'eau froide. Examinée sur une coupe verticale, elle présente une cavité
anfractueuse irrégulière, envoyant de tous les côtés de très nombreux prolongements, sortes de villosités ; certains auteurs ont vu dans cette cavité un rudiment
de la synoviale que l'on trouve normalement dans les articulations des corps
vertébraux des poissons (Cruveilhier). — Très souvent on rencontre, indépendamment de la cavité centrale ou en communication avec elle, une ou deux
cavités entre le noyau central et le cartilage qui revêt les faces terminales des
corps vertébraux. — Je possède une pièce sur laquelle on peut voir la substance
d'un ménisque se prolongeant dans un corps vertébral : j'ai présenté à la société
anatomique cette pièce rare recueillie sur une colonne d'adulte.

Varia. — A. — J'ai mesuré avec soin la hauteur des disques interosseux sur trois sujets,
deux hommes et une femme : la hauteur moyenne des disques lombaires est de 12 mm. 6
chez l'homme et de 10 mm. 6 chez la femme ; la hauteur moyenne des disques dorsaux est
de 5 mm. 1 chez l'homme ; 3 mm. 8 chez la femme ; la hauteur moyenne des disques cervicaux est de 4 mm. 5 chez l'homme et 4 mm. 8 chez la femme. — Si l'on additionne les hau-
teurs de tous les disques d'une même colonne, on voit qu'elle s'élève à 15 centimètres chez
l'homme, à 13 chez la femme. Comme la hauteur totale de la colonne atteignait 63 cm. 8

et 62 cm. 2 sur les deux sujets mâles et 53 cm. sur le sujet féminin, on voit que les disques représentent à peu près le quart de la hauteur de la colonne vertébrale. — Ces résultats obtenus par un procédé long et minutieux diffèrent peu de ceux que Sappey obtint par un procédé différent et qui le conduisirent à admettre que : « les disques formaient de la quatrième à la cinquième partie de la hauteur totale du rachis. »

ARTICULATIONS LATÉRALES DES CORPS VERTÉBRAUX DE LA RÉGION CER-VICALE. — Indépendamment de l'amphiarthrose qui unit la face inférieure d'un corps vertébral à la face supérieure du corps sous-jacent, il existe à la

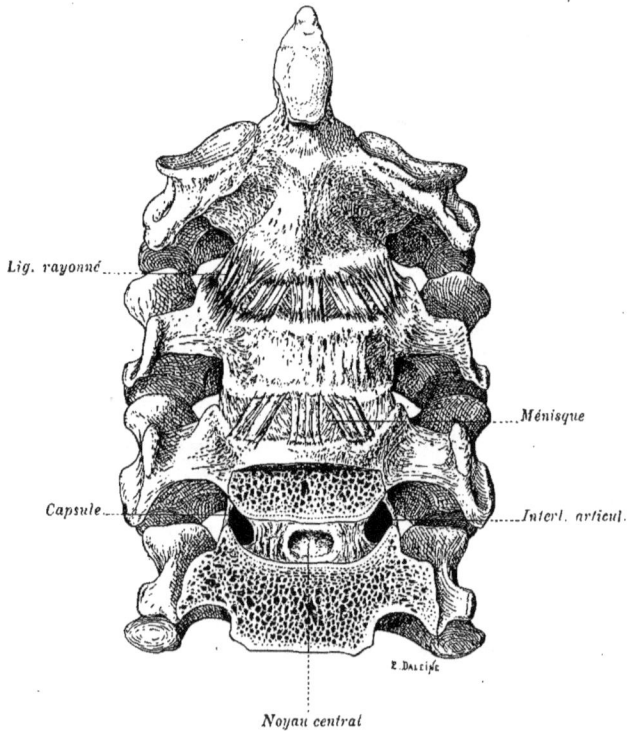

Fig. 582. — Articulations latérales des corps vertébraux de la région cervicale, vue antérieure.

colonne cervicale des diarthroses, unissant les apophyses semi-lunaires aux échancrures de la face inférieure du corps sus-jacent:

Ces articulations latérales, entrevues par Barkow, ont été très bien étudiées par Luschka (Die Halbgelenke des Menschlichen Kœrpers, Berlin, 1858). Tout récemment Trolard (Alger, 1892), rappelant l'attention sur ce point d'anatomie, généralement ignoré, a décrit ces articulations sous le nom d'*unco-vertébrales*.

Surfaces articulaires. — La face supérieure de chaque corps vertébral présente de chaque côté deux prolongements en forme de crochets (apophyses semi-lunaires) qui viennent se loger dans des échancrures creusées sur les parties latérales de la face inférieure du corps vertébral sus-jacent (V. Ostéologie, p. 286). Apophyses semi-lunaires et échancrures sont revêtues à l'état frais de cartilage d'encroûtement. Ce cartilage dont la structure diffère d'après Luschka de celle du cartilage qui revêt les faces terminales des corps vertébraux a une épaisseur moyenne de un millim. et demi. Les disques intervertébraux au niveau de ces articulations viennent se terminer en s'amincissant, et les surfaces osseuses entrent en contact, par leur revêtement cartilagineux.

Moyens d'union. — Les surfaces de ces petites arthrodies sont maintenues en présence par une capsule fibreuse ; cette capsule présente en avant un renforcement étendu du bord antérieur et supérieur du crochet, au bord inférieur et antérieur de l'échancrure. Ce trousseau ligamenteux dont la disposition rappelle celle des ligaments rayonnés costo-vertébraux s'étend quelquefois jusque sur la face antérieure de l'apophyse transverse.

Synoviale. — Une synoviale lâche, dont quelques prolongements font hernie à travers les fissures de la capsule lorsqu'on imprime à la colonne cervicale des mouvements de latéralité, revêt la face interne de la capsule.

La signification morphologique de ces articulations a été bien établie par Luschka. Cet auteur assimile l'apophyse semi-lunaire à une tête costale qui viendrait se loger dans l'échancrure du corps vertébral sus-jacent. Nous avons déjà vu en ostéologie que l'apophyse semi-lunaire se développe par un point d'ossification spécial; le faisceau de renforcement de la capsule est analogue aux ligaments radiés costo-vertébraux ; enfin le développement anormal d'une côte cervicale, anomalie assez fréquente, vient confirmer cette analogie.

LIGAMENT VERTÉBRAL COMMUN ANTÉRIEUR. — C'est une longue bande fibreuse, rubanée qui s'étend de l'apophyse basilaire de l'occipital jusqu'au sacrum, sur la partie moyenne de la face antérieure des corps vertébraux. Il se comporte différemment dans chacune des régions de la colonne.

Au cou, il affecte la forme d'un triangle, dont le sommet répond, à première vue, au tubercule antérieur de l'atlas. Mais, en réalité, le ligament se prolonge jusqu'à l'apophyse basilaire, où il s'insère immédiatement en avant du ligament occipito-atloïdien antérieur. Dans cette partie supérieure, le ligament prend la forme d'un cordon mince, séparant les muscles longs du cou, et confondu en arrière avec l'appareil ligamenteux qui ferme l'espace compris entre l'arc antérieur de l'atlas et le crâne. Quelques fibres, émanées du tubercule antérieur de l'atlas en avant du ligament atloïdo-axoïdien, renforcent cette portion cervicale du ligament, qui s'élargit ensuite, en descendant, jusqu'à la septième cervicale. Ce triangle ligamenteux, à sommet effilé, occupe l'interstice des muscles longs du cou : il recouvre la partie moyenne des corps vertébraux et des disques, et répond au pharynx qui se meut sur lui par l'intermédiaire d'un tissu cellulaire fort lâche.

La plupart des auteurs terminent ce ligament au niveau du corps de l'axis ; Weitbrecht le suit jusqu'au tubercule de l'atlas. Or, une dissection attentive, décollant le ligament de bas en haut, *permet de le suivre jusqu'à l'apophyse basilaire*, et montre que ses fibres les plus superficielles franchissent l'atlas, sans y adhérer; on trouve même le plus souvent une bourse séreuse séparant cette couche superficielle du tubercule de l'atlas (V. fig. 597). Le point n'est pas d'importance, puisque, dans cette partie supérieure, le ligament n'est plus qu'un mince cordon, parfois même une lamelle; je n'insiste que pour légitimer l'étendue que j'ai cru devoir assigner au ligament.

Dans la *région dorsale,* le ligament vertébral commun antérieur se présente sous un aspect différent; jusqu'à la deuxième ou troisième dorsale, la bande cervicale, toujours logée entre les bords internes des muscles longs du cou, garde sa largeur primitive; mais, à partir de ce niveau, la bande médiane est flanquée, de chaque côté, par une bandelette fibreuse revêtant les parties latérales des corps vertébraux. Le ligament, notablement élargi, peut être alors

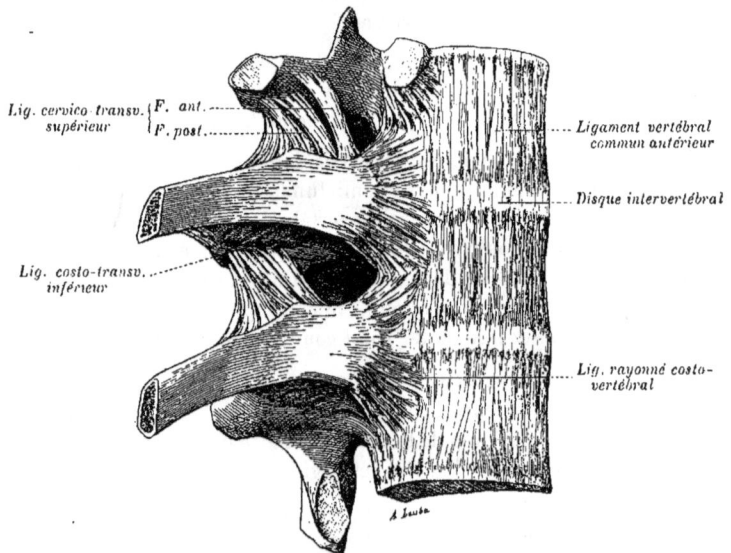

Fig. 583. — Articulations des corps vertébraux, et articulations costo-vertébrales, vue antéro-latérale.

divisé en une *partie médiane,* épaisse, nacrée, continue en haut avec la portion cervicale, et des *parties latérales,* plus minces, percées de fissures ou d'orifices par lesquels passent des veines issues des corps vertébraux. Quelquefois, les parties latérales sont nettement séparées de la bande médiane par une fente verticale, au fond de laquelle apparaît le corps vertébral et par laquelle émergent des vaisseaux.

Dans sa partie supérieure, la portion dorsale du ligament commun antérieur répond à l'œsophage; à partir de la quatrième dorsale elle entre en rapport intime avec l'aorte, les artères intercostales, les veines azygos et le canal thoracique.

Les faisceaux externes des bandelettes latérales s'entrecroisent avec les ligaments rayonnés costo-vertébraux.

Dans la *région lombaire,* la partie médiane acquiert une largeur de 3 à 4 centimètres ; moins épaisse qu'au dos et percée de fissures qui laissent passer de grosses veines, elle est renforcée, au niveau de la deuxième et de la troisième vertèbre lombaire par les piliers du diaphragme. Elle répond à droite à la veine cave, à gauche et sur la ligne médiane, à l'aorte abdominale. — Par contre, les bandelettes latérales disparaissent ou plutôt sont remplacées par les arcades fibreuses du psoas. Ces arcades, de force variable suivant les sujets, s'étendent d'un ménisque au ménisque sous-jacent, passant comme un pont fibreux sur les gouttières qui creusent la partie latérale des corps vertébraux, et les convertissent en un canal ostéo-fibreux, dans lequel passent les artères et veines

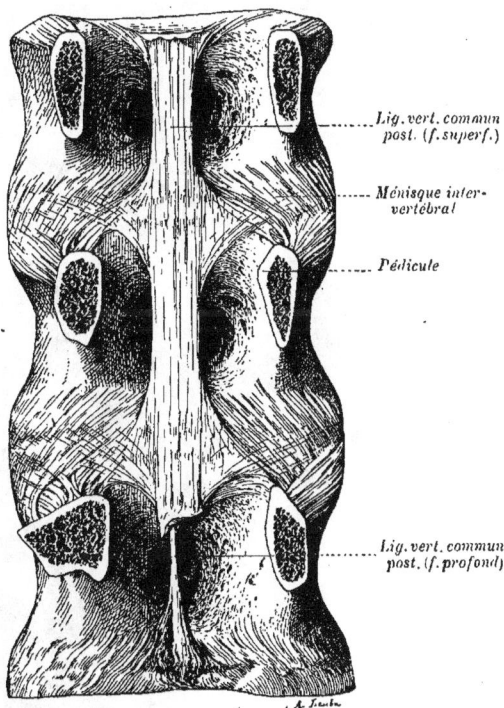

Lig. vert. commun post. (f. superf.)

Ménisque inter-vertébral

Pédicule

Lig. vert. commun post. (f. profond)

Fig. 584. — Face postérieure de deux corps vertébraux de la région lombaire.

lombaires ; elles donnent insertion par leur face externe aux fibres charnues du psoas.

Le ligament vertébral antérieur franchit la symphyse sacro-iliaque, et vient se terminer en éventail sur le tiers antérieur de la face pelvienne du sacrum (V. fig. 533) ; généralement il prend fin sur la deuxième vertèbre sacrée, mais il n'est pas très rare de le voir se prolonger en s'effilant jusqu'au coccyx.

Les faisceaux fibreux qui constituent le ligament vertébral commun antérieur présentent une direction longitudinale et parallèle. Les faisceaux superficiels, longs, s'étendent sur le corps de plusieurs vertèbres (4 ou 5) ; les profonds,

plus courts, vont d'une vertèbre à la vertèbre suivante, ils se confondent avec
le périoste.

L'épaisseur de cette longue bande ligamenteuse varie dans les diverses régions
de la colonne ; assez mince au cou et aux lombes, où le rachis est plus mobile,
elle atteint son maximum à la région dorsale, particulièrement sur la ligne
médiane.

Le ligament nivelle la face antérieure de la colonne vertébrale sillonnée
transversalement sur le squelette par les gouttières des corps vertébraux alter-
nant avec les saillies des ménisques. Si l'on décolle le ligament par traction,
ce qui est possible, on arrache en même temps le périoste des corps vertébraux

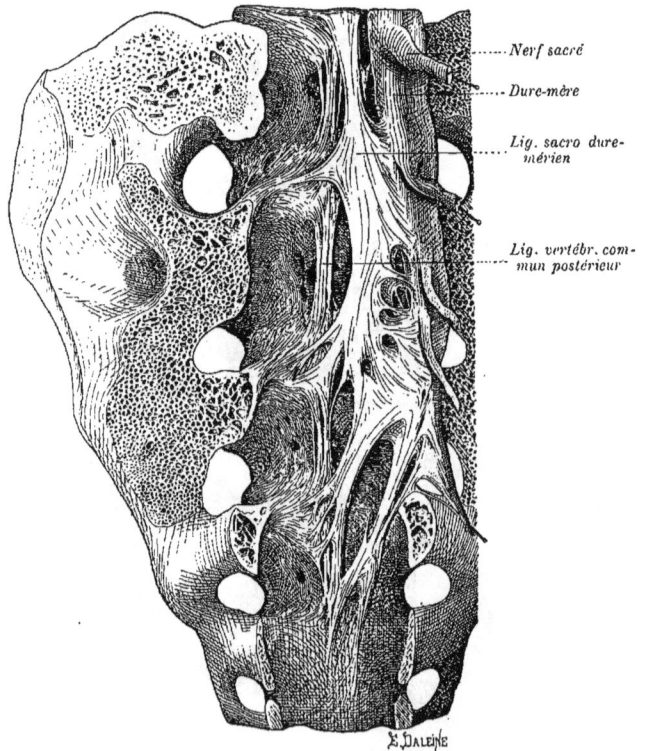

Fig. 585. — Ligament vertébral commun postérieur dans le canal sacré.
La paroi postérieure du canal a été réséquée, la cavité dure-mérienne injectée, et rejetée à
droite.

intimement confondu avec le ligament ; on constate que l'adhérence, très forte
au niveau des vertèbres, est faible sur les disques, contrairement à ce qu'a dit
Cruveilhier ; on obtient ainsi une longue bandelette mince et transparente au
niveau des disques, plus épaisse et opaque au niveau des corps vertébraux.

LIGAMENT VERTÉBRAL COMMUN POSTÉRIEUR. — C'est une large bande
fibreuse, allant de l'occipital au sacrum, le long de la face postérieure des corps
et des ménisques vertébraux.

Dans *la région cervicale*, il est large et rectangulaire ; par son extrémité supérieure il s'attache à la face endocrânienne de l'apophyse basilaire, en avant du trou occipital ; à ce niveau le ligament adhère à la dure-mère crânienne. De là le ligament descend obliquement en bas et en arrière, uni à la face postérieure du ligament occipito-axoïdien postérieur, puis il devient vertical et suit la courbure de la colonne. Il adhère au niveau des ménisques et s'attache sur les bords supérieur et inférieur des corps vertébraux et un peu à leur face postérieure sur la ligne médiane, restant séparé de leurs parties latérales par des plexus veineux très abondants. Les bords latéraux du ligament postérieur adhèrent aux pédicules des vertèbres, et aux gaines que la dure-mère donne aux nerfs rachidiens.

Dans *les régions dorsale et lombaire,* la bande ligamenteuse, devenue plus étroite, présente deux couches : une *couche superficielle,* et une *couche profonde* passant comme un pont, en arrière de la fossette veineuse dont est creusée la face postérieure des corps vertébraux. Large au niveau des ménisques, étroit au niveau des corps, le ligament apparaît *festonné.* Dans le canal ostéo-fibreux formé par la face postérieure des corps et la couche profonde du ligament, chemine un plexus veineux très riche.

Dans le *canal sacré,* sa partie moyenne se réduit à un cordon filiforme que l'on peut suivre sautant d'un ménisque à l'autre jusqu'à la base du coccyx, il est renforcé par le ligament sacro-dure-mérien.

Comme l'antérieur, le ligament vertébral commun postérieur est composé de fibres longues, superficielles, s'étendant à quatre ou cinq vertèbres, et de fibres courtes, allant d'un ménisque à l'autre. Il renferme un assez grand nombre de fibres élastiques, caractère qui le rapproche des ligaments jaunes (Sappey).

ARTICULATIONS DES APOPHYSES ARTICULAIRES

Ce sont des arthrodies : la forme et l'étendue de leurs surfaces varient dans les diverses régions de la colonne vertébrale.

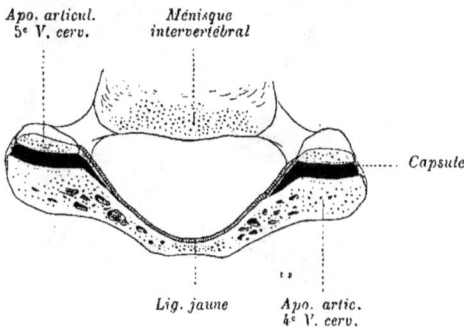

Fig. 586. — Segment inférieur d'une coupe horizontale passant par le disque qui sépare la quatrième de la cinquième vertèbre cervicale.

Région cervicale. — Les *surfaces articulaires,* régulièrement planes, sont de forme ovalaire : l'inférieure regarde en arrière, en haut et un peu en dedans ;

la supérieure regarde en avant, en bas et un peu en dehors. Elles sont revêtues d'une mince couche de cartilage hyalin, plus épaisse vers la partie centrale.

Elles sont unies par une *capsule fibreuse,* mince et lâche. Plus épaisse en arrière qu'en avant, cette capsule est renforcée en dedans par les ligaments

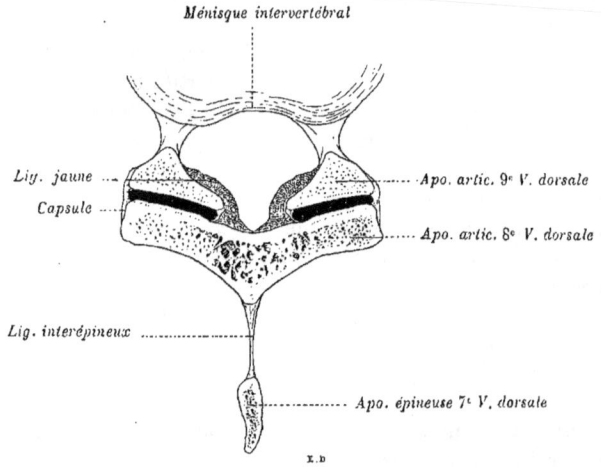

Fig. 587 — Segment inférieur d'une coupe horizontale passant par le disque qui sépare la huitième de la neuvième vertèbre dorsale.

jaunes. Sa face interne est tapissée par une *membrane synoviale* qui envoie un court prolongement entre les ligaments jaunes et les ligaments interépineux.

Région dorsale. — Planes et ovalaires comme à la région cervicale, les *sur-*

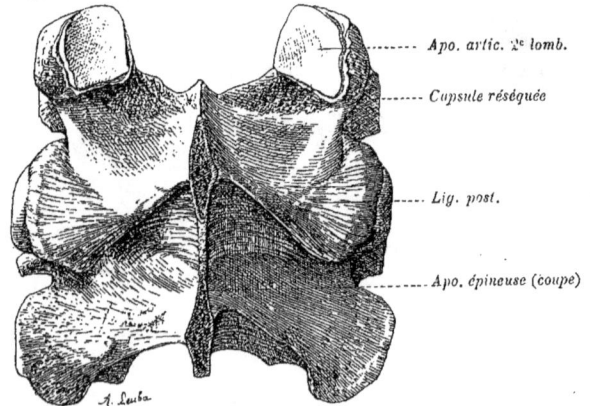

Fig. 588. — Articulations des apophyses articulaires, région lombaire, vue postérieure. (Les apophyses épineuses ont été réséquées à leur base.)

faces articulaires ont une orientation différente : l'inférieure regarde en arrière et en dehors ; la supérieure en avant et en dedans. Elles sont revêtues d'une mince couche de cartilage hyalin.

La *capsule articulaire*, plus serrée qu'à la colonne cervicale, est renforcée en avant par le bord externe des ligaments jaunes, qui recouvre la moitié antéro-interne des surfaces articulaires ; la partie postérieure de cette capsule présente un léger faisceau de fibres blanches, que l'on a appelé *ligament postérieur*.

Une *synoviale* lâche tapisse la face interne de la capsule.

Région lombaire. — Les *surfaces articulaires* représentent des segments de cylindre : l'inférieure, concave, regarde en dedans et très peu en arrière ; la supé-

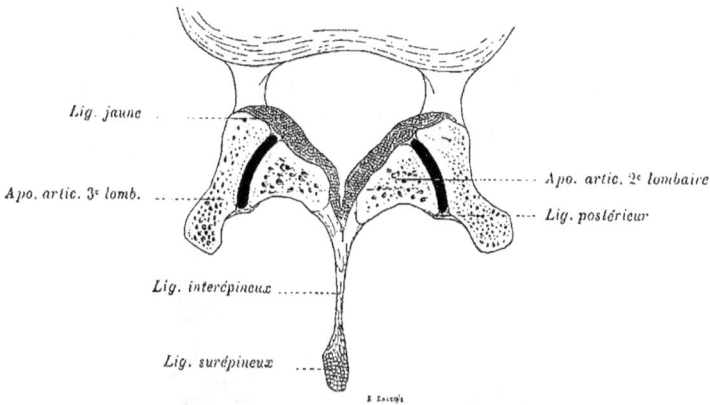

Fig. 589. — Segment inférieur d'une coupe horizontale passant par le disque qui sépare la deuxième de la troisième vertèbre lombaire.

rieure, convexe, regarde en dehors et très peu en avant. Elles sont recouvertes par une couche de cartilage, qui, sur une coupe verticale, apparaît plus épais vers sa partie moyenne.

Ces surfaces sont unies par une *capsule* fibreuse, très solidement renforcée en avant par la partie externe des ligaments jaunes, et en arrière par des faisceaux fibreux, véritable *ligament postérieur*, insérés à la partie postérieure des apophyses articulaires en présence.

La *synoviale* forme cul-de-sac aux parties inférieure et supérieure de l'articulation.

Rapports. — Dans chacune de ces régions la capsule est en rapport en avant avec le canal de conjugaison, en arrière avec les muscles transversaires épineux ; en dedans avec le bord externe des ligaments jaunes.

UNION DES LAMES VERTÉBRALES

Les lames sont unies entre elles par des ligaments très élastiques, auxquels leur coloration a valu le nom de *ligaments jaunes*. Chaque lame est reliée à la lame voisine par un ligament jaune ; chaque espace intervertébral est donc fermé en arrière par deux ligaments jaunes placés symétriquement.

Transversalement étendu des apophyses articulaires à la base de l'apophyse épineuse, chaque ligament jaune se réunit sur la ligne médiane à celui du côté opposé en formant avec lui un angle obtus ouvert en avant.

Plus épais en dedans qu'en dehors, ils ont des dimensions variables ; leur largeur diminue de haut en bas, tandis que leur hauteur augmente dans le même sens. Ils sont au nombre de 23 de chaque côté, car ils manquent ou du moins sont très modifiés entre l'occipital et l'atlas, et entre cette vertèbre et l'axis.

De forme irrégulièrement quadrilatère, les ligaments jaunes présentent à étudier deux faces et quatre bords.

La face antérieure répond à la dure-mère dont elle est séparée par un plexus veineux très riche. — La face postérieure répond aux muscles des gouttières vertébrales. L'orientation des faces dépend du degré de la courbure de la colonne.

Leur bord supérieur, concave et taillé en biseau aux dépens de la face postérieure, s'insère sur la face antérieure des lames, à une hauteur variable suivant les régions.

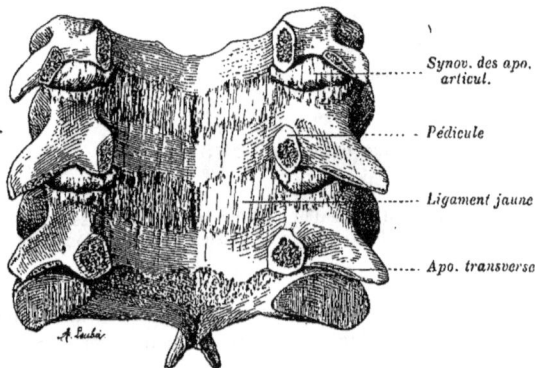

Fig. 590. — Ligaments jaunes, région cervicale, vue antérieure.

Les synoviales des apophyses articulaires ont été injectées pour montrer le bourrelet qu'elles forment sous le bord inférieur des pédicules.

Leur bord inférieur s'attache sur le bord supérieur des lames de la vertèbre sous-jacente.

Le bord interne répond sur la ligne médiane à la base de l'apophyse épineuse et au bord correspondant du ligament du côté opposé, dont il est séparé par une fente, qui donne passage à des veinules.

Par leur bord externe, les ligaments jaunes se prolongent au-devant des articulations des apophyses articulaires, dont ils renforcent la capsule.

Dans la *région cervicale*, les ligaments jaunes sont larges de deux centimètres et ont une hauteur moyenne de un centimètre. — Le *bord supérieur*, rectiligne, s'insère sur une empreinte horizontale, qui occupe le *tiers moyen* de la face antérieure des lames : cette insertion ne descend pas jusqu'au bord inférieur des lames, qui reste libre ainsi que la partie de la face antérieure qui avoisine ce bord. — Le *bord inférieur* s'insère sur le bord supérieur, tranchant, et un peu sur la partie avoisinante de la face postérieure des lames sous-jacentes. — La *face antérieure* dure-mérienne, orientée comme la face correspondante des lames, regarde en bas et en avant. — La *face postérieure*, inversement dirigée, est moins haute que l'antérieure, à cause du biseautage du bord supérieur. Dans son tiers supérieur, elle répond aux lames ; dans ses tiers inférieurs elle répond aux muscles spinaux, dont elle est séparée en dehors par un prolongement de la synoviale des apophyses articulaires. Dans la région cervicale les ligaments jaunes ferment l'espace laissé libre entre les lames vertébrales : cet espace, qui augmente dans la flexion, disparaît dans l'extension par le rapprochement et l'intrication des lames.

Dans la *région dorsale,* la largeur et la hauteur des ligaments jaunes sont en

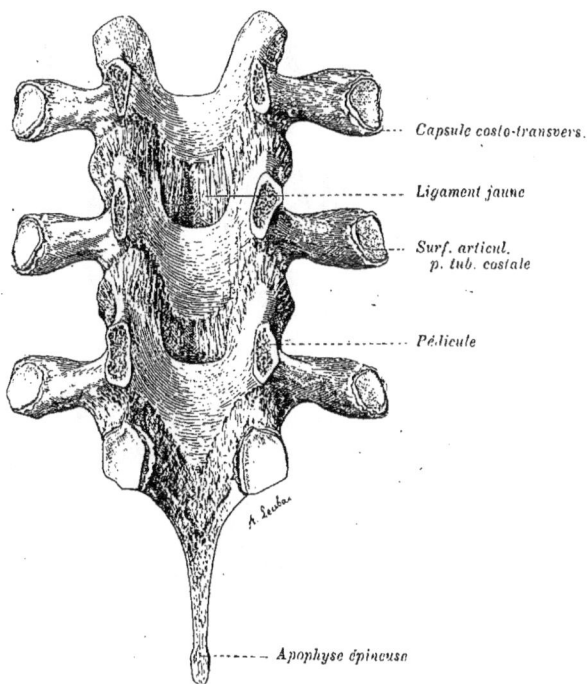

Fig. 591. — Ligaments jaunes, région dorsale, vue antérieure.

moyenne de 1 cm. 3. — Le *bord supérieur,* légèrement concave, s'insère sur une empreinte rugueuse, située sur la face antérieure des lames, dont le bord inférieur reste libre comme celui des lames cervicales. — La *face antérieure* est moins inclinée qu'à la région cervicale. — La *face postérieure* est complètement cachée par les lames vertébrales et les apophyses épineuses ; sur la ligne médiane, elle répond au ligament interépineux.

Dans la *région lombaire,* les ligaments jaunes, plus épais que ceux des autres régions, ont une hauteur moyenne de 2 cm., et une largeur de 1 cm. 5. — Le

48

bord supérieur, légèrement convexe, s'insère au bord inférieur de la face antérieure des lames, et à une empreinte rugueuse que présente la face interne des
apophyses articulaires inférieures. — Le *bord inférieur,* épais, est fixé au bord
supérieur des lames et à des rugosités occupant le tiers supérieur de la face
postérieure des lames. — Le *bord externe* s'étend jusqu'au niveau des canaux
de conjugaison. — Les *deux faces* sont verticales : la postérieure, qui ferme
l'espace losangique donnant accès dans le canal rachidien entre deux arcs vertébraux, répond directement aux muscles transversaires épineux.

Structure. — Les ligaments jaunes sont composés de fibres élastiques, anas-
tomosées entre elles, auxquelles s'ajoutent quelques fibres de tissu conjonctif ;

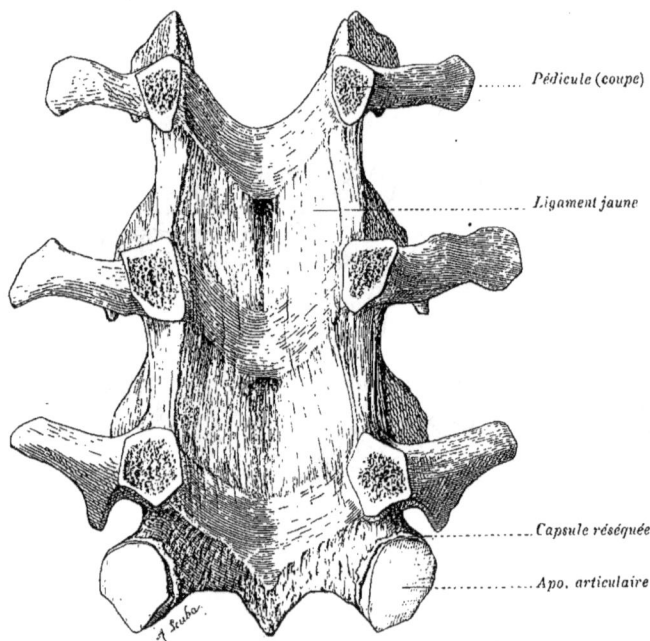

Fig. 592. — Ligaments jaunes, vue antérieure, région lombaire.

la plupart de leurs faisceaux sont verticaux. Il n'est point rare de voir des fibres
d'un ligament aller se confondre avec celles du ligament sous-jacent en passant
sur la face antérieure de la lame qui les sépare. On rencontre dans leur épaisseur quelques vaisseaux capillaires ; mais l'élément nerveux y fait complètement défaut (Sappey).

Usages des ligaments jaunes. — Pour se faire une idée de l'élasticité de ces ligaments,
il faut séparer et disjoindre quelques arcs vertébraux postérieurs, en ménageant seulement
les ligaments jaunes ; on constatera alors par des tractions sur les deux extrémités du fragment de colonne qu'il peut s'allonger de quelques millimètres et qu'il revient à sa longueur
première si l'on vient à cesser les tractions. C'est ainsi qu'agissent les ligaments jaunes distendus par écartement des arcs postérieurs dans les mouvements de flexion de la colonne.
Dans les mouvements d'inclinaison latérale, une moitié seulement de chaque ligament, la

moitié opposée au côté vers lequel le tronc s'incline est tendue ; de même dans les mouvements de torsion. — Les ligaments ainsi distendus contribuent par leur réaction élastique à ramener la colonne dans sa position normale. — Je pense aussi que l'élasticité de ces ligaments est un facteur important dans le maintien de la situation verticale de la colonne, maintien par lequel on ne saurait faire intervenir les contractions des muscles vertébraux.

Les ligaments jaunes complètent et aplanissent en arrière la paroi du canal rachidien ; étant très élastiques, ils ne forment point de plis susceptibles de venir au contact de la dure-mère spinale.

UNION DES APOPHYSES ÉPINEUSES

Les apophyses épineuses sont unies entre elles : 1° par un ligament reliant leurs sommets, le *ligament surépineux;* — 2° par des ligaments unissant leurs bords, les *ligaments interépineux.*

Ligament surépineux. — On décrit sous le nom de *ligament surépineux* une longue bande fibreuse reliant les sommets des apophyses épineuses. Sim-

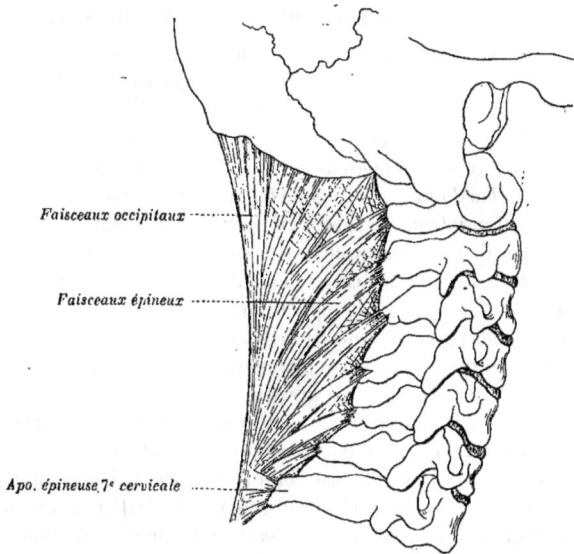

Fig. 593. — Ligament cervical postérieur, vue latérale.

ple épaississement du bord postérieur du ligament interépineux, au niveau des lombes, le ligament interépineux prend au dos l'aspect d'un cordon arrondi tendu entre les apophyses épineuses. A la région dorsale comme à la région lombaire, c'est une sorte de raphé, d'intersection fibreuse entre les muscles du dos.

Dans la *région cervicale* le ligament surépineux prend l'aspect d'une lame fibreuse, triangulaire, antéro-postérieure dont la base s'insère sur la protubérance occipitale externe et la crête qui la continue en bas, et dont le sommet est fixé au sommet de la sixième ou de la septième apophyse épineuse. C'est le *ligament cervical postérieur.* Cloison sagittale de la nuque, ce ligament répond par ses faces aux muscles extenseurs de la tête et du cou.

Le *bord antérieur* du ligament cervical se fixe sur les apophyses épineuses cervicales, excepté sur celle de l'atlas, par autant de faisceaux distincts, qui se bifurquent pour s'insérer sur le côté interne des deux tubercules épineux. Entre les apophyses épineuses, il se continue avec les ligaments interépineux.

Son *bord postérieur,* plus épais, répond à l'interstice des muscles de la nuque et est formé par l'entrecroisement des fibres aponévrotiques des muscles trapèze, splénius, rhomboïde, et petit dentelé supérieur.

Le ligament cervical postérieur est formé en partie de fibres propres, en partie par l'accolement des aponévroses des muscles postérieurs du cou ; notre figure, demi-schématique, montre bien ses faisceaux de renforcement qui se détachent du sommet des apophyses épineuses.

Le ligament cervical postérieur, ainsi réduit à l'état de cloison aponévrotique, représente chez l'homme un ligament très développé chez les mammifères quadrupèdes en raison de la fonction qui lui incombe de maintenir la tête et le cou. Chez l'homme, bipède, l'organe, devenu à peu près inutile, s'est atrophié.

Ligaments interépineux. — Ce sont des cloisons fibreuses placées verticalement dans l'intervalle qui sépare deux apophyses épineuses voisines. Leurs *faces* répondent aux muscles des gouttières vertébrales. — Leur *bord supérieur* s'insère sur le bord inférieur de l'apophyse épineuse qui est au-dessus ; — leur *bord inférieur* est fixé au bord supérieur de l'apophyse épineuse de la vertèbre sous-jacente ; — leur *bord antérieur* répond à l'angle de réunion des ligaments jaunes ; — leur *bord postérieur* répond aux ligaments interépineux.

Dans la *région cervicale,* ils sont très amincis et se continuent en arrière avec le ligament cervical postérieur. Leurs faces répondent aux muscles interépineux, dont ils représentent l'aponévrose de séparation.

Dans la *région dorsale,* les ligaments interépineux sont petits, triangulaires à pointe postérieure, dans les premiers espaces ; au niveau des vertèbres dorsales moyennes, ils sont très réduits et infiltrés de graisse.

Dans la *région lombaire,* ils sont irrégulièrement quadrilatères, avec un bord supérieur horizontal. — Souvent les dimensions des ligaments interépineux sont fort réduites à la région lombaire. Il n'est point rare, surtout chez les sujets âgés, de voir les apophyses épineuses arriver au contact et s'articuler par de véritables facettes, encroûtées de cartilages constituant des arthrodies. Ces modifications me paraissent en rapport avec les déformations que subissent les corps vertébraux dans cette région, d'où le contact, le frottement, l'usure et parfois la fracture des arcs vertébraux : je pense que certains cas de spondylochise ne reconnaissent pas d'autre origine.

ARTICULATION SACRO-VERTÉBRALE

Le sacrum s'unit à la dernière vertèbre lombaire : 1° par *son corps ;* 2° par ses *apophyses articulaires.*

L'*union du corps* du sacrum avec la face inférieure du corps de la cinquième lombaire est une amphiarthrose qui ne diffère en rien des autres amphiarthroses lombaires. Nous y trouvons en effet un ménisque plus haut en avant qu'en arrière et comme moyens d'union, la partie inférieure des grands ligaments vertébraux communs antérieurs et postérieurs.

L'*union des apophyses articulaires* est une arthrodie en tout semblable à celles des vertèbres lombaires ; la capsule y présente les mêmes faisceaux de renforcement que nous avons décrits aux lombes.

Le sacrum est encore uni à la colonne lombaire par deux ligaments jaunes, un ligament surépineux et un ligament interépineux.

ARTICULATION SACRO-COCCYGIENNE

L'articulation sacro-coccygienne est une amphiarthrose.

Surfaces articulaires. — Le sommet du sacrum présente une facette ovalaire à grand axe transversal, légèrement convexe ; cette facette est reçue dans une facette concave de même forme creusée sur la base du coccyx.

Un *ligament interosseux*, dont l'épaisseur varie entre deux et cinq millimè-tres chez l'enfant, unit ces surfaces articulaires. Ce ligament analogue aux dis-ques intervertébraux est rapidement envahi par l'ossification, de sorte que vers quarante ans cette articulation, d'après Sappey, est complètement ossifiée. Sa structure varie chez les différents individus : tantôt le noyau gélatineux central est très développé, l'articulation est alors très mobile ; dans d'autres cas c'est la partie fibreuse qui prédomine, l'articulation est alors moins mobile. Il me paraît vraisemblable que cette articulation doit subir dans les derniers mois de la grossesse des modifications analogues à celles que nous avons notées dans les articulations du bassin : je n'ai pas eu l'occasion de m'en assurer.

Ligaments. — Les ligaments sacro-coccygiens se divisent en antérieurs et postérieurs. — Les *ligaments sacro-coccygiens antérieurs* présentent deux ordres de fibres : les superficielles vont de la cinquième vertèbre sacrée à la pointe du coccyx et s'entrecroisent au niveau de la troisième vertèbre coccy-gienne avec celles du côté opposé ; les fibres profondes, plus externes, vont du sommet du sacrum à la troisième vertèbre coccygienne (V. fig. 532).

Les *ligaments sacro-coccygiens postérieurs* comprennent deux faisceaux superficiels et un faisceau profond. Les faisceaux superficiels ferment en par-tie l'ouverture du canal sacré ; ils naissent de la terminaison de la crête sacrée et se dirigent après s'être entrecroisés vers les parties latérales de la deuxième pièce coccygienne. — Le faisceau profond, médian, qui ne serait d'après Luschka que la terminaison de la dure-mère spinale, unit la dernière pièce du sacrum à la première pièce coccygienne.

Les cornes du sacrum et du coccyx sont unies en arrière par deux bandelettes ligamenteuses qui forment les *ligaments sacro-coccygiens latéraux* (V. fig. 533).

MOUVEMENTS DES ARTICULATIONS DE LA COLONNE VERTÉBRALE

La colonne vertébrale présente des mouvements de *flexion* et d'*extension*, des mouvements de *rotation* ou de torsion, des mouvements d'*inclinaison latérale*, et un mouvement de cir-cumduction résultant de la combinaison de ces divers mouvements.

Chaque articulation vertébro-vertébrale a ses mouvements propres, variables dans chaque région, et les mouvements d'ensemble des divers segments de la colonne, comme les mouvements si étendus de la colonne entière, ne sont que la résultante ou pour mieux dire la totalisation des mouvements si limités de chacune des articulations vertébro-vertébrales. Il convient donc d'étudier d'abord les mouvements qui se passent dans chacune de ces articulations.

Les *disques intervertébraux* sont les centres et les organes des mouvements qui se passent dans chaque articulation vertébro-vertébrale. La partie centrale, molle, de ces disques représente à la fois la cavité et le pivot sur lequel se meuvent deux vertèbres adjacentes ; la partie périphérique, fibreuse, du disque, joue le rôle d'un ligament qui limite les divers mouvements. Le noyau central, comprimé entre les surfaces articulaires et l'anneau fibreux, réagit par son élasticité. Monro considère ce noyau central comme un pivot mobile, un point d'appui liquide, sur lequel tournent les corps vertébraux : d'après cet auteur l'élasticité de la colonne serait due aux déplacements du noyau central (Cruveilhier).

Si l'on examine ce qui se passe sur une colonne vertébrale mise à nu, voici ce que l'on constate : dans le mouvement de flexion, on voit les corps vertébraux, par une sorte de bascule, se rapprocher les uns des autres en avant, tandis qu'ils s'éloignent en arrière ; alors les ménisques, comprimés, diminuent de hauteur en avant, se rident et dessinent une saillie transversale, tandis qu'en arrière leur hauteur augmente et ils paraissent comme étirés ; le grand ligament antérieur est plissé, le postérieur est tendu. — Si l'on vient à répéter les mêmes mouvements sur deux colonnes ayant subi l'une une coupe sagittale, l'autre une coupe frontale, on voit les déplacements et les déformations du noyau pulpeux et l'on constate en même temps que ce noyau vient faire sur la surface de la coupe une saillie qui témoigne de l'état de compression dans lequel il se trouve momentanément.

L'étendue des mouvements de chaque articulation vertébro-vertébrale est en raison de la hauteur du ménisque par rapport à la hauteur et à l'étendue en surface des corps vertébraux qu'il unit.

Il est aisé de comprendre que les mouvements d'articulations ainsi constituées ayant pour centre le noyau pulpeux peuvent s'effectuer dans toutes les directions ; en avant (flexion), en arrière (extension), latéralement (inclinaison) et dans toutes les directions intermédiaires. De plus à ces divers mouvements, s'ajoute un mouvement de *rotation* ou *torsion* : ce mouvement dont l'axe vertical passe par le centre des disques et des corps vertébraux est très limité dans chaque articulation : il est d'ordinaire combiné avec le mouvement d'inclinaison latérale. Ajouté à ceux des articulations voisines il se traduit par un mouvement de torsion d'ensemble très appréciable.

Mais les vertèbres ne sont point unies que par leurs corps ; elles sont encore articulées par leurs *apophyses articulaires* : ce sont ces articulations des apophyses articulaires, articulations mobiles, vraies diarthroses qui règlent le sens et l'étendue des mouvements dans chacune des régions de la colonne vertébrale ; nous allons le voir en étudiant les mouvements dans chacune des régions de la colonne.

La *région cervicale* jouit d'une mobilité étendue dans tous les sens ; elle le doit à la hauteur relative de ses disques et à la direction des facettes de ses apophyses articulaires planes et situées dans un plan transversal obliquement descendant en bas et en arrière : ce plan se rapproche d'autant plus de l'horizontale qu'on l'envisage sur une vertèbre plus inférieure.

Dans la région cervicale, tous les mouvements existent et ont tous une assez grande étendue : on remarquera que le mouvement d'extension est plus étendu que le mouvement de flexion. L'inclinaison latérale est plus étendue que dans toute autre région. Les mouvements de rotation ou de torsion sont également fort étendus surtout dans la partie inférieure de la région. Par contre les mouvements sont très limités entre la deuxième et la troisième vertèbre, ce qui est dû à la minceur du disque qui unit ces deux vertèbres. La grande mobilité de la colonne cervicale est due également à l'existence des articulations latérales que nous avons décrites.

A la *région dorsale*, les mouvements sont en général peu étendus, comme permettait de le prévoir la faible hauteur des disques intervertébraux : cependant les parties extrêmes participent à la mobilité des régions voisines. Les surfaces des apophyses articulaires, planes dans un plan frontal, s'opposent à tout mouvement de glissement en avant ou en arrière ; par contre leur conformation permet le glissement dans le plan frontal, c'est-à-dire l'inclinaison latérale, d'ailleurs rapidement arrêtée par la rencontre des côtes. Je viens de dire que les surfaces articulaires étaient planes dans un plan frontal, cela n'est point tout à fait exact ; en réalité l'interligne très légèrement concave en avant appartient à un cercle dont le centre serait vers le centre du corps vertébral correspondant ; aussi observe-t-on un mouvement de rotation assez étendu dans la région dorsale. Ce mouvement de torsion s'associe à l'inclinaison latérale dans la scoliose.

Dans la *région lombaire*, les mouvements de flexion et d'extension sont très étendus, surtout entre la troisième et la quatrième, et entre la quatrième et la cinquième ; les mouvements de latéralité sont aussi possibles ; par contre les surfaces articulaires des arcs postérieurs, emboîtées l'une dans l'autre, paraissent s'opposer à toute espèce de mouvement d'inclinaison latérale ou de rotation. Morris a prétendu que ces mouvements étaient possibles, grâce à la laxité extrême des capsules des apophyses articulaires « dont les surfaces ne sont pas en contact, dit-il, des deux côtés à la fois ». Or, je viens de vérifier ce fait sur trois colonnes vertébrales (deux hommes, une femme) : après avoir immobilisé la colonne dorsale et l'articulation sacro-iliaque, je n'ai pu constater le moindre mouvement de rotation dans la colonne lombaire ; de plus, des coupes pratiquées à différents niveaux m'ont montré que le contact dans les articulations des apophyses articulaires était parfait des deux côtés et simultanément.

Les mouvements de l'*articulation sacro-vertébrale* sont identiques à ceux qui se passent entre deux quelconques des vertèbres lombaires ; ils sont seulement plus étendus, surtout les mouvements de flexion et d'extension, en raison de l'épaisseur plus grande du disque. Les changements d'inclinaison du bassin qui se produisent quand on passe de la station *debout* à la position *assis* ont surtout pour centre cette articulation.

Dans la station debout, la colonne est raccourcie par le tassement des ménisques ; on remarquera que les articulations des apophyses articulaires présentent un allongement dans le sens vertical, en rapport avec ce mouvement : cela est surtout marqué à la colonne lombaire où la synoviale offre un cul-de-sac supérieur très développé.

J'ai déjà insisté sur les modifications que l'atrophie des corps vertébraux amène dans l'union des arcs au niveau de la colonne lombaire ; de même que l'on voit survenir, par le fait de ce tassement, de véritables articulations entre les apophyses épineuses, de même les articulations des apophyses articulaires subissent une sorte de déplacement, de descente qui les conduit à empiéter sur les lames vertébrales. Ces modifications se remarquent chez la plupart des sujets âgés ; elles sont en rapport avec les modifications de courbure que l'âge et l'exercice de certaines fonctions déterminent dans la colonne vertébrale.

§ II. — UNION DE LA TÊTE AVEC LA COLONNE VERTÉBRALE

(ARTICULATIONS DE L'OCCIPITAL, DE L'ATLAS ET DE L'AXIS)

Les articulations de la partie supérieure de la colonne vertébrale s'éloignent de la disposition générale. Ces modifications sont en rapport avec l'union solide et néanmoins très mobile, de la tête avec la colonne.

La tête s'articule par l'un de ses os, l'occipital, avec les deux premières vertèbres cervicales : nous décrirons donc l'union : a) de l'*occipital* et de l'*atlas ;* 2° de l'*occipital* et de l'*axis*. — De plus, les deux premières vertèbres s'articulent par un mode tout particulier, formant l'*articulation atloïdo-axoïdienne*.

UNION DE L'OCCIPITAL ET DE L'ATLAS

Par ses masses latérales, l'atlas s'articule avec les condyles de l'occipital, formant l'*articulation occipito-atloïdienne proprement dite ;* en outre, les arcs de ces deux os sont unis à distance par les *ligaments occipito-atloïdiens anté-rieur* et *postérieur*.

ARTICULATION OCCIPITO-ATLOIDIENNE

Surfaces articulaires. — Ce sont, d'une part, les condyles de l'occipital, de l'autre, les cavités glénoïdes de l'atlas.

Les *surfaces condyliennes*, à peu près elliptiques, convexes dans tous les sens, regardent en bas et en dehors ; leur grand axe est obliquement dirigé d'arrière en avant et de dehors en dedans ; leur petit axe, transversal, est oblique en bas et en dedans.

Les *cavités glénoïdes,* concaves, regardent en haut et en dedans ; leur grand diamètre est orienté comme celui des condyles, mais plus court que lui. Les extrémités des grands diamètres des cavités glénoïdes sont séparées par une distance moyenne de 25ᵐᵐ en avant, de 30ᵐᵐ 5 en arrière (V. Ostéologie, p. 327 et 384). — Sappey a fait remarquer que ces surfaces représentent des segments de sphère : que les condyles rapprochés forment une tête ; que les cavités glé- noïdes rapprochées constituent une cavité, et enfin que cette articulation humaine rappelle l'énarthrose unique à laquelle la tête des oiseaux est rede- vable de sa grande mobilité.

Les surfaces articulaires sont revêtues d'une couche mince de cartilage, dont l'épaisseur est moins considérable sur l'occipital que sur l'atlas.

Moyens d'union. — Une capsule fibreuse, fort lâche, insérée sur le pour-

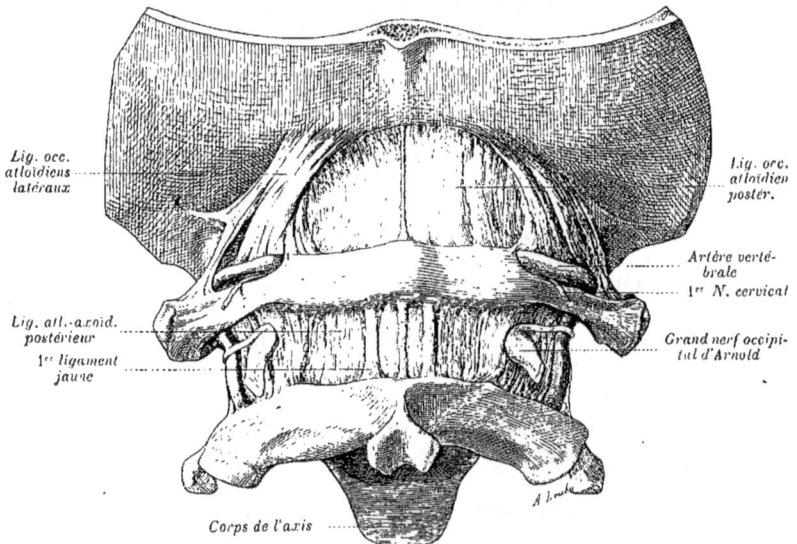

Fig 594. — Ligaments occipito-atloïdiens et atloïdo-axoïdiens postérieurs.

tour des surfaces articulaires, les maintient en contact (A). Très mince en dedans, elle est le plus souvent renforcée en dehors et en arrière par quelques trousseaux fibreux qui ont été décrits sous le nom de *ligaments occipito-atloï- diens latéraux.* J'ai fait représenter (fig. 594) un faisceau ligamenteux inséré en arrière de la fosse condylienne postérieure et allant à la base de l'apophyse transverse ; quelques fibres se détachent du bord externe de ce faisceau, pour s'insérer sur le sommet de l'apophyse transverse ; les fibres profondes ménagent entre elles et la capsule articulaire un orifice par lequel passent le premier nerf cervical et l'artère vertébrale, à sa sortie du canal transversaire de l'atlas. —

Luschka décrit encore des fibres allant de la fosse condylienne postérieure à l'apophyse jugulaire de l'occipital, protégeant ainsi les veines qui émergent du trou condylien postérieur.

La capsule se confond en avant avec le ligament occipito-atloïdien antérieur, en arrière avec le ligament occipito-atloïdien postérieur.

Synoviale. — Une synoviale lâche tapisse la face interne de chaque capsule ; elle envoie en dedans un prolongement qui recouvre le bord supérieur du ligament transverse, près de son insertion, et qui comble la fossette située à la face interne des masses latérales, en arrière du tubercule d'insertion de ce ligament.

Rapports. — La capsule occipito-atloïdienne est en rapport en dehors avec le muscle droit latéral, en arrière avec le muscle petit oblique, en dedans et en bas avec les fibres externes du ligament vertébral commun postérieur et les ligaments occipito-odontoïdiens latéraux.

Varia. — A. — L'insertion de la capsule occipito-atloïdienne présente quelques particularités. Sur l'atlas, par exemple, elle se fait sur la lèvre externe d'un sillon parallèle au bord externe des cavités glénoïdes (V. Ostéologie, p. 289), tandis qu'en arrière elle s'insère à une très petite distance (1 ou 2 mm.) du rebord cartilagineux. Ces insertions ont été véri-

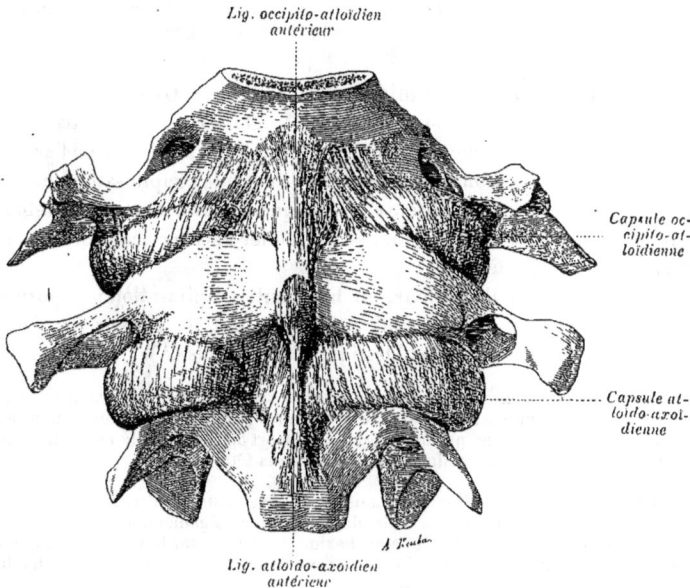

Fig. 595. — Ligaments occipito-atloïdiens et atloïdo-axoïdiens antérieurs.

fiées avec soin, car elles ne sont point conformes aux descriptions qui en sont généralement données, puisque l'on décrit ordinairement, comme intra-articulaire, la partie des masses latérales, située au-dessus de l'arc postérieur de l'atlas ; il suffit, pour vérifier ma description, de regarder un os sec : on voit la lèvre externe du sillon se rapprocher en arrière de la surface articulaire pour se confondre avec son bord postérieur.

LIGAMENTS A DISTANCE OCCIPITO-ATLOIDIENS

Les arcs antérieur et postérieur de l'atlas sont unis à distance par un appareil ligamenteux : les *ligaments occipito-atloïdiens antérieur et postérieur.*

Ligament occipito-atloïdien antérieur. — Il s'insère, en avant du trou occipital, sur la couche fibro-cartilagineuse qui tapisse la face antérieure de l'apophyse basilaire, et, d'autre part, sur le bord supérieur de l'arc antérieur de l'atlas. Très mince sur les côtés, où il mérite le nom de *membrane obtura-trice antérieure*, sous lequel il a été décrit, il est renforcé sur la ligne médiane par une bande fibreuse, qui unit le bord antérieur du trou occipital au versant supérieur du tubercule antérieur de l'atlas. Ce faisceau médian est recouvert par un cordon fibreux, qui naît de l'occipital en avant de lui et passe sur le tubercule de l'atlas sans s'y insérer, constituant ainsi l'origine du ligament ver-tébral commun antérieur ; une couche celluleuse, parfois une petite bourse séreuse, sépare les deux ligaments (V. fig. 597).

Rapports. — La face antérieure du ligament occipito-atloïdien antérieur est recouverte, de chaque côté, par le muscle petit droit antérieur de la tête. — Sa face postérieure est sépa-rée par du tissu cellulo-graisseux du ligament suspenseur de la dent et de la capsule atloï-do-odontoïdienne, sur la ligne médiane, et des ligaments occipito-odontoïdiens latéraux, sur les parties latérales. — En dehors le ligament se confond avec la capsule articulaire occipito-atloïdienne.

Rôle. — Dans les mouvements d'extension de la tête, le faisceau médian se tend bien avant les faisceaux latéraux ; son développement témoigne d'ailleurs du rôle qu'il doit jouer pour limiter ces mouvements.

Ligament occipito-atloïdien postérieur. — C'est une mince lamelle fibreuse, décrite encore sous le nom de *membrane obturatrice postérieure*, allant du bord postérieur du trou occipital au bord supérieur de l'arc postérieur de l'atlas. Elle se confond en dehors avec la capsule occipito-atloïdienne et forme à ce niveau une voûte fibreuse sous laquelle passe l'artère vertébrale péné-trant dans la cavité rachidienne, et le premier nerf cervical, sortant au-dessous et en dehors de l'artère.

Plus mince que l'antérieur, le ligament occipito-atloïdien postérieur ne présente aucun faisceau de renforcement ; il est de couleur jaunâtre et ren-ferme de nombreux faisceaux élastiques interstitiels (A).

Rapports. — La face profonde du ligament occipito-atloïdien postérieur est séparée de la dure-mère par une mince couche de tissu cellulaire, visible surtout dans la moitié inférieure du ligament. — La face profonde est en rapport de chaque côté avec les muscles petit droit, grand droit, et petit oblique postérieurs de la tête.

Rôle. — Le rôle de ce ligament dans les mouvements de l'occipital sur l'atlas semble être nul ; on arrive seulement à le tendre lorsque, les ligaments occipito-atloïdiens ayant été coupés, on fait subir à la tête une flexion exagérée ; sur le vivant ce ligament ne peut donc servir en aucune façon à limiter les mouvements de flexion, dont l'étendue est du reste très restreinte.

Varia. — A. D'après Henle et Humphry, le ligament occipito-atloïdien postérieur ne contient pas de lamelles élastiques.

UNION DE L'OCCIPITAL ET DE L'AXIS

L'occipital et l'axis, qui n'ont entre eux aucun contact articulaire, sont unis à distance par de très forts ligaments.

Ces ligaments contenus dans le canal rachidien, dont ils tapissent la paroi antérieure, peuvent être divisés en deux groupes : les uns, allant de l'occipital au corps de l'axis, constituent le *ligament occipito-axoïdien* ; — les autres unissant l'occipital à l'apophyse odontoïde, portent le nom de *ligaments de la dent* ou *occipito-odontoïdiens*.

LIGAMENT OCCIPITO-AXOIDIEN

C'est une large couche fibreuse tapissant toute la paroi antérieure du canal rachidien entre l'occipital et le bord inférieur du corps de l'axis ; il est situé immédiatement en avant du ligament vertébral commun postérieur, dont il forme la couche profonde. Il s'insère, en bas, sur toute la face postérieure du corps de l'axis, et, de là, se divise en trois faisceaux : le *faisceau moyen*, très épais, large d'un centimètre, est formé de fibres verticales qui vont s'insérer dans le fond de la gouttière basilaire, à un centimètre au-dessus du trou occi-

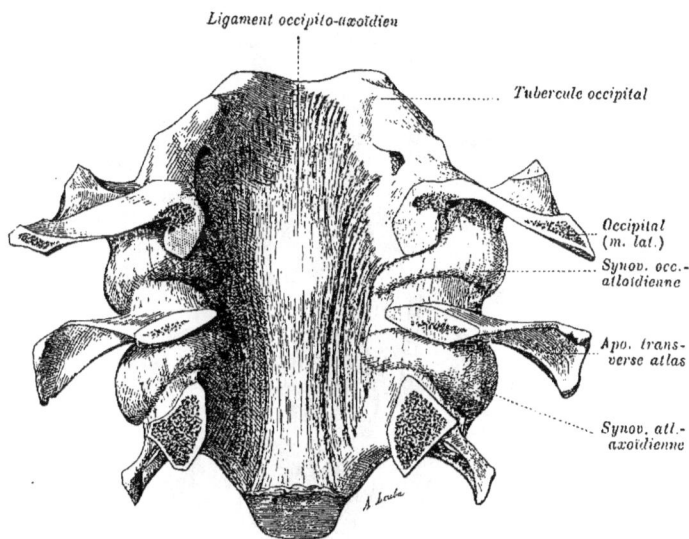

Fig. 596. — Ligament occipito-axoïdien.

Les arcs postérieurs ont été réséqués pour montrer la paroi antérieure du canal rachidien ; d'autre part, les synoviales occipito-atloïdiennes et atloïdo-axoïdiennes ont été injectées.

pital ; — les *faisceaux latéraux* sont formés de fibres obliquement ascendantes, qui vont s'attacher à la face interne des condyles, immédiatement au-dessous de l'orifice interne du *canal condylien antérieur*.

Rapports. — Le ligament occipito-axoïdien est en rapport par sa face postérieure avec le ligament vertébral commun postérieur. — Sur la ligne médiane, sa face antérieure répond de bas en haut : 1° à la branche inférieure du ligament cruciforme ; 2° à la branche horizontale (ligament transverse) de ce ligament, dont il est séparé par une bourse séreuse ou par une couche celluleuse ; 3° à la branche supérieure du même ligament, et au tissu cellulo-adipeux qui comble l'espace compris entre l'atlas, l'apophyse odontoïde et l'occipital. — Sur les parties latérales, cette face antérieure est en rapport avec les ligaments occipito-odontoïdiens latéraux, et les capsules occipito-atloïdiennes et atloïdo-axoïdiennes.

Rôle. — Le ligament occipito-axoïdien se tend fortement dès que la tête se fléchit sur la colonne; si on le coupe au niveau de ses insertions supérieures, on constate que la flexion est plus étendue.

LIGAMENTS OCCIPITO-ODONTOIDIENS

(Ligaments de la dent)

Cet appareil ligamenteux comprend un faisceau médian, *ligament occipito-odontoïdien médian*, et deux gros faisceaux latéraux, *ligaments occipito-odontoïdiens latéraux*.

Ligament occipito-odontoïdien médian (ligament suspenseur de la dent;

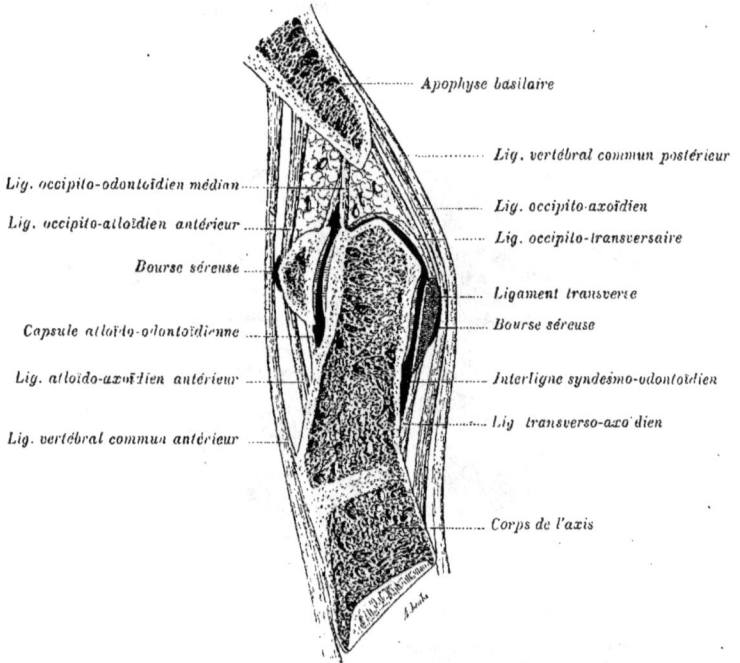

Fig. 597. — Coupe sagittale des articulations de la tête avec la colonne vertébrale.

ligamentum suspensorium posterior dentis de Luschka). — C'est un faisceau cylindrique, long de 10 à 12 millimètres, large de 2 à 5, allant du bord supérieur de la facette articulaire antérieure de l'apophyse odontoïde à la face antérieure de l'apophyse basilaire, immédiatement en avant du trou occipital. — Le développement de ce ligament présente de grandes variétés. Parfois réduit à quelques tractus celluleux, il se présente dans d'autres cas sous la forme d'un cordon épais de 3 à 4 millimètres, véritable ligament suspenseur de la dent ; il se confond en avant avec les fibres supérieures de la capsule atloïdo-odontoïdienne (A).

Rapports. — Le ligament occipito-odontoïdien médian est en rapport en avant avec la partie supérieure de la capsule atloïdo-odontoïdienne qui se confond avec lui, et s'en sépare plus bas en laissant un espace angulaire occupé par un prolongement de la synoviale de cette articulation. Une couche cellulo-graisseuse, contenant quelques veines, sépare cette couche ligamenteuse du ligament occipito-atloïdien antérieur. — En arrière, le ligament occipito-odontoïdien médian est séparé de la branche supérieure du ligament cruciforme par du tissu cellulo-adipeux renfermant quelques veines.

Rôle. — Le ligament occipito-odontoïdien médian est formé de tissu conjonctif riche en fibres élastiques ; il contient parfois, chez l'adulte, un cylindre cartilagineux, particularité sur laquelle H. Muller s'est appuyé pour faire de ce ligament le vestige du disque intervertébral, séparant la dernière vertèbre céphalique du corps de l'atlas, représenté par l'apophyse odontoïde.

Varia. — A. — On rencontre assez fréquemment un autre petit faisceau, inséré, en avant du précédent, près du bord supérieur de la facette articulaire de l'apophyse odontoïde, et se terminant, soit sur l'occipital, soit sur le ligament occipito-atloïdien antérieur. Ce faisceau a été décrit par Barkow sous le nom de ligamentum dentis anticum, et par Luschka sous le nom de ligamentum suspensorium dentis anterior ; il ne me paraît être autre chose que la partie supérieure de la capsule atloïdo-odontoïdienne.

Ligaments occipito-odontoïdiens latéraux (ligamenta alaria dentis). — Au

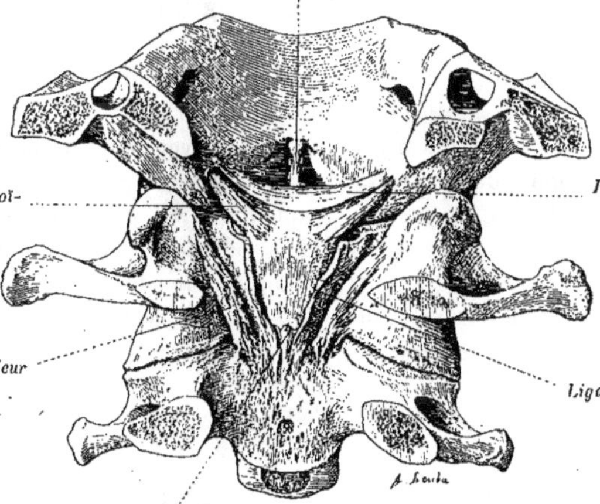

Fig. 598. — Ligaments occipito-odontoïdiens, vue postérieure.
Le ligament transverse a été réséqué en partie.

nombre de deux, ces ligaments sont de gros cordons fibreux, courts et puissants, insérés sur une facette qui occupe les parties latérales de la moitié supérieure de l'apophyse odontoïde ; ils se dirigent presque transversalement en dehors pour aller s'attacher sur la face interne des condyles occipitaux, où leur insertion laisse une empreinte remarquable que nous avons étudiée en ostéologie (A).

Rapports. — Les ligaments occipito-odontoïdiens latéraux répondent : en avant, à l'articulation atloïdo-odontoïdienne, et au tissu cellulo-adipeux qui les sépare de la membrane obturatrice antérieure ; — en arrière au bord supérieur et à la branche supérieure du ligament transverse, et au ligament occipito-axoïdien ; — en bas et en dehors à la capsule occipito-atloïdienne.

Rôle. — Ces ligaments, dont l'épaisseur est considérable, limitent les mouvements de rotation de la tête et de l'atlas sur l'axis : lorsqu'en effet on tourne la tête d'un côté ou de l'autre, le ligament opposé au côté vers lequel le menton est dirigé se tend et empêche une rotation plus étendue. D'après Humphry, ils contribuent en outre à maintenir la tête et à empêcher ses inclinaisons sur la colonne. Nous avons également constaté que, dans les mouvements de l'occipital sur l'atlas, le ligament occipito-axoïdien ayant été sectionné, les ligaments occipito-odontoïdiens latéraux interviennent pour limiter la flexion.

Varia. — A. — La *face postérieure de l'apophyse odontoïde* peut être divisée en trois plans : l'inférieur, regardant franchement en arrière, est articulaire et répond au ligament transverse ; les deux supérieurs, convergeant en arrière et en haut vers une crête mousse, médiane, sont occupés par des facettes lisses, irrégulièrement circulaires, d'un diamètre moyen de 7 millimètres. Ces facettes répondent à l'insertion des ligaments odontoïdiens latéraux ; leur bord antérieur est séparé de la surface articulaire antérieure de l'odontoïde par une dépression ou de très légères rugosités, qui marquent l'insertion de la capsule atloïdo-odontoïdienne.

Quelques fibres, nées de l'occipital au-dessus des ligaments occipito-odontoïdiens latéraux, passent au-dessus de l'apophyse odontoïde, et vont s'insérer au point correspondant du côté opposé, décrivant une arcade à concavité supérieure au-dessus des ligaments latéraux (V. fig. 598). Ce *faisceau occipito-occipital* n'est pas constant : tantôt il reste en contact avec les ligaments odontoïdiens latéraux, tantôt il s'en détache vers la ligne médiane, laissant au-dessus du sommet de l'apophyse odontoïde une fente comblée par une fine toile celluleuse.

UNION DE L'ATLAS ET DE L'AXIS

Les deux premières vertèbres cervicales sont unies entre elles : 1° *sur la ligne médiane ;* — 2° *sur les parties latérales.*

1° Sur la ligne médiane, le corps de la première vertèbre cervicale, représenté par l'apophyse odontoïde, est reçu dans un anneau ostéo-fibreux, formé par l'arc antérieur de l'atlas, et par un ligament étendu d'une masse latérale à l'autre, le *ligament transverse*. L'apophyse odontoïde s'articule en avant avec la portion osseuse, en arrière avec la portion fibreuse de l'anneau. Nous aurons donc à étudier dans l'union de la première vertèbre cervicale et de son corps : *a)* l'articulation entre l'arc antérieur de l'atlas et la face antérieure de l'odontoïde, ou articulation *atloïdo-odontoïdienne ;* — *b)* le *ligament transverse,* et son articulation avec la face postérieure de l'odontoïde, ou articulation *syndesmo-odontoïdienne.*

2° Sur les parties latérales, l'atlas entre en contact par les surfaces articulaires inférieures de ses masses latérales avec les apophyses articulaires supérieures de l'axis, constituant ainsi l'articulation *atloïdo-axoïdienne proprement dite.*

Enfin les deux vertèbres sont unies par des ligaments à distance que nous décrirons sous les noms de *ligaments atloïdo-axoïdiens antérieur* et *postérieur.*

ARTICULATION ATLOIDO-ODONTOIDIENNE

L'articulation de l'arc antérieur de l'atlas avec la face antérieure de l'apophyse odontoïde est une trochoïde.

Surfaces articulaires. — La face postérieure de l'arc antérieur de l'atlas présente, sur sa partie moyenne, une facette articulaire ovalaire, légèrement concave, à grand axe transversal.

La face antérieure de l'apophyse odontoïde présente de son côté une fàcette articulaire, de dimensions plus grandes que celle de l'atlas ; elle est ovalaire, légèrement convexe, à grand axe vertical.

L'une et l'autre de ces surfaces sont encroûtées de cartilage ; l'épaisseur de celui-ci est plus grande sur l'apophyse odontoïde que sur l'atlas, elle atteint environ un millimètre. D'après Luschka ce revêtement cartilagineux se composerait de deux couches : l'une superficielle fibro-cartilagineuse, l'autre profonde formée de cartilage hyalin.

Moyens d'union. — Une *capsule* lâche réunit les surfaces en présence ; elle s'insère sur tout le pourtour des facettes articulaires, si ce n'est au pôle supérieur

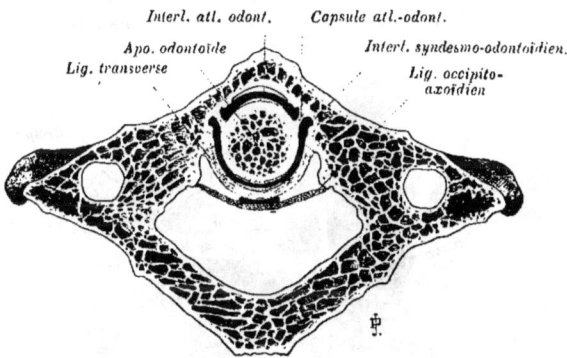

Fig. 599. — Coupe horizontale des articulations atloïdo-odontoïdienne
et syndesmo-odontoïdienne.

de la facette odontoïdienne, où elle remonte sur le ligament suspenseur de la dent avec laquelle elle se confond.

Synoviale. — Une synoviale tapisse la face interne de cette capsule ; en haut et en dehors elle répond à la capsule occipito-atloïdienne ; plus bas elle n'est séparée de la synoviale syndesmo-odontoïdienne que par l'épaisseur de la capsule.

ARTICULATION SYNDESMO-ODONTOIDIENNE.

Ligament transverse ou **demi-annulaire.** — Le ligament transverse forme la partie fibreuse de l'anneau qui enserre l'apophyse odontoïde ; étendu d'une masse latérale de l'atlas à l'autre, il s'insère par ses deux extrémités sur le tubercule que j'ai décrit sous le nom de tubercule du ligament transverse (V. Ostéologie, p. 290). Ce ligament, cylindrique au niveau de ses insertions, s'aplatit d'arrière en avant en se rapprochant de la ligne médiane ; c'est alors une véritable bande avec une face antérieure concave, une face postérieure convexe, et deux bords : un supérieur et un inférieur.

La *face antérieure*, concave transversalement, est en rapport par sa partie moyenne avec la facette articulaire postérieure de l'apophyse odontoïde ; ces deux surfaces en contact sont revêtues d'une couche cartilagineuse, épaisse de 6 à 8 dixièmes de millimètre.

La *face postérieure* est en rapport avec les fibres profondes du ligament occipito-axoïdien ; elle en est séparée sur la ligne médiane par une bourse séreuse constante, mais de dimensions variables (V. fig. 597 et 599).

Du *bord supérieur* du ligament transverse se détachent des fibres qui se réunissent en un faisceau aplati. Ce faisceau, décrit par certains auteurs comme formant la couche profonde du ligament vertébral commun postérieur, est en réalité formé de fibres propres appartenant au ligament transverse et mérite bien, d'après ses insertions, le nom d'*occipito-transversaire*. Il s'insère, en effet, à la face postérieure de l'apophyse basilaire, tout près du bord antérieur du trou occipital. Il n'est pas rare de voir ce faisceau s'arrêter au sommet de l'apophyse odontoïde : je possède deux cas de cette anomalie : dans l'une toutes les fibres

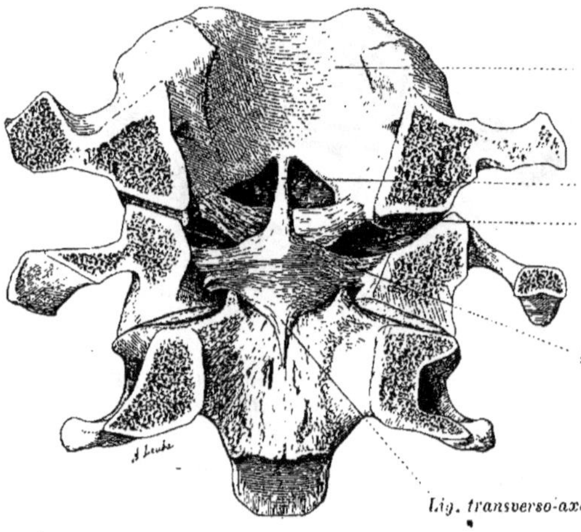

Fig. 600. — Ligament transverse, vue postérieure.

s'arrêtent à ce sommet ; dans l'autre elles forment deux faisceaux, le faisceau postérieur se continuant jusqu'à l'occipital. C'est sur cette pièce que j'ai pratiqué la coupe représentée fig. 597.

Du *bord inférieur* du ligament transverse se détache une languette fibreuse qui vient s'insérer à la partie moyenne de la face postérieure du corps de l'axis. C'est le *ligament transverso-axoïdien*.

Ces deux ligaments forment avec le ligament transverse une sorte de *croix*, ce qui explique pourquoi on donne à cet appareil ligamenteux le nom de *ligament cruciforme ;* on décrit alors les ligaments occipito-transversaire et transverso-axoïdien sous les noms de *branches supérieure* et *inférieure* du ligament cruciforme.

Remarquons que le ligament transverse forme avec la face postérieure de l'arc antérieur de l'atlas une sorte d'entonnoir évasé en haut, dans lequel est reçue l'apophyse odontoïde.

Synoviale. — La synoviale s'insère là où se termine le cartilage; elle affecte la forme d'un vaste sac qui se prolonge sur les faces latérales de l'apophyse odontoïde et qui vient se réfléchir sur la capsule qui la sépare de la synoviale atloïdo-odontoïdienne. — Il est fréquent de voir cette synoviale communiquer par un trou arrondi avec la synoviale des articulations atloïdo-axoïdiennes. — Henle signale également un prolongement supérieur, qui m'a semblé constant dans les cas où tout ou partie de la branche supérieure du ligament cruciforme va s'insérer au sommet de l'apophyse odontoïde. — J'ai également observé la communication de la synoviale syndesmo-odontoïdienne avec la synoviale atloïdo-odontoïdienne.

ARTICULATION ATLOIDO-AXOIDIENNE.

Cette articulation est une diarthrose du genre arthrodie.

Surfaces articulaires. — Elles sont formées par les facettes articulaires inférieures des masses latérales de l'atlas, et par les apophyses articulaires supérieures de l'axis.

Les surfaces articulaires de l'atlas regardent en bas et en dedans; sur un os frais, revêtu de son cartilage, elles sont légèrement concaves dans le sens transversal et *nettement convexes dans le sens antéro-postérieur ;* le revêtement cartilagineux accentue cette convexité sagittale qui existe aussi sur l'os sec.

Les surfaces articulaires de l'axis, tournées en haut et en dehors, sont, sur l'os frais, *franchement convexes d'avant en arrière* et très légèrement convexes dans le sens transversal.

La convexité antéro-postérieure des surfaces articulaires est due à une crête mousse transversale qui divise chaque surface en deux versants ou pentes. Il résulte de cette disposition que les surfaces ne se correspondent pas ; de plus, contrairement à ce qui se passe d'ordinaire dans l'économie humaine, la concordance n'est point rétablie par un ménisque fibro-cartilagineux. Lorsque la tête regarde directement en avant, les surfaces articulaires se touchent uniquement par leur crête transversale, semblables à deux bateaux renversés reposant l'un sur l'autre par leur quille (V. fig. 601) ; elles sont séparées en avant et en arrière par un intervalle haut de 2 à 5 mm. Lorsque l'atlas exécute un mouvement de rotation sur l'axis, l'une des crêtes atloïdiennes descend le versant antérieur de la surface axoïdienne, tandis que l'autre crête descend le versant postérieur de la surface axoïdienne du côté opposé. D'après Henke, les deux segments en contact décrivent un mouvement en pas de vis, dont l'un s'enroule de droite à gauche, et l'autre de gauche à droite.

Les surfaces articulaires sont revêtues par une couche de cartilage, dont l'épaisseur, plus considérable vers le centre, atteint 1 centimètre 1/2 à 2 centimètres.

Moyens d'union. — Une *capsule* fibreuse, lâche, maintient ces surfaces en contact. Elle prend ses insertions à distance du rebord cartilagineux, s'avançant en dehors, tant sur l'atlas que sur l'axis, jusqu'à la base des apophyses transverses.

En dedans cette capsule est renforcée par une bande fibreuse, allant de la

49

partie postérieure de la face interne des masses latérales de l'atlas à la partie supérieure de la face postérieure de l'axis ; cette bande fibreuse appartient en réalité au ligament occipito-axoïdien ; elle est connue sous le nom de *ligament latéral inférieur d'Arnold* (V. fig. 598).

Synoviale. — Une synoviale tapisse la face interne de la capsule. Elle envoie quelquefois un prolongement qui communique avec la synoviale de l'articulation syndesmo-odontoïdienne. Nous avons presque constamment observé un autre prolongement qui s'étalait au-devant du col de l'apophyse odontoïde, jusqu'à la rencontre de la capsule atloïdo-odontoïdienne. Des replis synoviaux pénètrent en avant et en arrière dans l'intervalle que laissent entre elles les surfaces articulaires. — Quelquefois la synoviale communique avec la synoviale syndesmo-odontoïdienne.

Rapports. — La capsule se confond en avant avec le ligament atloïdo-axoïdien antérieur, et en arrière avec le ligament atloïdo-axoïdien postérieur. — Elle est en rapport en dehors avec l'artère vertébrale, en avant avec le muscle long du cou, en dedans avec le ligament vertébral commun postérieur

LIGAMENTS A DISTANCE ATLOIDO-AXOIDIENS.

Ligament atloïdo-axoïdien antérieur. — L'arc antérieur de l'atlas est uni à la face antérieure du corps de l'axis par une lame fibreuse très mince, qui s'insère en haut sur le bord inférieur de l'arc de l'atlas, en bas sur la face antérieure du corps de l'axis. Sur la ligne médiane, cette sorte de membrane obturatrice présente un renforcement, de forme triangulaire à sommet supérieur, né du versant inférieur du tubercule antérieur de l'atlas ; latéralement elle vient se confondre avec les fibres des capsules atloïdo-axoïdiennes.

Ce ligament répond en avant au muscle long du cou dont le sépare une couche celluleuse.

Ligament atloïdo-axoïdien postérieur. — Ce ligament se présente sous la forme d'une mince couche fibreuse étendue du bord inférieur de l'arc postérieur de l'atlas aux lames et à la base des apophyses épineuses de l'axis.

De chaque côté de la ligne médiane, ce ligament est renforcé par une bande de tissu élastique, reconnaissable à sa couleur jaunâtre et représentant le premier des ligaments jaunes. Plus en dehors il est perforé par le deuxième nerf cervical : grand nerf sous-occipital d'Arnold (V. fig. 594).

Par sa face antérieure, il répond à la dure-mère dont il est séparé par les plexus veineux intrarachidiens ; en arrière il répond au grand oblique, et au grand droit postérieur. — Sur les parties latérales il se confond avec les capsules de l'articulation atloïdo-axoïdienne.

MÉCANISME DES ARTICULATIONS DE LA TÊTE AVEC LA COLONNE VERTÉBRALE

Les mouvements si variés et si étendus de la tête sur la colonne vertébrale sont répartis entre deux articulations, l'occipito-atloïdienne et l'atloïdo-axoïdienne.

. **Mouvements de l'articulation occipito-atloïdienne.** — Les mouvements principaux de cette articulation sont *la flexion* dans laquelle la tête s'abaisse vers le thorax et l'*extension* qui relève le front et le menton. Ces mouvements se passent autour d'un axe transversal qui répond à peu près au centre de courbure des condyles occipitaux ; ils sont *peu étendus*. —

Le mouvement de flexion ne dépasse guère 20°, car il est rapidement limité par les ligaments occipito-axoïdiens et par les ligaments occipito-atloïdiens latéraux. — Le mouvement d'extension atteint environ 30°, d'après des expériences faites sur trois têtes. — Ce peu d'étendue des mouvements propres de l'articulation occipito-atloïdienne (flexion et extension) nous amène à conclure que c'est surtout par les mouvements d'ensemble de la colonne cervicale que nous pouvons amener le menton au contact du sternum.

A ces mouvements principaux il faut ajouter des mouvements notables de *glissement latéral*. Dans ces mouvements qui s'effectuent autour d'un axe antéro-postérieur intra-crânien, répondant au centre d'une courbe passant par le sommet de la convexité transversale des deux condyles, les condyles glissent latéralement sur les cavités glénoïdes, l'un se rapproche de l'axe vertical médian, tandis que l'autre s'en éloigne. — L'inclinaison de la tête peut aller jusqu'au point que tout le poids se porte sur une seule articulation occipito-atloïdienne, comme il arrive à l'articulation coxo-fémorale dans l'*attitude penchée*.

La combinaison des mouvements latéraux avec les mouvements de flexion et d'extension permet un très léger mouvement de rotation et un mouvement assez étendu de circumduction.

Mouvements de l'articulation atloïdo-axoïdienne. — Le mouvement principal et l'on peut presque dire unique de cette articulation, c'est la *rotation*. Dans ce mouvement l'atlas, faisant corps avec la tête, tourne sur l'axis autour de l'apophyse odontoïde. L'axe vertical

Schémas des mouvements des articulations de l'atlas et de l'axis.

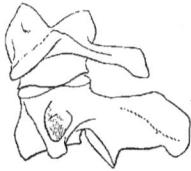

Fig. 601. — Vue latérale, le visage étant tourné directement en avant.

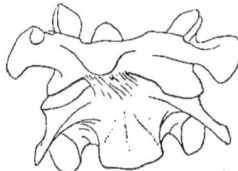

Fig. 602. — Vue antérieure, le visage étant tourné vers la droite.

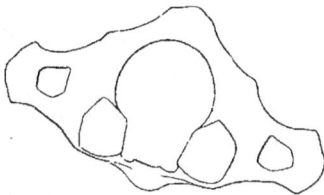

Fig. 603. — Vue d'en haut, le visage étant tourné vers la droite.

de ce mouvement passe par l'apophyse odontoïde autour de laquelle l'anneau syndesmo-atloïdien tourne comme une roue autour de son essieu, suivant la juste comparaison de Cruveilhier. Le plan du mouvement n'est pas horizontal : il s'incline à la fois en avant et en arrière et l'on ne saurait mieux le comparer qu'à une hélice à deux branches. Nous avons vu en effet que les surfaces articulaires, lorsque le visage est tourné directement en avant, entrent en contact par une crête transversale répondant à leur partie moyenne, tandis qu'en avant et en arrière de cette crête elles restent à distance l'une de l'autre (V. fig. 601). Dans ces conditions, lorsque l'atlas vient à tourner sur l'axis, il glisse et descend sur les versants de la crête axoïdienne : comme le centre du mouvement est à l'apophyse odontoïde, le mouvement a lieu en sens inverse de chaque côté : ainsi, si nous tournons la tête vers la droite, la masse latérale gauche de l'atlas descend le versant antérieur de la facette axoïdienne du même côté, tandis que la masse droite descend le versant postérieur de la facette axoïdienne droite ; ce mouvement est représenté dans le schéma (V. fig. 602). On comprend que dans ce double mouvement de descente l'atlas et par suite la tête s'abaissent d'autant plus que le mouvement de rotation est plus prononcé. Dans les mouvements de rotation la tête s'abaisse ; elle atteint sa hauteur maxima lorsque le sujet regardant en face, les surfaces articulaires entrent en contact seulement par leur crête transversale. Sappey a donné de ce fait la démonstration expérimentale.

Nous avons noté la grande laxité de la capsule qui se prête à tous ces mouvements et la présence des franges synoviales qui comblent l'espace angulaire qui sépare les surfaces articulaires en avant et en arrière.

A côté du mouvement de rotation, mouvement principal de l'articulation atloïdo-axoïdienne, il faut noter de très légers mouvements en avant et en arrière analogues à ceux qui se passent entre les autres vertèbres de la région cervicale. Bichat et après lui Cruveilhier ont certainement exagéré en niant totalement les mouvements de flexion et d'extension : l'enclavement de l'apophyse odontoïde dans sa bague ostéo-fibreuse n'est point aussi serré qu'ils l'ont dit et permet de très légers mouvements de flexion et d'extension. Dans ces mouvements on voit l'espace angulaire qui sépare les surfaces en avant se fermer dans la flexion et s'ouvrir dans l'extension tandis que le postérieur fait le contraire.

Ce sont les ligaments odontoïdiens latéraux qui limitent les mouvements de rotation : le droit limite la rotation de la tête à droite, le gauche la rotation à gauche : ce sont de véritables freins d'arrêt.

Henke et Krause ont défini plus exactement les articulations atloïdo-axoïdiennes en les considérant comme appartenant à deux pas de vis, ou à deux spires enroulées en sens inverse autour d'un même axe vertical qui répond à l'apophyse odontoïde, pivot articulaire ; à la spire enroulée à droite, appartiennent les surfaces articulaires qui entrent en contact lorsque la face tourne du côté droit, à savoir la partie postérieure de la facette gauche de l'atlas, en contact avec la partie antérieure de l'axis d'une part ; la partie antérieure de la facette droite de l'atlas en contact avec la partie postérieure de la facette droite de l'axis, d'autre part. — L'inverse a lieu pour la spire enroulée à gauche.

Il est important de remarquer que ces mouvements que nous venons d'étudier séparément en les localisant dans leur articulation principale, se combinent, et sont solidaires à cause de la communauté de certains ligaments : aussi le mouvement de rotation qui tend un ligament odontoïdien latéral détermine par ce fait un glissement latéral dans l'articulation occipito-atloïdienne, et le mouvement de flexion qui tend les ligaments odontoïdiens diminue l'étendue des mouvements de flexion.

Il ne faut pas localiser dans la seule articulation atloïdo-axoïdienne la totalité du mouvement par lequel la face est tournée vers la droite ou vers la gauche ; en effet le mouvement de rotation limité à l'articulation atloïdo-axoïdienne ne dépasse guère 30° de chaque côté : or nous savons que dans son mouvement de rotation la tête décrit près d'un demi-cercle, soit 190° ; c'est qu'à la rotation dans l'articulation atloïdo-axoïdienne, s'ajoute la somme des rotations effectuées dans les divers segments de la colonne vertébrale.

Les mouvements de flexion et d'extension de la tête, surtout le premier, se passent surtout dans la colonne cervicale. Les mouvements d'inclinaison latérale, si limités dans l'articulation occipito-atloïdienne, nuls dans l'articulation atloïdo-axoïdienne, se passent presque exclusivement dans la colonne cervicale.

Equilibre de la tête sur la colonne vertébrale. — Les expériences des Weber, répétées par Humphry, ont montré que la tête est en équilibre sur les condyles, et que les muscles de la nuque n'interviennent point pour le maintien de la tête dans cette situation.

La position ordinaire de la tête sur la colonne vertébrale est telle qu'elle repose en équilibre parfait sur les condyles occipitaux : il faut noter que, dans cette situation, le regard n'est point tout à fait horizontal, mais légèrement dévié en haut ; dans la position du regard horizontal, le centre de gravité tombe un peu en avant et provoque une distension des muscles de la nuque qui suffit au maintien de cette situation sans que leur contraction soit nécessaire. De même, lorsque le regard s'incline en bas, ce sont encore les muscles de la nuque qui interviennent, non, comme on le dit, par contraction, mais seulement par distension passive, agissant à la façon de ligaments actifs.

ARTICULATIONS DU THORAX

Les articulations du thorax sont réparties en deux groupes : un *groupe postérieur* comprenant les articulations des côtes avec la colonne vertébrale, et un *groupe antérieur* comprenant les articulations des arcs costaux avec la colonne sternébrale.

§ I. — ARTICULATIONS POSTÉRIEURES DU THORAX

Les côtes s'articulent : — *a*) par leurs têtes avec les parties latérales du corps des vertèbres dorsales, *articulations costo-vertébrales* proprement dites ; — (*b* par leur tubérosité avec le sommet des apophyses transverses, *articulations costo-transversaires ;* — *c*) de plus, des ligaments *unissent à distance* leur col à l'apophyse transverse, aux lames et aux pédicules.

ARTICULATIONS COSTO-VERTÉBRALES

D'après Sappey, elles appartiennent au groupe des diarthro-amphiarthoses, c'est-à-dire qu'elles participent à la fois des articulations mobiles et des articulations semi-mobiles.

Surfaces articulaires. — La *tête de chaque côte* présente deux facettes articulaires, planes, séparées par une crête antéro-postérieure ; la facette supérieure d'autant plus petite qu'on l'examine sur une côte plus inférieure, regarde en dedans et en haut ; la facette inférieure, dont les dimensions varient en raison inverse de celles de la précédente, regarde en dedans et en bas.

Chaque tête costale, ainsi configurée en coin, s'articule avec une cavité anguleuse formée par la rencontre des facettes costales des corps vertébraux, cavité dont le fond est constitué par le disque intervertébral correspondant.

A la facette supérieure de la tête costale répond la facette articulaire du corps de la vertèbre sus-jacente ; à l'inférieure, répond celle de la vertèbre sous-jacente ; à la crête mousse et transversale correspond le disque intervertébral. Les variations des facettes vertébrales sont en rapport avec celles des facettes costales.

Chacune de ces surfaces articulaires est tapissée par une couche de fibro-cartilage dont l'épaisseur varie de un demi à un millimètre ; d'après Sappey, ce revêtement se composerait : *a*) d'une mince couche de cartilage hyalin, adhérente à l'os ; — *b*) d'une couche superficielle, fibro-cartilagineuse, plus épaisse.

Moyens d'union. — Ils sont représentés par une capsule fibreuse, renforcée en avant et en arrière, et par un ligament dit interosseux.

Capsule. — La capsule mince maintient les surfaces en contact ; elle présente en avant des faisceaux de renforcement dont l'ensemble forme le ligament costo-vertébral antérieur ou rayonné.

Ligament antérieur ou *rayonné*. — Ce ligament est formé par une série verticale de festons ou petits éventails fibreux, dont chacun se détache de la tête
d'une côte pour rayonner par sa base épanouie sur les parties antéro-latérales
des vertèbres adjacentes. Chaque éventail est divisé en trois faisceaux : un
supérieur, oblique en haut et en dedans, se fixe sur les parties latérales du corps
de la vertèbre sus-jacente, à quelque distance de la facette articulaire ; un
moyen, horizontal, plus mince et plus profond, quelquefois très réduit, s'attache
sur le disque intervertébral : un inférieur, oblique en bas et en dedans, s'insère
sur les parties latérales de la vertèbre sous-jacente et se prolonge, ainsi que le
moyen, sous les bandelettes latérales du ligament vertébral commun antérieur.

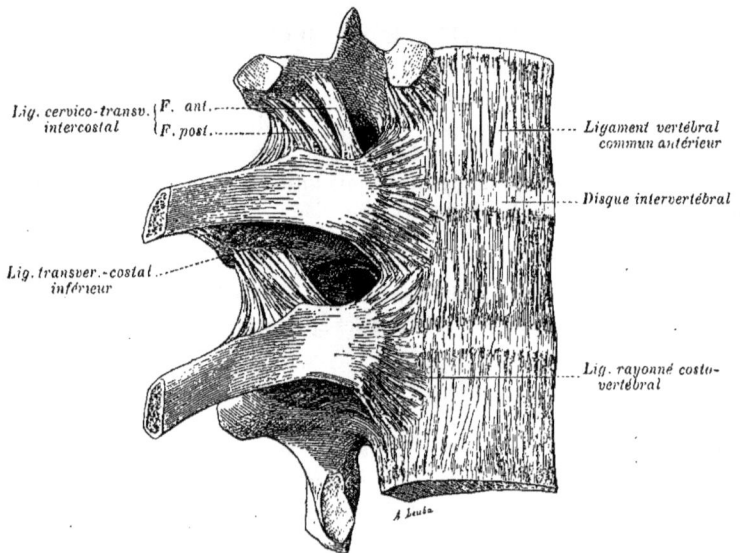

Fig. 604. — Articulations des corps vertébraux, et articulations costo-
vertébrales, vue antéro-latérale.

Dans la région cervicale le ligament rayonné est représenté par des faisceaux
qui, du corps de deux vertèbres voisines et du ménisque qui les sépare, convergent vers le tubercule antérieur de l'apophyse transverse appartenant à la vertèbre inférieure. — Nous avons décrit ce faisceau comme renforcement de la
capsule des articulations latérales des corps cervicaux.

A la colonne lombaire, le ligament rayonné est représenté par des faisceaux
analogues allant à la base de l'apophyse costiforme.

En arrière, la capsule est renforcée par quelques faisceaux qui vont de la tête
au voisinage des facettes vertébrales correspondantes et à la face externe des pédicules sus et sous-jacents. — En bas et en haut, deux petits cordons fibreux,
l'un supérieur, l'autre inférieur, distincts de la capsule, vont des bords corres-

pondants de la tête costale au voisinage des facettes vertébrales ; ces ligaments contribuent à limiter le canal de conjugaison.

Ligament interosseux. — On donne assez improprement ce nom à une lame fibro-cartilagineuse, courte, mince, étendue horizontalement de la crête saillante que présente la tête de la côte au disque intervertébral correspondant, avec lequel elle se continue. Cette lame, fort épaisse en avant, où elle est recouverte par le ligament rayonné, s'aplatit en arrière ; comme elle s'insère à toute la largeur de la crête costale, elle divise l'articulation en deux compartiments. Dans les articulations extrêmes, ce fibro-cartilage interosseux est quelquefois réduit à une simple languette ; il est toujours beaucoup plus épais dans la partie antérieure de l'articulation ; assez souvent il manque dans la partie postérieure, ou bien se trouve réduit à quelques inégalités villiformes ; alors les deux cavités communiquent en arrière et il n'y a qu'une synoviale. C'est ainsi, comme le remarque Trolard, que se peuvent expliquer les opinions différentes des anatomistes sur l'unité ou la dualité de la synoviale costo-vertébrale.

Synoviale. — Le plus souvent double, elle est parfois unique, comme je viens de le dire.

CARACTÈRES PROPRES A QUELQUES ARTICULATIONS COSTO-VERTÉBRALES. — Les articulations costo-vertébrales, placées aux extrémités de la série, se distinguent des autres par des caractères particuliers. Dans la première, la onzième et la douzième, la tête costale présente une seule facette articulaire répondant à un seul corps vertébral. — Les ligaments subissent par cela même des modifications : ainsi le faisceau moyen du ligament rayonné manque, et le ligament interosseux est très rudimentaire.

Vaisseaux et nerfs. — Les articulations costo-vertébrales sont vascularisées par des rameaux venus des artères intercostales, et innervées par des filets détachés des branches antérieures des nerfs spinaux.

Mouvements. — Chaque côte est fixée à la colonne vertébrale par une véritable charnière, l'articulation costo-vertébrale, qui permet des mouvements très étendus *d'abaissement* et *d'élévation*. Sur le thorax entier, ces mouvements sont très limités parce que les côtes sont fixées par ailleurs aux apophyses transverses et au sternum, et entre elles par les muscles intercostaux. L'axe antéro-postérieur de ces mouvements d'abaissement et d'élévation répond à l'insertion du ligament au ménisque intervertébral.

À côté de ces mouvements principaux, on constate des mouvements de glissement en avant et en arrière ; ainsi, quand la côte s'élève, elle glisse légèrement en avant et tend à sortir de l'encoche vertébrale ; dans l'expiration, elle s'abaisse et rentre dans la cavité. Les ligaments costo et cervico-transversaires et les faisceaux inférieurs du ligament radié sont tendus dans l'élévation. En même temps que ces mouvements, on peut remarquer un très léger mouvement de rotation autour d'un axe transversal passant par le col de la côte.

La première et la deuxième côte sont moins mobiles que les suivantes ; les deux dernières, dites côtes flottantes, sont les plus mobiles.

Varia. — D'après Trolard, le ligament interosseux s'attache fréquemment au-dessous de la crête costale ; le même auteur a rencontré des articulations costo-vertébrales à deux facettes sans ligament interosseux. Barkow a rencontré parfois une véritable synchondrose unissant les côtes à la colonne.

Trolard a étudié le développement des articulations costo-vertébrales ; il a constaté que chez le fœtus et chez l'enfant, la tête costale répond au disque intervertébral, dont le prolongement comble tout l'espace compris entre la tête et les facettes vertébrales. Avec l'âge, des vacuoles se montrent dans l'épaisseur du disque ; elles se développent et se fusionnent

pour former les deux cavités synoviales qui restent séparées par cette partie persistante
du disque que nous avons décrite sous le mauvais nom de ligament interosseux.

ARTICULATIONS COSTO-TRANSVERSAIRES

La tubérosité de la côte est unie à l'apophyse transverse par une arthrodie.

Surfaces articulaires. — La *facette costale*, légèrement convexe, à peu
près circulaire, occupe la partie interne de la tubérosité (V. Ostéologie, p. 340) ;
elle regarde presque directement en arrière sur les cinq premières côtes ; sur
les côtes inférieures, elle regarde en arrière et en bas ; elle se rapproche d'au-
tànt plus du bord inférieur de la côte qu'on l'envisage sur une côte plus inférieure.

Les *facettes transversaires*, légèrement concaves, ont une orientation qui

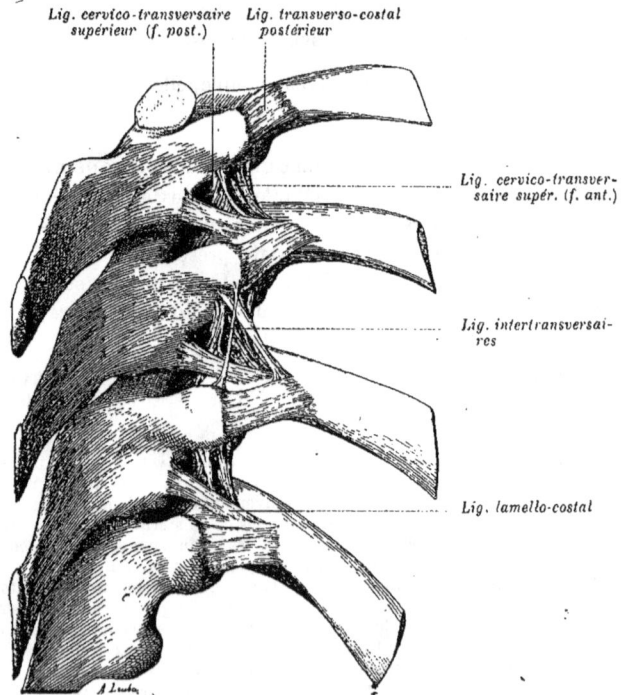

Fig. 605. — Articulations costo-transversaires, vue postérieure.

correspond à celle des facettes tubérositaires ; elles regardent par conséquent
d'autant plus en haut qu'elles sont plus inférieures.

De cette situation des surfaces en présence, il suit que, si l'on regarde un
thorax par sa partie postérieure, les apophyses transverses débordent les côtes
en haut et sont débordées par elles en bas.

Ces surfaces articulaires sont recouvertes d'une mince couche de cartilage, de fibro-cartilage d'après Sappey.

Moyens d'union. — Une *capsule* fibreuse mince maintient les surfaces en contact; elle s'insère au pourtour des facettes articulaires.

Elle est renforcée en arrière par un ligament large de 1 cent., long de 1 cent. 1/2 à 2 cent., allant de la partie postérieure du sommet de l'apophyse transverse, à la partie supéro-externe, rugueuse, de la tubérosité costale; c'est le *ligament transverso-costal postérieur.* Transversalement dirigé sur les premières côtes, il devient d'autant plus oblique en haut et en dehors que l'on se rapproche des fausses côtes. (V. fig. 605).

A la première côte, ce ligament, très peu développé, est recouvert par le muscle intercostal externe qui s'avance jusqu'au corps vertébral.

A sa partie supérieure, la capsule présente souvent un autre épaississement, qui se confond en dehors avec le muscle surcostal correspondant.

En avant, la capsule est renforcée par un ligament: *ligament tranverso-costal inférieur* (V. fig. 604). Large, mais peu épais, il monte obliquement du bord inférieur de l'apophyse transverse vers le bord inférieur de la côte : vers la partie interne, il s'étend au delà de l'articulation unissant le bord inférieur de l'apophyse transverse à la gouttière costale.

Ces deux ligaments appartiennent nettement à l'articulation costo-transversaire ; je ne sais pourquoi l'usage a prévalu de ne décrire à cette articulation qu'un seul ligament, le transverso-costal postérieur, et de placer l'autre, le transverso-costal inférieur, parmi les ligaments qui unissent le col de la côte à l'apophyse transverse. Le contraire, c'est-à-dire grouper ces ligaments autour de l'articulation costo-transversaire, eût été plus juste et plus anatomique.

Synoviale. — Une synoviale très réduite tapisse la face interne de la capsule.

Vaisseaux et nerfs. — Les artères viennent des intercostales et les nerfs des branches, postérieures des nerfs spinaux correspondants.

Mouvements. — Ce sont des mouvements de glissement; en raison de l'obliquité du plan articulaire, lorsque les côtes s'élèvent dans l'inspiration, le glissement des côtes se fait de bas en haut et un peu en arrière ; il se fait en sens inverse quand la côte s'abaisse dans l'expiration. Dans ces mouvements, les tubérosités costales décrivent un arc de cercle très court dont le centre est situé à l'articulation costo-vertébrale.

Varia. — Les deux et quelquefois les trois dernières côtes ne présentent pas d'articulation costo-transversaire.

LIGAMENTS UNISSANT LE COL DES COTES A LA COLONNE VERTÉBRALE

Un certain nombre de ligaments unissent à distance le col des côtes à la colonne vertébrale. Les uns, *cervico-transversaires,* vont du col aux apophyses transverses (je dis cervico-transversaires et non costo-transversaires pour indiquer leur insertion sur le col de la côte et ne point les confondre avec les ligaments costo-transversaires que nous venons de décrire). — Un autre unit le col costal à la lame vertébrale correspondante, nous l'appellerons *lamello-costal.* — Enfin un dernier va du col au disque intervertébral et mérite le nom de *ménisco-costal.*

Ligament cervico-transversaire interosseux. — Le col des côtes est séparé
de la face antérieure de l'apophyse transverse par un interstice que comblent
de courts faisceaux fibreux allant d'un os à l'autre : l'ensemble de ces faisceaux
forme le *ligament cervico-transversaire interosseux,* dit encore *transverso-
costal antérieur* (V. fig. 606). Là où le col de la côte se trouve en regard

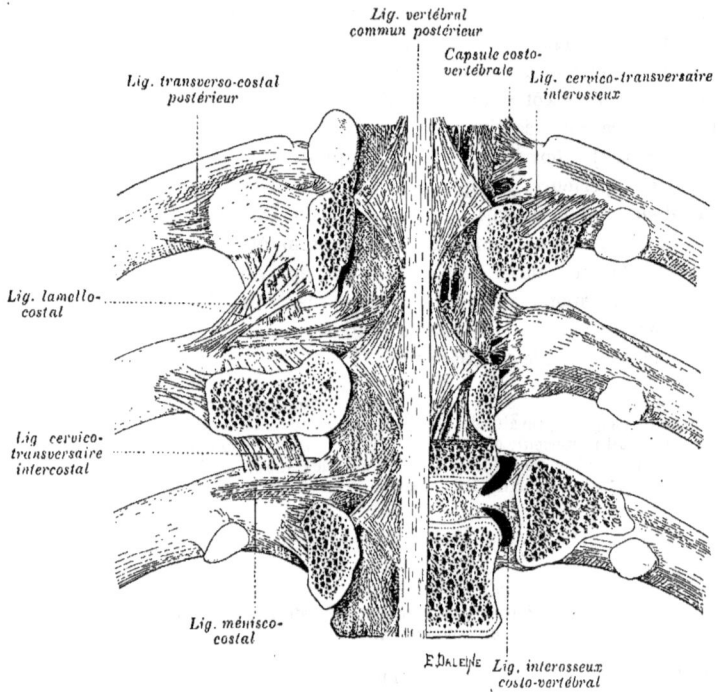

Fig. 606. — Articulations des côtes avec la colonne vertébrale, vue postérieure.

(La paroi postérieure du canal rachidien a été réséquée, et des coupes ont été pratiquées
à différents niveaux pour bien montrer les ligaments de ces articulations).

et presque au contact du pédicule de la vertèbre, les faisceaux du ligament
interosseux sont remplacés par un tissu cellulaire lâche, formant une sorte de
séreuse à cette articulation rudimentaire.

Ligament cervico-transversaire intercostal. — Je décris sous ce nom le ligament décrit ordinairement sous le nom de *transverso-costal supérieur :* ce ligament s'étend, à travers l'espace intercostal, d'une apophyse transverse à la côte
située au dessous, et non à la côte avec laquelle cette apophyse transverse
s'articule (V. fig. 604). Cette seule considération légitime la dénomination que
je crois devoir adopter dans le but d'éviter la confusion. Ce ligament revêt la
forme d'un plan fibreux losangique dont les faisceaux se dirigent obliquement du

bord inférieur et de la face postérieure d'une apophyse transverse au bord supérieur du col costal sous-jacent. Il est épais et presque toujours dédoublé en deux plans : un plan antérieur dont le bord interne limite avec le corps vertébral correspondant un orifice par lequel émerge le nerf rachidien sortant du canal de conjugaison, et un plan postérieur qui se sépare de l'antérieur en bas et se dirige plus obliquement en dehors pour gagner la tubérosité de la côte.

La hauteur des ligaments cervico-transversaires intercostaux est de 8 à 10 mm.; leur largeur de 12 à 15. Leur bord interne délimite avec le corps vertébral un orifice, par lequel émerge le nerf rachidien dont le faisceau intercostal passe en avant du ligament, tandis que le faisceau dorsal passe en arrière. Le bord externe est continu avec une aponévrose qui se perd entre les muscles intercostaux externe et interne.

Au niveau du dernier espace intercostal, le feuillet antérieur s'étend sous forme d'une lame aponévrotique dans toute la longueur de l'espace.

Entre la dernière côte et l'apophyse costiforme de la première vertèbre lombaire, ce ligament est représenté par une lame assez épaisse; plus bas, il s'étend comme une lame transversale entre les apophyses costiformes et est renforcée à sa partie postérieure par le faisceau intertransversaire. En dehors ce ligament se continue avec un ligament résistant, le *ligament lombo-costal,* formé de faisceaux transversaux qui se détachent du sommet des apophyses costiformes et de faisceaux verticaux ou obliques, qui, nés du bord inférieur de la onzième et de la douzième côte, descendent vers la crête iliaque et le ligament ilio-lombaire.

Henle désigne les faisceaux horizontaux qui paraissent prolonger en dehors les apophyses transverses sous le nom de *côtes fibreuses.* On peut dire, pour compléter l'analogie, que les faisceaux verticaux représentent les muscles intercostaux; ce ligament lombo-costal est recouvert en avant par le carré des lombes.

Ligament lamello-costal de Trolard (lamello-transversaire de Bourgery et Jacob). — C'est un faisceau ligamenteux, quelquefois double, qui, né de la partie inférieure de la lame, se dirige transversalement en dehors et vient s'insérer sur la face postérieure du col de la côte, immédiatement au-dessus du ligament interosseux cervico-transversaire (V. fig. 606).

Ligament ménisco-costal. — Il se détache de la face postérieure du col de la côte et se dirige horizontalement en dedans, parallèlement au bord supérieur de l'apophyse transverse, pénètre dans le canal vertébral, par le trou de conjugaison et se fixe sur la face postérieure du ménisque correspondant. Son insertion sur la côte se fait entre les insertions des ligaments cervico-transversaires et interosseux. De force très variable, il est situé sous la face profonde du ligament vertébral commun postérieur (V. fig. 606); parfois il se continue avec celui du côté opposé. — Je ne crois pas que ce ligament ait été décrit chez nous; Meyer l'a étudié dans la série animale; Luschka lui a donné le nom de *ligamentum colli costæ posticum.*

Ligaments intertransversaires (articulo-transversaire de Bourgery). — Ce sont des trousseaux fibreux de force très variable allant d'une apophyse transverse à l'apophyse transverse sous-jacente (V. fig. 605); ces trousseaux fibreux, dits *intertransversaires*, sont confondus avec les tendons d'origine du muscle transversaire épineux.

Trolard insiste sur la force de ces ligaments à la colonne lombaire, où ils forment de véritables cordons descendant de la base d'une apophyse transverse au tubercule mamillaire de la vertèbre sous-jacente.

§ II. — ARTICULATIONS ANTÉRIEURES DU THORAX

Les articulations antérieures du thorax comprennent les articulations : *a]* des pièces sternales entre elles ; — *b]* du sternum avec les cartilages costaux ; — *c]* des cartilages costaux avec les côtes ; — *d]* des cartilages costaux entre eux.

ARTICULATIONS STERNALES

Le sternum de l'adulte est composé de trois pièces : poignée ou manubrium, corps, appendice xiphoïde, qui sont le plus souvent articulées entre elles ; ce sont ces articulations que nous décrirons sous le nom d'*articulations sternales*.

ARTICULATION STERNALE SUPÉRIEURE. — La première pièce du sternum est unie au corps par une articulation qu'il convient de classer avec Sappey au nombre des diarthro-amphiarthroses ; elle se présente en effet à des degrés divers de développement : tantôt amphiarthrose analogue à l'union des corps vertébraux, tantôt diarthrose de la variété arthrodie. Maisonneuve, dans un excellent travail (Recherches sur la luxation des deux premières pièces du sternum, Arch. gén. Paris, juillet 1842, p. 249), a établi ces divers états de l'articulation sternale supérieure.

L'interligne transversal répond à l'union des deuxièmes cartilages costaux avec le sternum.

Les surfaces articulaires planes, ovalaires, à grand diamètre transversal, revêtues d'une couche de cartilage hyalin, d'épaisseur variable, sont unies par un fibro-cartilage. Ce fibro-cartilage, comparable aux disques invertébraux, présente, surtout vers sa partie centrale, une consistance plus molle, un aspect lamelleux, et une couleur blanchâtre, tranchant nettement avec la couleur bleuâtre du cartilage de revêtement. Il se continue en dehors avec le ligament interosseux de la deuxième articulation chondro-sternale.

Dans une seconde variété, il existe, entre les revêtements cartilagineux hyalins des facettes de la poignée et du corps, une cavité articulaire, en forme de fente ; dans ces cas, plus fréquents chez la femme et chez les sujets d'âge avancé (Maisonneuve), l'articulation présente les caractères d'une arthrodie véritable.

Un manchon fibreux, qui n'est autre que le périoste se continuant d'une pièce sternale à l'autre, sert de capsule à l'articulation ; il est renforcé par des faisceaux appartenant aux ligaments chondro-sternaux, qui s'entrecroisent en avant et en arrière de l'articulation.

Mouvements. — Les deux premières pièces sternales forment en s'unissant un angle très obtus, saillant en avant : c'est l'angle de Louis. On observe dans cette articulation de légers mouvements d'inflexion en avant et en arrière : les premiers *diminuent* l'ouverture de l'angle, augmentée par les seconds. Ces mouvements, liés à l'ascension du thorax et à la projection en avant du sternum dans l'inspiration, sont surtout remarquables chez la femme. — Maisonneuve a pu réunir six cas de luxation de la seconde pièce du sternum sur la première.

Varia. — Luschka a constaté que, chez le nouveau-né, le fibro-cartilage intermédiaire est constitué principalement par des faisceaux élastiques et ne contient point de cellules cartilagineuses ; celles-ci n'apparaîtraient que vers la huitième année. — L'ankylose par ossification de l'articulation sternale supérieure est assez rare : elle ne survient que dans l'extrême vieillesse.

ARTICULATION STERNALE INFÉRIEURE. — L'appendice xiphoïde primitivement cartilagineux s'ossifie assez tard ; lorsque l'ossification est complète, vers cinquante et soixante ans, l'appendice est soudé au corps du sternum. Chez l'adulte, une mince lame cartilagineuse subsiste entre les deux pièces, créant ainsi une synchondrose.

ARTICULATIONS CHONDRO-STERNALES.

Les cartilages costaux des vraies côtes viennent s'unir avec les bords latéraux du sternum par des articulations qui se présentent à des degrés divers d'organisation et appartiennent à l'ordre des diarthro-amphiarthroses. Ces articulations sont au nombre de sept, de chaque côté.

Surfaces articulaires. — Du côté du *sternum*, nous trouvons, sur les bords de l'os, les *échancrures costales*, cavités anguleuses formées par la convergence de deux facettes, au fond desquelles on retrouve les cartilages de soudure des pièces qui composent primitivement l'os. Au nombre de sept de chaque côté, elles sont séparées par les échancrures intercostales. Comme la hauteur de celles-ci diminue très rapidement de haut en bas, les échancrures costales inférieures sont très rapprochées ; les trois dernières sont contiguës. Ces échancrures sont d'abord nettement anguleuses ; à l'âge adulte, quand les pièces sternales sont complètement fusionnées, les échancrures inférieures deviennent des excavations plus ou moins arrondies ; la deuxième, qui répond à la soudure de la poignée avec le corps du sternum, garde toujours sa forme anguleuse. C'est cette articulation du deuxième cartilage avec le sternum qui doit être prise comme type pour la description de ces articulations.

Du côté des *cartilages costaux*, nous trouvons une tête anguleuse, formée de deux versants séparés par une crête ; cette tête est reçue dans l'angle rentrant formé par les échancrures costales.

Un fibro-cartilage, mince, revêt les facettes articulaires.

Moyens d'union. — Ils sont constitués par une capsule que des ligaments viennent renforcer en avant et en arrière, et par un ligament intraarticulaire.

Capsule. — C'est un manchon fibreux constitué par la continuité du périchondre costal avec le périoste sternal ; ses faisceaux principaux sont parallèles au grand axe de la côte ; elle est renforcée en avant et en arrière par des ligaments.

Ligament rayonné antérieur. — Il est formé de faisceaux qui divergent de l'angle cartilagineux vers le pourtour de l'échancrure sternale ; les fibres supérieures et inférieures s'entrecroisent avec celles des ligaments voisins ; les fibres moyennes vont s'entrecroiser sur la ligne médiane avec les ligaments du côté opposé. Les faisceaux du ligament rayonné, entremêlés avec les fibres tendineuses des grands pectoraux, forment avec le périoste épais du sternum une couche fibreuse épaisse de plusieurs millimètres sur la face antérieure de cet os, surtout dans sa moitié inférieure.

Sur la *face postérieure* des articulations chondro-sternales, on trouve aussi quelques trousseaux fibreux passant du cartilage sur le sternum et s'entrecroi-

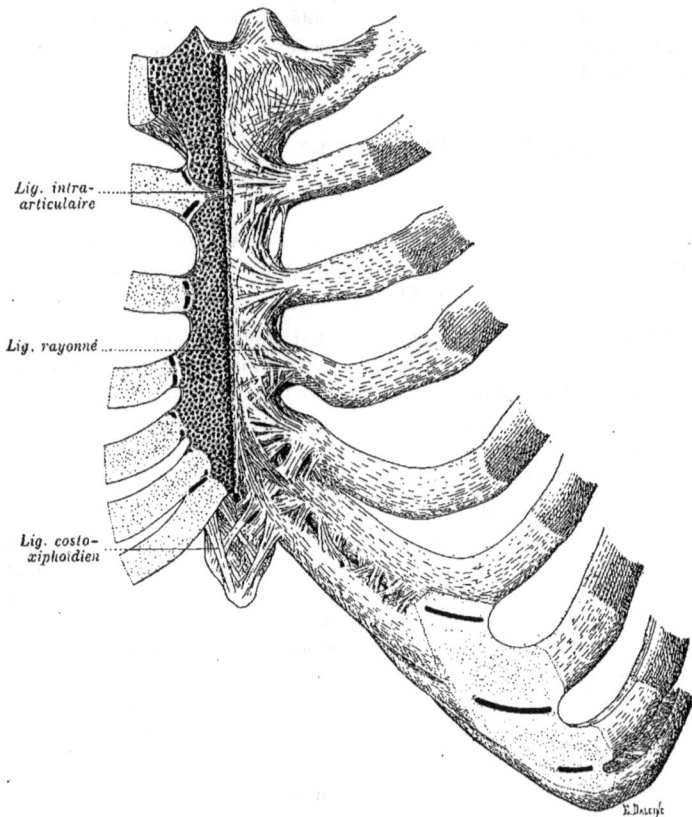

Lig. intra-articulaire

Lig. rayonné

Lig. costo-xiphoïdien

Fig. 607. — Articulations antérieures du thorax.

sant avec les faisceaux verticaux du périoste. Je pense avec Sappey que ces renforcements postérieurs ne méritent guère le nom de *ligament rayonné postérieur* qui leur a été donné quelquefois.

Je ne crois pas devoir rattacher à ces articulations les ligaments intercostaux décrits sous des noms divers (lig. intercartilaginea, propria cartilaginum costalium, s. corruscantia, s. nitentia); leur développement très variable suivant la force et l'épaisseur des muscles intercostaux ne permet pas de les séparer de ces muscles.

Ligament intraarticulaire (dit interosseux). — C'est une lame fibro-cartilagineuse qui s'étend de la crête costale au cartilage qui forme le fond de l'échancrure costale. Il divise ainsi la cavité articulaire en deux chambres, l'une supérieure, l'autre inférieure. Ce ligament est plus ou moins épais, et par suite les cavités articulaires qu'il sépare sont plus ou moins grandes ; souvent les deux cavités sont inégales et l'une d'elles peut même disparaître ; parfois il est incomplet et n'est plus représenté que par de minces tractus ; parfois au contraire il s'élargit et comble l'interligne : la double arthrodie devient ainsi une amphiarthrose. C'est dans l'articulation du deuxième cartilage costal qu'on le retrouve le plus souvent sous la forme typique de lame horizontale séparant deux cavités articulaires.

On ne manquera pas de remarquer l'extrême analogie qui rapproche les articulations costo-vertébrales et les articulations chondro-sternébrales.

CARACTÈRES PROPRES A QUELQUES ARTICULATIONS CHONDRO-STERNALES.

La *première articulation chondro-sternale* diffère des autres en ce qu'elle est constituée par la continuité directe du cartilage costal avec le sternum dans une large échancrure duquel il est reçu ; elle peut être assimilée, comme le remarque Sappey, à toutes les articulations chondro-costales. Le même auteur rattache à cette articulation deux petits ligaments qui, suivant le bord supérieur du cartilage en avant et en arrière, complètent avec lui et consolident l'échancrure chondro-sternale dans laquelle est reçue l'extrémité interne de la clavicule (V. fig. 607) ; ces ligaments sont toujours très développés, on peut les comparer aux ligaments antérieur et postérieur de l'articulation péronéo-tibiale inférieure, fermant et consolidant la mortaise tibio-péronière. Rarement il existe une cavité articulaire.

Les *cinquième, sixième et septième articulations chondro-sternales* n'offrent plus la forme anguleuse que l'on retrouve sur les articulations supérieures ; les contours de l'angle cartilagineux et de l'échancrure qui le reçoit sont arrondis ; leurs cavités articulaires disparaissent assez fréquemment. A la septième appartiennent quelques trousseaux fibreux, les *ligaments costo-xiphoïdiens*, qui descendent obliquement de l'extrémité sternale du septième cartilage costal sur la face antérieure de l'appendice xiphoïde où les fibres internes s'entrecroisent avec celles du côté opposé (V. fig. 607).

Il n'est point très rare de voir les deux dernières côtes passer au-devant de l'appendice xiphoïde et venir s'articuler entre elles sur la ligne médiane. J'ai présenté une pièce de ce genre à la société anatomique.

Vaisseaux et nerfs. — Les branches perforantes de la mammaire interne vascularisent les articulations chondro-sternales, qui reçoivent leur innervation des nerfs intercostaux.

Mouvements. — Analogues à ceux des articulations costo-vertébrales, ils sont toutefois beaucoup plus réduits.

ARTICULATIONS COSTO-CHONDRALES.

L'extrémité antérieure de chaque côte s'unit au cartilage correspondant d'une façon toute particulière, *par continuité*.

L'extrémité costale présente pour cette union une fosse semi-ovoïde, à grand axe vertical, à surface inégale. L'extrémité correspondante du cartilage pénètre dans cette fossette.

La continuité du périoste avec le périchondre achève cette union.

ARTICULATIONS DES CARTILAGES COSTAUX ENTRE EUX
(Articulations chondro-chondrales.)

Les cartilages des sept premières côtes vont s'articuler avec le sternum et restent en général indépendants, étant séparés par les espaces intercostaux. Les cartilages des cinq dernières côtes se comportent différemment : ceux des huitième, neuvième et dixième côtes se portent en haut et en dedans vers la ligne médiane et, rejoignant par leur extrémité effilée le cartilage sous-jacent, forment le rebord cartilagineux du thorax. En même temps qu'ils s'unissent ainsi par leurs extrémités au moyen d'un tissu fibreux, les cartilages s'articulent entre eux par leurs bords.

Ces articulations chondro-chondrales sont, en général, au nombre de trois : la première unit le sixième au septième ; — la deuxième unit le septième au huitième ; — la troisième unit le huitième au neuvième. Mais il n'est point rare de rencontrer une quatrième articulation entre le neuvième et le dixième.

Les surfaces articulaires de ces articulations sont formées par les bords cartilagineux aplatis : chaque cartilage s'élargit au niveau du point où il rejoint le cartilage voisin, en même temps que son bord s'aplatit par contact avec ce cartilage. Dans d'autres cas, on voit une sorte d'apophyse se détacher du bord inférieur du cartilage et se porter vers le bord du cartilage sous-jacent avec lequel elle s'articule par son extrémité aplatie.

Le périchondre, passant d'un cartilage à l'autre, forme une capsule articulaire, laquelle est tapissée intérieurement par une membrane synoviale.

A la place de ces articulations, on ne trouve dans certains cas qu'un tissu fibreux assez lâche pour permettre des mouvements entre les cartilages qu'il unit.

Mouvements. — Ces articulations, dont l'existence peut être regardée comme constante, témoignent de l'étendue et de l'incessante répétition des mouvements de glissement qui se passent entre les cartilages costaux dans la dilatation et le retrait du thorax. Dans l'inspiration, le cartilage inférieur glisse en avant et un peu en haut : dans l'expiration, le glissement a lieu en sens inverse.

MOUVEMENTS D'ENSEMBLE DU THORAX

Formée d'arcs ostéo-cartilagineux articulés en arrière et en avant avec deux colonnes osseuses, la cage thoracique présente entre ces différentes pièces des mouvements dont le résultat principal est d'augmenter ou de diminuer sa capacité. Ces mouvements, en rapport avec le changement de volume des poumons, s'effectuant d'ordinaire sans l'intervention de la volonté, se distinguent de ceux des autres parties du corps par le caractère rythmique qu'ils présentent et parce qu'ils se continuent sans interruption depuis la naissance jusqu'à la mort.

Tous les mouvements partiels des diverses articulations du thorax se fondent en deux mouvements principaux : la *dilatation*, qui répond à l'inspiration, et le *resserrement* qui répond à l'expiration. — La *dilatation* est le résultat de l'élévation des côtes : étant donné que les côtes viennent s'articuler obliquement sur l'axe vertébral, le premier effet de leur élévation sera l'agrandissement des espaces qui les séparent et la projection en avant de leur extrémité antérieure ou sternale ; il est en effet démontré que lorsque deux tiges parallèles, implantées obliquement sur un axe, sont redressées, l'espace qui les sépare est accru et l'extrémité de chaque tige s'éloigne de l'axe.

Ainsi les dimensions du thorax sont accrues dans le sens vertical et dans le sens antéro-postérieur. Comme d'ailleurs le plan des arcs costaux, articulés à leurs extrémités avec deux colonnes osseuses, forme avec le plan sagittal médian un angle aigu ouvert en bas, l'élévation de chaque arc agrandissant cet angle pour le rapprocher de la perpendiculaire au plan médian, éloigne de ce plan médian chacun des points de l'arc et agrandit ainsi le diamètre transversal du thorax.

Ainsi par le seul fait du jeu des côtes les dimensions du thorax sont accrues dans les trois diamètres : transverse, vertical et antéro-postérieur.

Le mouvement inverse, abaissement, resserre la cage dans ses trois diamètres.

Dans ces mouvements d'ensemble, la colonne dorsale seule reste fixe ; on ne la voit guère se redresser que dans les inspirations forcées.

La courbure de l'arc costal lui-même subit des modifications au cours de ces mouvements : quand le sternum est projeté en avant, dans l'inspiration, la distance qui sépare les articulations costo-vertébrales des articulations chondro-costales est accrue, ce qui ne saurait se faire sans un certain redressement de l'arc costal. Ce redressement est surtout manifeste au point de jonction des portions osseuses et cartilagineuses de chaque arc ; l'angle obtus que forme la côte obliquement descendante avec le cartilage obliquement ascendant s'ouvre plus largement ; donc, dans chaque arc costal, la courbure suivant les faces et la courbure suivant les bords diminuent dans l'inspiration.

On voit combien sont compliqués les mouvements d'ascension, d'excentricité et de redressement des arcs costaux.

CHAPITRE CINQUIÈME

ARTICULATIONS DE LA TÊTE

Les articulations des os du crâne et de la face entre eux nous sont connues : nous avons exposé, dans l'ostéologie, les *sutures harmoniques, dentelées* ou *écailleuses,* par lesquelles les bords des os s'accolent ou s'engrènent ; notons toutefois qu'au niveau de ces sutures les surfaces osseuses n'entrent pas directe ment en contact, mais restent séparées par une mince couche fibreuse.

Il nous reste à étudier l'articulation de la mâchoire inférieure avec le crâne, ou *articulation temporo-maxillaire.*

ARTICULATION TEMPORO-MAXILLAIRE

L'articulation temporo-maxillaire de l'homme omnivore est une articulation complexe, qui met en présence par l'intermédiaire de fibro-cartilages les con dyles du maxillaire inférieur et les condyles du temporal.

Surfaces articulaires. — Du côté du temporal, elles sont constituées par la *cavité glénoïde* et la racine transverse de l'apophyse zygomatique ou *condyle temporal ;* du côté de la mâchoire inférieure, par le *condyle maxillaire.*

Temporal. — La *cavité glénoïde,* semi-ellipsoïde, est assez profonde ; son grand axe n'est point exactement transversal, mais légèrement oblique en dedans et en arrière. Cette cavité est divisée en deux parties inégales par la scissure de Glaser : le segment antérieur, *pré-glaserien,* est seul intra-articulaire ; le seg-ment postérieur, *rétro-glaserien,* formé par l'os tympanal, représente à la fois la paroi postérieure de la cavité glénoïde et la paroi antérieure du conduit auditif externe.

En avant, la cavité glénoïde se continue directement avec le condyle tem-poral ; — par son extrémité interne, elle confine à l'épine du sphénoïde ; — en dehors, elle échancre le bord inférieur de la racine postérieure de l'apophyse zygomatique. Cette échancrure glénoïdale est limitée en avant par le gros *tuber-cule zygomatique,* tandis qu'en arrière et plus profondément elle est limitée par un tubercule, plus petit *le tubercule zygomatique postérieur,* ou préauricu-laire qui, accolé à l'os tympanal, consolide et défend la paroi antérieure du con-duit auditif externe dans la rétropulsion du maxillaire inférieur : c'est une sorte de heurtoir contre lequel vient buter le condyle maxillaire.

Le *condyle temporal* (racine transverse de l'apophyse zygomatique), forme une éminence transversale, convexe d'avant en arrière, très légèrement concave de dehors en dedans. Son grand axe est parallèle à celui de la cavité glénoïde, dont il forme la paroi antérieure. — En avant le condyle se continue avec le plan sous-temporal, dont il est parfois séparé par un petite sillon répondant à l'insertion de la capsule articulaire.

Le condyle temporal, *seul*, est pourvu d'un mince revêtement fibro-cartilagi-

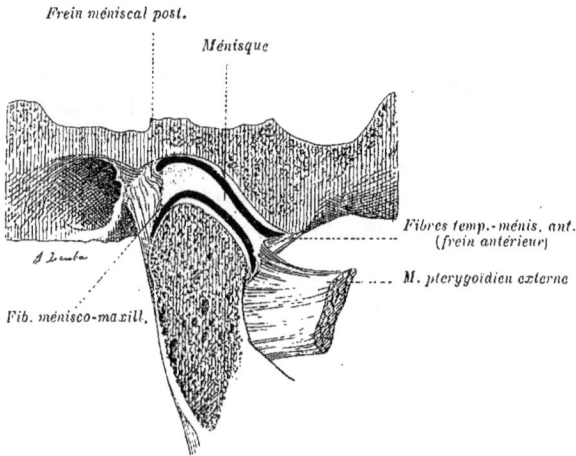

Fig. 608. — Coupe sagittale de l'articulation temporo-maxillaire,
la bouche étant fermée.

neux ; le fond de la cavité glénoïde n'est recouvert que par un périoste très mince (V. fig. 608 et 612).

Maxillaire inférieur. — Le *condyle*, éminence ellipsoïde, supportée par une partie rétrécie ou col, surmonte le bord postérieur de la branche montante du maxillaire inférieur. Il est convexe transversalement et aussi d'avant en arrière. Son grand axe, comme celui de la glène et du condyle temporaux, n'est point exactement transversal, mais légèrement oblique de dehors en dedans et d'avant en arrière. Cette obliquité est variable : d'ordinaire elle est telle que les axes prolongés des condyles iraient s'entrecroiser vers le tiers antérieur du trou occipital ; toutefois, il n'est point très rare de rencontrer des condyles dont le grand axe est exactement transversal, ou même s'incline en avant par son extrémité interne.

Le condyle est situé tout entier en dedans du plan passant par la face externe de la branche montante ; aussi fait-il surtout saillie sur la face interne de l'os.

La partie intra-articulaire du condyle, conformée en dos d'âne, présente un versant antérieur, convexe, et un versant postérieur, aplati, qui descend obliquement pour se continuer avec le bord postérieur de l'os. Les deux versants sont intra-articulaires, mais le versant antérieur et la crête qui le surmonte sont *seuls revêtus d'un fibro-cartilage,* et doivent être seuls considérés comme surfaces articulaires.

Le *col* du condyle maxillaire, légèrement incurvé en avant, aplati d'avant en arrière, présente dans la partie interne de sa face antérieure l'empreinte d'insertion du muscle ptérygoïdien externe.

On remarquera que les surfaces articulaires, revêtues de fibro-cartilage, sont étroites dans le sens antéro-postérieur, puisqu'elles sont limitées au versant postérieur et à la face inférieure du condyle temporal d'une part, au versant antérieur et à la crête du condyle maxillaire, d'autre part (V. fig. 608 et 612).

La cavité glénoïde forme en arrière de la surface articulaire du condyle une cavité de réception pour la partie postérieure si épaisse du ménisque ; bien que intra-articulaire, elle ne fait point partie des surfaces articulaires et il faut cesser de lui décrire un revêtement fibro-cartilagineux, qu'elle n'a pas.

Il y a déjà bien longtemps que Bérard (Leçons de Physiologie) a établi ce point oublié depuis, à savoir que : « la partie culminante du condyle et la cavité glénoïde se correspondent par des parties non articulaires ; la partie antérieure du condyle et la racine transverse de l'apophyse zygomatique se correspondent par des parties articulaires ».

Ménisque. — Le contact entre les surfaces articulaires s'établit par l'intermédiaire d'un fibro-cartilage interarticulaire ou ménisque, lentille biconcave, de contour elliptique, à grand axe transversal. — La face inférieure de ce ménisque, concave dans les deux sens, s'applique au versant antérieur du condyle maxillaire et coiffe la crête en dos d'âne qui le sépare du versant postérieur. Sa face supérieure, concave d'avant en arrière, présente une très légère convexité transversale, répondant à la concavité de même sens du condyle temporal.

Ce fibro-cartilage est plus mince à sa partie centrale qu'à sa périphérie ; on dit même qu'il est parfois perforé en son centre ; cette perforation doit être bien rare ; Sappey ne l'a point rencontrée et je l'ai cherchée en vain sur plus de 50 sujets dont la plupart étaient d'âge très avancé. La circonférence de ce fibro-cartilage est beaucoup plus épaisse en arrière qu'en avant ; son épaisseur qui ne dépasse pas 2 mm. en avant s'élève à 3 ou 4 mm. en arrière.

A l'état de repos, le ménisque n'est point horizontalement placé entre les surfaces articulaires, mais dirigé très obliquement de haut en bas et d'arrière en avant ; son bord postéro-supérieur, si épais, occupe le fond de la cavité glénoïde qu'il exhausse de toute son épaisseur (V. fig. 608).

Les extrémités du fibro-cartilage s'infléchissent en bas vers les extrémités du condyle maxillaire auxquelles elles sont fixées par des trousseaux fibreux assez résistants ; le ménisque ainsi fixé par ses extrémités latérales oscille sur le condyle d'avant en arrière et d'arrière en avant, en l'accompagnant dans tous ses mouvements (Sappey).

Moyens d'union. — Ils sont représentés par une capsule fibreuse, renforcée sur les parties latérales.

Capsule. — La capsule, assez lâche, s'insère en bas au pourtour de la partie articulaire du condyle maxillaire ; mais, tandis qu'en avant, elle s'attache

immédiatement à la limite de la surface cartilagineuse, en arrière, elle descend
sur le versant postérieur du condyle et va s'insérer à 5 mm. au-dessous du bord
postérieur du revêtement cartilagineux. — En haut, l'insertion se fait d'une
façon analogue ; c'est-à-dire qu'en avant elle se fixe sur le bord antérieur du
condyle temporal, tandis qu'en arrière, elle recule jusqu'à la lèvre antérieure
de la scissure de Glaser ; quelques fibres horizontales, allant d'un tubercule
zygomatique à l'autre, ferment en dehors l'échancrure glénoïdale. — Ainsi, le
versant postérieur du condyle et le fond de la cavité glénoïde, qui ne doivent
point, je le répète, être considérés comme surfaces articulaires puisqu'ils ne
sont point revêtus de cartilage, sont néanmoins intra-articulaires. En dehors, la

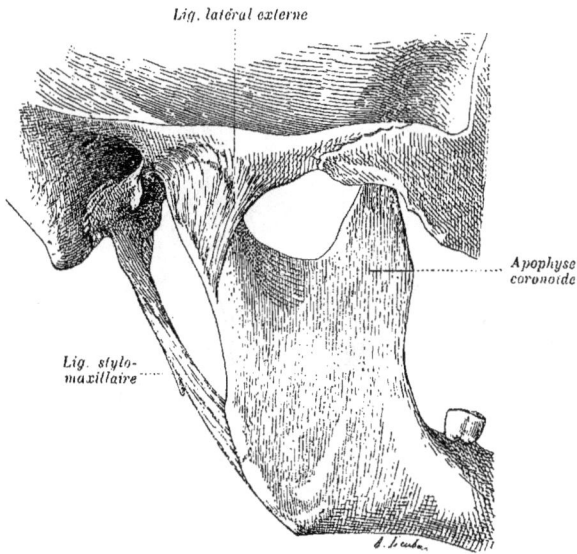

Fig. 609. — Articulation temporo-maxillaire, vue externe.

capsule se fixe au tubercule zygomatique ; en dedans à la base de l'épine du
sphénoïde.

Dans l'ensemble, la capsule offre quelque ressemblance avec un cône fibreux
dont la base s'insère sur le temporal et dont le sommet, largement tronqué, va
s'insérer au pourtour du condyle maxillaire. Dans son trajet du maxillaire vers
le temporal, la capsule adhère à toute la périphérie du ménisque, de telle sorte
que la cavité articulaire est divisée par le ménisque en deux compartiments.

Il n'est point très difficile de décomposer ce manchon fibreux en deux plans
de fibres, dont les superficielles, longues, descendent directement du temporal
vers le maxillaire, tandis que les profondes, courtes, sont interrompues par le
contour du ménisque ; nous avons relevé le même détail dans la disposition de
la capsule articulaire du genou.

La *partie antérieure* de la capsule est mince ; ses fibres ne vont point directement du maxillaire vers le temporal ; leur trajet est interrompu par l'extrémité antérieure du ménisque : cette partie de la capsule et le bord antérieur du ménisque donnent insertion à quelques fibres du muscle ptérygoïdien externe. Morris attribue aux fibres qui vont du condyle temporal au ménisque le rôle de *frein méniscal antérieur ;* il faut reconnaître que ce frein est bien mince : la raison de sa faiblesse est son inutilité.

La *partie postérieure* de la capsule, très épaisse, comprend, ainsi que l'a bien montré Sappey, deux plans de fibres : un plan superficiel, dont les fibres s'attachent en haut à la scissure de Glaser, et en bas au bord postérieur du maxillaire ; et un plan profond, formé de faisceaux irréguliers qui se détachent de la scissure de Glaser et vont se fixer au bord postérieur du fibro-cartilage (V. fig.

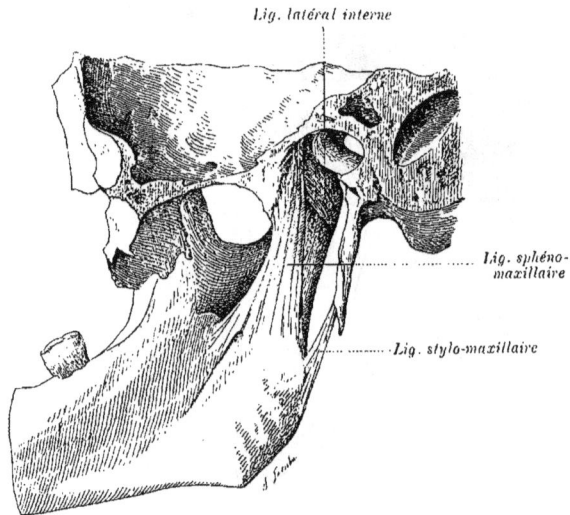

Fig. 610. — Articulation temporo-maxillaire, vue interne.

608). Sappey a noté que ce faisceau profond, constitué surtout par des fibres élastiques, contribue, d'une part, à limiter le déplacement en avant du fibro-cartilage, et de l'autre à ramener ce fibro-cartilage en arrière, lorsque le condyle reprend sa situation ordinaire : c'est le *frein méniscal postérieur.*

En dehors et en dedans, la capsule est renforcée par deux ligaments.

Ligament latéral externe. — La capsule est renforcée en dehors par un ligament triangulaire, court et épais.

Le ligament latéral externe s'insère par son extrémité supérieure au bord inférieur du zygoma : ses faisceaux les plus forts s'insèrent sur le tubercule zygomatique, mais d'autres faisceaux prennent insertion en avant et en arrière de ce tubercule. De là, les fibres se dirigent en bas et en arrière, les antérieures très obliquement, les postérieures presque verticalement, pour aller s'insérer à la partie externe du col condylien et, en s'enroulant, à la face postérieure de ce col.

Dans sa portion moyenne, ce ligament acquiert une épaisseur de 3 ou 4 mm. : il est donc très fort et constitue le principal moyen d'union de l'articulation temporo-maxillaire. Relâché dans l'état de repos (fermeture de la bouche) il permet les déplacements étendus du condyle ; s'il peut limiter la propulsion par la tension de ses fibres postérieures, il limite surtout la rétropulsion par la tension de ses fibres antérieures, obliques en bas et en arrière, et s'oppose ainsi à l'enfoncement de la paroi antérieure du conduit auditif externe.

Ligament latéral interne. — En dedans, la capsule est renforcée par un ligament symétriquement placé par rapport au précédent et présentant comme lui une forme triangulaire : il s'insère par sa base au bord interne de la cavité glénoïde et à la base de l'épine du sphénoïde ; de là, ses fibres, en majeure partie obliques en bas et en arrière, convergent vers la partie postéro-interne du col condylien (Voy. fig. 610).

Ce ligament latéral interne est beaucoup moins résistant que l'externe : quelques auteurs omettent de le signaler ; d'autres (Henle, Morris) le décrivent comme couche profonde du ligament sphéno-maxillaire dont je parlerai plus loin. Je ne saurais admettre cette façon de voir : le ligament latéral interne adhère à la capsule qu'il renforce en dedans, et n'a rien à faire avec ce qu'on appelle si mal à propos le ligament sphéno-maxillaire.

Tels sont les moyens d'union, capsule et ligaments, appartenant en propre à chaque articulation temporo-maxillaire.

Synoviales. — Elles sont au nombre de deux : la supérieure, *ménisco-temporale,* plus étendue et plus lâche que l'inférieure, *ménisco-maxillaire.*

Ligaments accessoires, extrinsèques. etc. — On décrit sous ces noms, tous impropres, des bandelettes aponévrotiques interposées aux divers organes de la région maxillo-pharyngienne. Ces bandelettes sont au nombre de trois : aucune d'elles ne mérite, ni par sa structure, ni par son rôle, ce nom de ligament que je conserve, peut-être à tort.

Ligament sphéno-maxillaire. — C'est une lame aponévrotique, longue, mince et large, qui se détache de la face externe de l'épine du sphénoïde, et va s'attacher sur la face interne de la branche montante du maxillaire, à l'épine de Spix et au pourtour de l'orifice supérieur du canal dentaire. Au-dessous de cet orifice, elle passe sur le sillon mylo-hyoïdien et le transforme en conduit ostéo-fibreux. En avant et en arrière, les limites de cette bande aponévrotique sont vagues, et c'est artificiellement que l'on taille dans cette aponévrose la bandelette représentée fig. 610.

Au niveau de son attache supérieure, à l'épine du sphénoïde, le ligament sphéno-maxillaire est en contact avec le ligament latéral interne, mais il s'en sépare aussitôt, limitant avec lui un orifice par lequel passent l'artère maxillaire interne, le plexus veineux qui l'accompagne et le nerf auriculo-temporal ; plus bas, il s'engage entre les deux muscles ptérygoïdiens. L'artère et le nerf dentaire inférieurs sont appliqués à la face externe du faux ligament sphéno-maxillaire : c'est pourquoi l'on dit que le rôle de ce ligament est de protéger ces organes. En fait, le nom d'aponévrose interptérygoïdienne conviendrait mieux à cette lame aponévrotique que rien n'autorise à considérer comme un ligament articulaire.

Ligament stylo-maxillaire. — C'est une languette aponévrotique qui se détache de l'apophyse styloïde, près de son sommet, et va se fixer, d'autre part, en s'élargissant sur le bord postérieur de la branche montante du maxillaire, au voisinage de l'angle (V. fig. 609 et 610). Cette lame, qui sépare la glande parotide de la glande sous-maxillaire, donne insertion par son bord inférieur à des fibres du stylo-glosse ; il faut cesser de la décrire comme ligament de l'articulation temporo-maxillaire.

Ligament ptérygo-maxillaire. — Étendu du crochet de l'aile externe de l'apophyse ptérygoïde à l'extrémité postérieure de la ligne mylo-hyoïdienne, ce n'est autre chose qu'une intersection aponévrotique entre le buccinateur et la portion correspondante du constricteur supérieur du pharynx.

Rapports. — *En dehors,* l'articulation temporo-maxillaire répond immédiatement à la peau doublée de son pannicule graisseux ; parfois, le bord supérieur de la parotide recouvre la moitié inférieure du ligament latéral externe. Dans le sillon auriculo-condylien, montent l'artère et la veine temporales, avec le nerf auriculo-temporal, d'ordinaire plus rapproché du tragus. C'est au niveau du tragus que se trouve le ganglion préauriculaire. — *En dedans,* l'articulation répond aux branches du nerf maxillaire inférieur, au dentaire, au lingual, rejoint plus bas par la corde du tympan, à l'artère maxillaire interne qui donne à ce niveau la dentaire inférieure et la méningée moyenne. — *En arrière,* une couche de tissu cellulo-graisseux, parfois même un prolongement de la parotide, sépare la face postérieure du condyle de la paroi antérieure du conduit auditif, mobilisée dans sa portion cartilagineuse par les mouvements de l'article. C'est vers la face postérieure du col condylien que la carotide externe se bifurque : sa branche maxillaire interne, entourée de son plexus veineux, contourne le col pour aller s'engager entre les ptérygoïdiens. Le nerf auriculo-temporal, se dégageant de la profondeur, vient aussi contourner la face postérieure du col. — *En avant,* l'articulation est en rapport avec le ptérygoïdien externe qui prend insertion sur la capsule et le ménisque ; au delà, elle répond à l'échancrure sigmoïde par laquelle passent les vaisseaux et nerfs massétérins.

Le rapport avec l'étage moyen du crâne est important à signaler : une mince lamelle, osseuse, transparente, forme seule le fond de la cavité glénoïde.

Artères. — Elles viennent : — *a)* de l'artère temporale superficielle par la temporale moyenne ; — *b)* de la maxillaire interne, par la tympanique, la méningée moyenne, et la temporale profonde postérieure ; — *c)* de la faciale, par la palatine ascendante ; — *d)* de l'auriculaire postérieure, par ses branches parotidiennes ; — *e)* de la pharyngienne ascendante.

Nerfs. — Cette articulation est innervée par le nerf maxillaire inférieur : *a)* par sa branche massétérine ; — *b)* par les filets auriculaires de l'auriculo-temporal.

Essai de mécanique articulaire. — La mâchoire inférieure effectue des mouvements

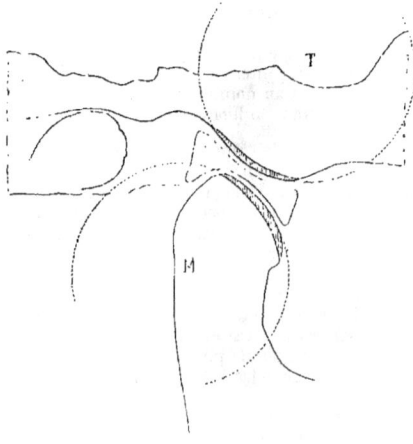

Fig. 611. — Schéma des deux articulations ménisco-condyliennes de l'articulation temporo-maxillaire.

divers : *a)* elle s'abaisse et se relève, mouvements qui répondent à l'ouverture et à la fermeture de la bouche ; — *b)* elle peut se porter en avant ou en arrière ; — *c)* enfin elle peut se mouvoir de droite à gauche et de gauche à droite, mouvements de latéralité.

Nous avons vu que chacune des deux articulations temporo-maxillaires était en réalité double, comprenant une articulation ménisco-temporale et une articulation ménisco-maxillaire. Ces deux articulations prennent part aux divers mouvements de l'os ; il se passe dans chaque articulation temporo-maxillaire quelque chose d'analogue à ce que nous avons constaté dans le genou où les mouvements résultent des mouvements combinés des deux articulations ménisco-fémorale et ménisco-tibiale. Nous étudierons d'abord les mouvements propres à chacune de ces articulations.

L'articulation *ménisco-temporale* considérée à tort par Morris comme une arthrodie, est une articulation condylienne : le ménisque, partie mobile, se meut sur le condyle temporal autour d'un axe transversal passant par le centre de courbure de ce condyle (V. fig. 611, T.), quand ce mouvement s'effectue d'arrière en avant, le ménisque s'abaisse et se porte en avant; sa direction se rapproche de l'horizontale ; la mâchoire s'abaisse, suivant le mouvement du ménisque abaissé et porté en avant. Ce mouvement est limité par la tension du frein méniscal postérieur.

L'articulation inférieure, *ménisco-maxillaire*, est aussi une condylienne. Le condyle se meut sur le ménisque qui représente la partie fixe, autour d'un axe passant par son centre de courbure (V. fig. 611, M.); ce centre répond à peu près au niveau de l'insertion des ligaments latéraux sur le col. Cette rotation du condyle sur le ménisque amène l'ouverture de la bouche quand elle s'effectue d'arrière en avant, et la fermeture, lorsqu'elle s'effectue en sens inverse.

Les deux articulations prennent part aux mouvements d'ensemble de la mâchoire.

Abaissement et élévation (ouverture et fermeture de la bouche). — Ces mouvements

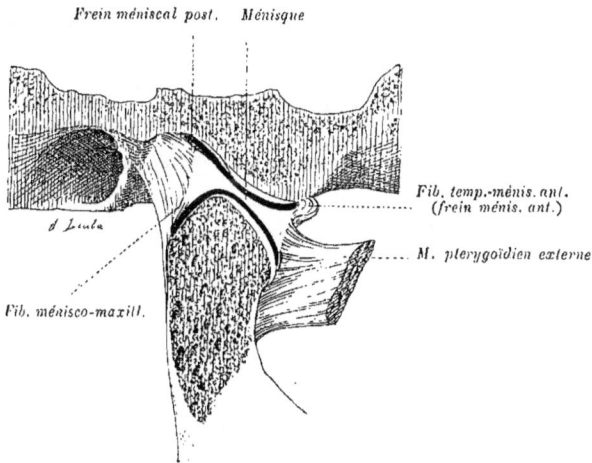

Fig. 612. — Coupe sagittale de l'articulation temporo-maxillaire.

Cette coupe a été faite sur une tête dont la bouche avait été préalablement ouverte et fixée dans cette position.

résultent du mouvement d'abaissement et de propulsion qui se passe dans l'articulation ménisco-temporale, et du mouvement d'ouverture et de fermeture qui se passe dans l'articulation ménisco-maxillaire. Henke et plus récemment Luce (Boston, méd. journ. 1889) ont démontré, le premier par le calcul géométrique, le second par le tracé photographique, l'existence de ces mouvements combinés de propulsion et d'abaissement. Ces mouvements ne se passent point en deux temps successifs : ils s'effectuent *simultanément*. En même temps que le ménisque se déplace d'arrière en avant sous la racine transverse, entraînant avec lui la mâchoire inférieure qui s'abaisse et saille en avant, le condyle maxillaire, tout en obéissant au mouvement de translation, tourne sur le ménisque autour de son axe propre, et la mâchoire inférieure abaissée et propulsée s'écarte de la supérieure. — Dans la fermeture de la bouche, les mêmes mouvements s'effectuent en sens inverse.

Mouvements en avant et en arrière. — Ces mouvements se passent presque exclusivement dans l'articulation ménisco-temporale. Nous les avons déjà étudiés, en même temps que les mouvements d'abaissement et d'élévation auxquels ils prennent part. L'axe de ces mouvements est, je le répète, l'axe transversal des condyles temporaux.

Mouvements de latéralité. — Dans ces mouvements, les deux articulations temporo-maxillaires sont le siège de mouvements différents : tandis que l'un des condyles coiffé de son ménisque avance et recule, l'autre pivote sur place autour d'un axe vertical passant par son col.

La combinaison de ces divers mouvements produit un mouvement de *circumduction* ; ce dernier mouvement dans lequel l'abaissement et l'élévation sont combinés aux déplacements latéraux, a été bien étudié par Sappey. C'est lui que nous employons pour le broiement et la trituration des aliments.

Tels sont les mouvements ordinaires dans lesquels la mâchoire inférieure mobile se meut sur la mâchoire supérieure immobile, un peu comme un marteau sur une enclume ou comme un pilon dans un mortier. Dans certaines circonstances, les rôles sont renversés ; c'est la mâchoire supérieure mobile, qui se meut sur l'inférieure immobilisée. Ainsi, lorsque nous broyons un aliment, le coude fixé sur une table et le menton dans la paume de la main, la mâchoire inférieure est alors immobile et tous les mouvements sont effectués par la mâchoire supérieure, c'est-à-dire par la tête. Ces mouvements de la tête sur la mâchoire inférieure résultent de la combinaison de mouvements se passant simultanément dans les articulations occipito-atloïdienne et temporo-maxillaire.

Muscles moteurs. — *Élévateurs*, très puissants : temporal, masséter, ptérygoïdien interne.

Abaisseurs, plus faibles que les élévateurs : digastrique (ventre antérieur), génio-hyoïdien, les faisceaux inférieurs du génio-glosse, mylo-hyoïdien, agissant après que les muscles sous-hyoïdiens ont fixé l'os hyoïde ; enfin le peaucier.

Propulseurs. — Le ptérygoïdien externe est le principal ; le ptérygoïdien interne et le masséter peuvent aussi porter la mâchoire en avant, après que le condyle a été abaissé.

Rétracteurs. — Fibres postérieures, horizontales, du temporal.

Dans les mouvements de latéralité intervient principalement le ptérygoïdien interne et accessoirement le masséter.

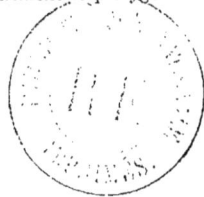

TABLE DES MATIÈRES

DU TOME PREMIER

Préface . . . . I–VII
Introduction 1

LIVRE PREMIER

NOTIONS D'EMBRYOLOGIE

§   I. — *Définitions et sommaire* 9
§   II. — *Produits sexuels* 13
§ III. — *Phénomènes de maturation et de fécondation.* 15
§   IV. — *Segmentation* 18
§   V. — *Produit de la segmentation : morula et blastula* . . . 20
§   VI. — *Gastrula, les deux feuillets primaires du blastoderme* . 21
§ VII. — *Les deux feuillets primaires de la gastrula.* 28
§ VIII. — *Destinée du parablaste* 30
§   IX. — *Constitution de la forme extérieure de l'embryon* . . . 33
§   X. — *Constitution anatomique du corps embryonnaire* 35
§   XI. — *Enveloppes ovulaires, annexes embryonnaires* 39
§ XII. — *Annexes embryonnaires chez l'homme* 46
§ XIII. — *Principes de l'histogénèse* 57
§ XIV. — *Principes de la morphogénèse* 59

LIVRE DEUXIÈME

OSTÉOLOGIE

CHAPITRE PREMIER

CONSIDÉRATIONS GÉNÉRALES

ARTICLE PREMIER

Développement général du squelette 65
Développement morphologique 65
Développement histologique 67

782   TABLE DES MATIÈRES

ARTICLE DEUXIÈME

DÉVELOPPEMENT DES OS 70
 § I. — *Os précédés d'une ébauche cartilagineuse* 70
  Ossification enchondrale 71
  Ossification périchondrale 80
 § II. — *Os précédés d'une ébauche non-cartilagineuse* 83

ARTICLE TROISIÈME

ACCROISSEMENT DES OS : LEUR CONSTITUTION DÉFINITIVE 85
 Phénomènes de résorption. 86

ARTICLE QUATRIÈME

STRUCTURE DES OS 90
 § I. — *Tissu osseux* 91
  Canaux vasculaires 91
  Substance fondamentale 94
  Cellules et cavités osseuses 99
 § II. — *Périoste* 101
 § III. — *Moelle des os* 102
 § IV. — *Vaisseaux et nerfs des os* 104

ARTICLE CINQUIÈME

CONSTITUTION GÉNÉRALE DU SQUELETTE 107
 § I. — *Conformation extérieure des os.* 107
 § II. — *Architecture des os* 109

CHAPITRE DEUXIÈME

DES MEMBRES

ARTICLE PREMIER

DÉVELOPPEMENT DES MEMBRES 110
 § I. — *Forme extérieure de l'ébauche des membres.* 110
 § II. — *Formation des pièces squelettiques des membres* . . 113
  Membres proprement dits 113
  Ceintures basilaires 116
 § III. — *Développement phylogénique des membres* 119

ARTICLE DEUXIÈME

MEMBRE SUPÉRIEUR OU THORACIQUE 122
 § I. — *Os de l'épaule* 122
  Clavicule 122
  Omoplate 127
 § II. — *Os du bras,* humérus 139
 § III. — *Os de l'avant-bras.* 149
  Cubitus 151
  Radius 157

§ IV. — *Os de la main* 163
  Carpe. 165
    Os de la première rangée 167
    Os de la seconde rangée 169
  Métacarpe 173
    Caractères communs à tous les métacarpiens 173
    Caractères propres à chacun des métacarpiens. 175
  Doigts 179
    Premières phalanges 179
    Deuxièmes phalanges. 181
    Troisièmes phalanges. 181

ARTICLE TROISIÈME

MEMBRE INFÉRIEUR OU PELVIEN 183
  § I. — *Bassin : ceinture pelvienne* 183
    Os iliaque 183
    Du bassin osseux 197
  § II. — *Os de la cuisse*, fémur. 205
  § III. — *Squelette de la jambe* 222
    Rotule 222
    Tibia. 225
    Péroné 233
  § IV. — *Squelette du pied* 238
    Tarse 240
    Os de la première rangée 241
    Os de la deuxième rangée 248
    Métatarse 252
    Caractères communs à tous les métatarsiens 253
    Caractères particuliers à chacun des métatarsiens . . 254
    Orteils 258
    Premières phalanges 260
    Deuxièmes phalanges 260
    Troisièmes phalanges. 260

ARTICLE QUATRIÈME

GÉNÉRALITÉS SUR LES MEMBRES 262
  § I. — *Os sésamoïdes*. 262
  § II. — *Anomalies des membres*. 264
  § III. — *Homotypie des membres*. 265
  § IV. — *Tableaux résumant l'ossification des os des membres*. 268

CHAPITRE TROISIÈME

SQUELETTE DU TRONC

ARTICLE PREMIER

DÉVELOPPEMENT DU SQUELETTE DU TRONC 272
  § I. — *Colonne vertébrale* 272
  Type général de développement 273

Particularités et irrégularités de développement. 277
§ II. — *Thorax.* 278
Côtes et sternum 278
Côtes rudimentaires et surnuméraires. 280
Episternum 282

ARTICLE DEUXIÈME

COLONNE VERTÉBRALE 282
§ I. — *Des vraies vertèbres.* 283
Vertèbre schématique. 283
Colonne cervicale 286
Vertèbre cervicale 286
Caractères propres à certaines vertèbres cervicales 289
Colonne dorsale. 296
Vertèbre dorsale. 296
Caractères propres à certaines vertèbres dorsales 300
Colonne lombaire 301
Vertèbre lombaire. 301
Caractères propres à certaines vertèbres lombaires 306
§ II. — *Des fausses vertèbres* 307
Sacrum. 307
Coccyx. 312
§ III. — *De la colonne vertébrale en général* 314
Dimensions 314
Direction et courbures. 315
Conformation extérieure et intérieure 318
Ossification de la colonne vertébrale 319
Architecture 325
Anomalies. 325

ARTICLE TROISIÈME

THORAX 330
§ I. — *Sternum* 331
§ II. — *Côtes* 336
Caractères généraux des côtes 336
Caractères propres à certaines côtes 340
§ III. — *Cartilages costaux* 345
Caractères généraux des cartilages 345
Caractères propres des cartilages 346
§ IV. — *Thorax en général* 347
Configuration extérieure 348
Configuration intérieure 350
Orifice supérieur 350
Orifice inférieur. 350

CHAPITRE QUATRIÈME

SQUELETTE DE LA TÊTE

ARTICLE PREMIER

DÉVELOPPEMENT DU CRANE ET DE LA FACE. 353
§ I. — *Considérations générales* 353

Théorie vertébrale du crâne 353
§ II. — *Développement du crâne* 359
Ebauche membraneuse 359
Ebauche cartilagineuse 361
§ III. — *Développement de la face* 366
Evolution phylogénique des arcs branchiaux 366
Développement ontogénique de la face chez l'homme 369

ARTICLE DEUXIÈME

Os DU CRANE 374
§ I. — *Des os du crâne en particulier* 374
Occipital 374
Sphénoïde 384
Ethmoïde. 396
Frontal 402
Pariétal 409
Temporal. 413
§ II. — *Du crâne en général* 431
Exocrâne. 431
Endocrâne 440
Elasticité, résistance, épaisseur du crâne ; canaux veineux du diploé 447
Evolution du crâne. 449

ARTICLE TROISIÈME

SQUELETTE DE LA FACE 456
§ I. — *Des os de la face en particulier* 457
Maxillaire supérieur 457
Palatin 467
Malaire 471
Os nasal 474
Os lacrymal 475
Cornet inférieur. 476
Vomer. 478
Maxillaire inférieur. 479
§ II. — *Du squelette facial en général* 486
§ III. — *Description de quelques régions communes au crâne et à la face* . . 491
Cavités orbitaires 491
Fosses nasales 494
Fosse ptérygo-maxillaire 501

ARTICLE QUATRIÈME

Os HYOÏDE ET APPAREIL HYOÏDIEN. 504

ARTICLE CINQUIÈME

APERÇU COMPLÉMENTAIRE CRANIOLOGIQUE ET SQUELETTOLOGIQUE 507
§ I. — *Points de repère, lignes et indices crâniométriques* 507
§ II. — *Mesures* 509

§ III. — *Méthode des indices* 510
§ IV. — *Angles crâniométriques* 511
§ V. — *Capacité du crâne* 516
§ VI. — *Différences sexuelles du crâne* 517
§ VII. — *Caractères ethniques du crâne* 519
§ VIII. — *Déformations crâniennes* 520
§ IX. — *Poids des os et analyse pondérale du squelette* 522
§ X. — *Correspondance des dimensions osseuses entre elles et avec la taille*. . 527

LIVRE TROISIÈME

ARTHROLOGIE

CHAPITRE PREMIER

DÉVELOPPEMENT DES ARTICULATIONS

§ I. — *Synchondroses* 532
§ II. — *Amphiarthroses* 533
§ III. — *Diarthroses* 534
Fente articulaire 534
Capsule et ligaments périarticulaires 536
Bourrelets marginaux et ménisques 538
§ IV. — *Synarthroses* 539

CHAPITRE DEUXIÈME

STRUCTURE

§ I. — *Synchondroses* 541
§ II. — *Amphiarthroses* 542
§ III. — *Diarthroses* 544
Cartilages articulaires 544
Synoviales 547
Capsule fibreuse et ligaments 551
Fibro-cartilages : bourrelets marginaux et ménisques 554
Classification 556
§ IV. — *Synarthroses* 537
§ V. — *Lymphatiques des articulations* 557
§ VI. — *Mécanique articulaire* 558

CHAPITRE TROISIÈME

ARTICULATIONS DES MEMBRES

ARTICLE PREMIER

ARTICULATIONS DU MEMBRE SUPÉRIEUR 559
§ I. — *Articulations des os de la ceinture scapulaire* 559
Union de la clavicule avec l'omoplate 559
Articulation acromio-claviculaire 559
Ligaments coraco-claviculaires 561
Ligaments propres à l'omoplate 564

Union de la ceinture scapulaire avec le thorax 565
   Articulation sterno-claviculaire. 565
   Union de la clavicule et de la première côte 570
§ II. — *Articulation scapulo-humérale* 571
§ III. — *Articulation du coude* 587
§ IV. — *Articulations radio-cubitales* 598
Articulation radio-cubitale supérieure 598
Articulation radio-cubitale inférieure 601
Ligament interosseux 602
§ V. — *Articulations du poignet.* 608
Articulation radio-carpienne 608
Articulations carpiennes 616
   Articulations des os de la première rangée entre eux 616
   Articulations des os de la deuxième rangée entre eux 619
   Articulation médio-carpienne 620
§ VI. — *Articulations de la main.* 624
Articulations carpo-métacarpiennes 624
   Articulation commune aux trois métacarpiens moyens 624
   Articulation carpo-métacarpienne du pouce 627
   Articulation carpo-métacarpienne du cinquième doigt 628
Connexions des métacarpiens entre eux 629
   Articulations des extrémités carpiennes. 629
Articulations métacarpo-phalangiennes 630
   Articulation métacarpo-phalangienne du pouce 633
Articulations phalangiennes 635

ARTICLE DEUXIÈME

ARTICULATIONS DU MEMBRE INFÉRIEUR. 636
§ I. — *Articulations du bassin* 636
Articulations des os iliaques avec la colonne vertébrale 636
Ligaments sacro-sciatiques 643
Du mode d'union des pubis entre eux 645
§ II. — *Articulation coxo-fémorale* 653
§ III. — *Articulation du genou* 670
§ IV. — *Articulations des os de la jambe entre eux.* 692
Articulation péronéo-tibiale supérieure 692
Articulation péronéo-tibiale inférieure 694
Ligament interosseux 695
§ V. — *Articulation de la jambe avec le pied* 696
§ VI. — *Articulations du pied.* 705
Articulations tarsiennes 705
   Articulations du tarse postérieur 705
   Articulation médio-tarsienne 709
   Articulations du tarse antérieur 713
Articulation tarso-métatarsienne. 717
Connexions des métatarsiens entre eux 721
   Articulations des extrémités tarsiennes. 721
   Union des extrémités antérieures. 722
Articulations métatarso-phalangiennes 722
   Articulation métatarso-phalangienne du gros orteil 724
Articulations phalangiennes 725

CHAPITRE QUATRIÈME

ARTICULATIONS DU TRONC

ARTICLE PREMIER

ARTICULATIONS DE LA COLONNE VERTÉBRALE 726
  § I. — *Articulations des vertèbres entre elles* 726
  Articulations des corps vertébraux 726
    Articulations latérales des corps vertébraux de la région cervicale 730
  Articulations des apophyses articulaires 735
  Union des lames vertébrales 737
  Union des apophyses épineuses 741
  Articulation sacro-vertébrale 742
  Articulation sacro-coccygienne 743
  § II. — *Union de la tête avec la colonne vertébrale* 745
  Union de l'occipital et de l'atlas 745
    Articulation occipito-atloïdienne 745
    Ligaments à distance occipito-atloïdiens 747
  Union de l'occipital et de l'axis 748
    Ligament occipito-axoïdien 749
    Ligaments occipito-odontoïdiens 750
  Union de l'atlas et de l'axis 752
    Articulation atloïdo-odontoïdienne 752
    Articulation syndesmo-odontoïdienne 753
    Articulation atloïdo-axoïdienne 755
    Ligaments à distance occipito-axoïdiens 756

ARTICLE DEUXIÈME

ARTICULATIONS DU THORAX 759
  § I. — *Articulations postérieures du thorax* 759
  Articulations costo-vertébrales 759
  Articulations costo-transversaires 762
  Ligaments unissant le col des côtes à la colonne vertébrale 763
  § II. — *Articulations antérieures du thorax* 766
  Articulations sternales 766
  Articulations chondro-sternales 767
  Articulations costo-chondrales 769
  Articulations des cartilages costaux entre eux 770

CHAPITRE CINQUIÈME

ARTICULATIONS DE LA TÊTE

Articulation temporo-maxillaire 772

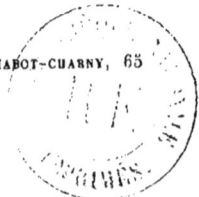

DIJON. — IMPRIMERIE DARANTIERE, RUE CHABOT-CHARNY, 65

L. BATTAILLE et Cie ÉDITEURS, PARIS

TRAITÉ D'ANATOMIE
MÉDICO-CHIRURGICALE

PAR

PAUL POIRIER

Professeur agrégé à la Faculté de Médecine,
Chef des travaux anatomiques, Chirurgien des Hôpitaux.

PREMIER FASCICULE

TÊTE

CRANE — ENCÉPHALE — OREILLE

Avec 151 figures en noir et en couleurs par Ed. Cuyer, 1 vol, grand in-8° jésus.   12 fr. 50

POIRIER. — **Quinze leçons d'anatomie pratique**, recueillies par MM. Friteau et Juvara, externes des hôpitaux, avec 62 figures originales dans le texte. — 1 vol. in-18. .   3 fr.
— **Topographie crânio-encéphalique, trépanation**, 1 vol. in-8, avec 13 figures intercalées dans le texte, 1891. . . . .   3 fr.

KOENIG, *professeur de chirurgie, et directeur de la clinique chirurgicale de Gœttingue.*
Traité de pathologie chirurgicale spéciale. Ouvrage traduit de l'allemand d'après la 4e édition, par M. le docteur Comte, *chirurgien adjoint de l'hôpital de Genève,* avec une introduction de M. le docteur Terrillon, *professeur agrégé à la Faculté de médecine de Paris.*

Tome I. — 1 vol. in-8 avec 112 figures intercalées dans le texte. 1888. . .   14 fr.
Tome II. — 1 vol. in-8 avec 159 figures intercalées dans le texte. 1889. . .   14 fr.
Tome III. — 1 vol. in-8 avec 67 figures intercalées dans le texte. 1890. . .   14 fr.

SÉE (Germain), *professeur de clinique médicale à la Faculté de Médecine*, et LABADIE-LAGRAVE, *médecin des hôpitaux.* **Médecine clinique.**

Tome I. — **De la phthisie bacillaire des poumons,** par le professeur G. Sée. 1 vol. in-8, avec planches. . . . .   14 fr.
Tome II. — **Des maladies spécifiques (non tuberculeuses) du poumon :** bronchites aiguës, pneumonies parasitaires, gangrène, syphilis, et vers hydatiques du poumon, par le professeur G. Sée. 1 vol. in-8, avec 2 planches en chromolithographie, 1885.   10 fr.
Tome III. — **Des maladies simples du poumon :** asthmes pneumobulbaires, asthme cardiaque, congestions, hémorrhagies et induration du poumon, lésions des plèvres, par le professeur G. Sée. 1 vol. in-8. 1886. . . . .   10 fr.
Tome IV. — **Urologie clinique et maladies des reins;** par le docteur Labadie-Lagrave. 1 vol. in-8, avec 40 figures intercalées dans le texte. 1888. . .   18 fr.
Tome V. — **Du régime alimentaire;** traitement hygiénique des maladies. 1 vol. in-8, avec figures intercalées dans le texte. 1887. . . . . . .   14 fr.
Tome VI. — **Maladies du foie,** par le docteur Labadie-Lagrave. 1 vol. in-8, avec figures intercalées dans le texte. 1890. . . . .   18 fr.
Tome VII. — **Traité des maladies du cœur;** étiologie clinique, par le professeur G. Sée. Tome I. 1 vol. in-8 avec 21 fig. intercalées dans le texte. 1889 .   12 fr.
Tome VIII. — **Thérapeutique physiologique des maladies du cœur.** Tome II, 1 vol. in-8, 1893. . . . .   10 fr.
Tome IX. — **Maladies du sang (anémies et cachexies),** par le docteur Labadie-Lagrave. . . . .   15 fr.
Tomes X et XI. — **Maladies de l'estomac et des intestins,** par le professeur G. Sée. (*Sous presse*).

SÉE (Germain). **Des dyspepsies gastro-intestinales :** clinique physiologique. 2e édition, 1 vol. in-8, 1883. . .   10 fr. — Cart. . . . .   11 fr.

SÉE, GLEY et LABADIE-LAGRAVE. — **Traité complet de thérapeutique.** 2 vol. in-8. (*Sous presse*).

DIJON, IMPRIMERIE DARANTIERE, 65, RUE CHABOT-CHARNY

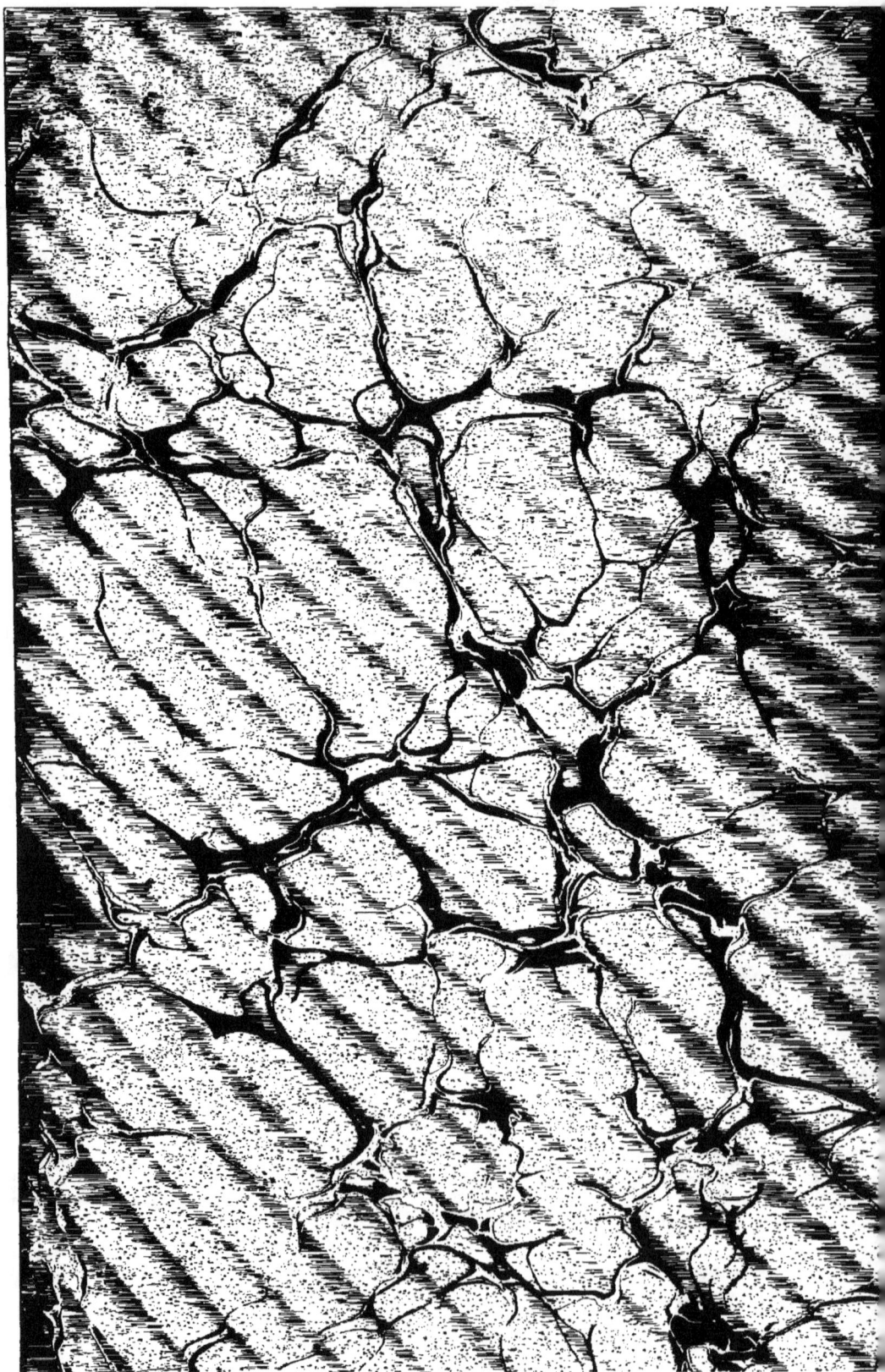

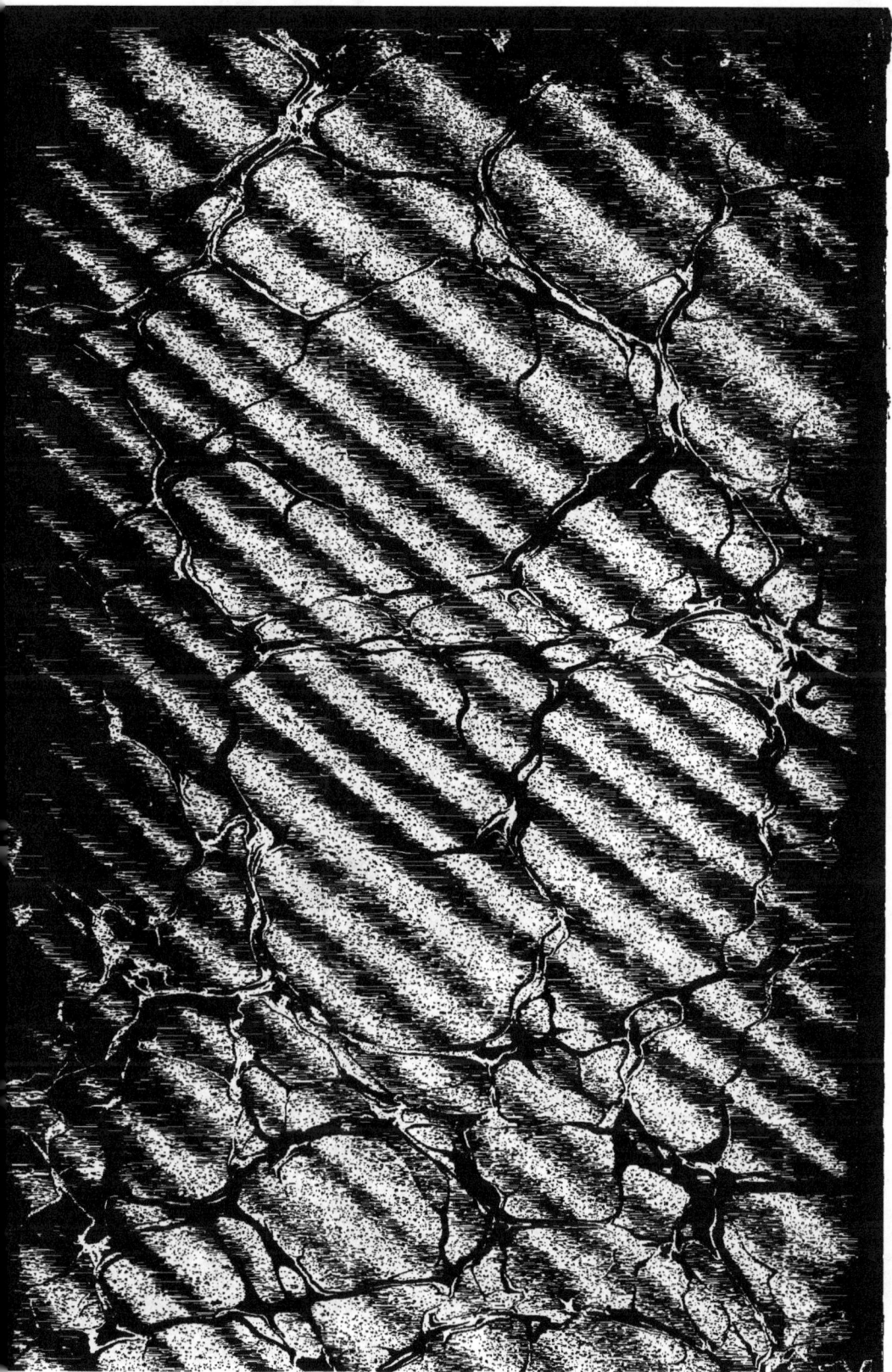

www.ingramcontent.com/pod-product-compliance
Lightning Source LLC
Chambersburg PA
CBHW070259200326
41518CB00010B/1840